CUTTING EDGE OF MOLECULAR CARDIOLOGY

新しい臨床を開拓するための
分子循環器病学

編集 | 東京大学大学院医学系研究科 循環器内科学 教授
小室 一成

南山堂

●編 集●

小室　一成　　東京大学大学院医学系研究科 循環器内科学　教授

●執筆者（執筆順）●

伊藤　　薫	理化学研究所 生命医科学研究センター 循環器疾患研究チーム　チームリーダー
今崎　　剛	神戸大学大学院医学研究科 生理学・細胞生物学講座 生体構造解剖学分野
仁田英里子	神戸大学大学院医学研究科 生理学・細胞生物学講座 生体構造解剖学分野
仁田　　亮	神戸大学大学院医学研究科 生理学・細胞生物学講座 生体構造解剖学分野　教授
古道　一樹	慶應義塾大学医学部 小児科学教室　専任講師
吉田　　祐	慶應義塾大学医学部 小児科学教室
山岸　敬幸	慶應義塾大学医学部 小児科学教室　教授
黒津　祥太	慶應義塾大学医学部 循環器内科学
家田　真樹	筑波大学医学医療系 循環器内科学　教授
桑原宏一郎	信州大学医学部 循環器内科学教室　教授
野村征太郎	東京大学大学院医学系研究科 循環器内科学 重症心不全治療開発講座
岸　　拓弥	国際医療福祉大学福岡保健医療学部　教授
小林　茂樹	山口大学大学院医学系研究科 器官病態内科学　准教授
沼田　玄理	東京大学大学院医学系研究科 循環器内科学
瀧本　英樹	東京大学大学院医学系研究科 循環器内科学　講師
佐野　元昭	慶應義塾大学医学部 循環器内科学　准教授
山本　恒久	慶應義塾大学医学部 循環器内科学
遠藤　　仁	慶應義塾大学医学部 循環器内科学　特任講師
星野　　温	京都府立医科大学大学院医学研究科 循環器・腎臓内科学
的場　聖明	京都府立医科大学大学院医学研究科 循環器・腎臓内科学　教授

井手　友美	九州大学医学研究院 循環器病病態治療講座　准教授
富　海英	大阪大学大学院医学系研究科 循環器内科/国立循環器病研究センター 臨床研究部
南野　哲男	香川大学医学部 循環器・腎臓・脳卒中内科学　教授
三木　隆幸	札幌医科大学医学部 循環器・腎臓・代謝内分泌内科学講座　准教授
矢野　俊之	札幌医科大学医学部 循環器・腎臓・代謝内分泌内科学講座　講師
山口　修	愛媛大学大学院医学系研究科 循環器・呼吸器・腎高血圧内科学講座　教授
安斉　俊久	北海道大学大学院医学研究院 循環病態内科学教室　教授
柴田　玲	名古屋大学大学院医学系研究科 先進循環器治療学寄附講座　教授
室原　豊明	名古屋大学大学院医学系研究科 循環器内科学　教授
藤生　克仁	東京大学大学院医学系研究科 先進循環器病学講座　特任准教授
尾上　健児	奈良県立医科大学 循環器内科　学内講師
久保　亨	高知大学医学部 老年病・循環器内科学　講師
神谷千津子	国立循環器病研究センター 小児循環器・周産期部門 周産期・婦人科部
赤澤　宏	東京大学大学院医学系研究科 循環器内科学　講師
古川　哲史	東京医科歯科大学 難治疾患研究所 先端分子医学研究部門 生体情報薬理学分野　教授
大野　聖子	国立循環器病研究センター研究所 分子生物学部　部長
湯浅　慎介	慶應義塾大学医学部 循環器内科学　講師
尾野　亘	京都大学大学院医学研究科 循環器内科学　准教授
山下　智也	神戸大学大学院医学研究科 循環器内科学分野　准教授
平田　健一	神戸大学大学院医学研究科 循環器内科学分野　教授
青木　浩樹	久留米大学 循環器病研究所　教授
八木　宏樹	東京大学大学院医学系研究科 循環器内科学
武田　憲文	東京大学大学院医学系研究科 循環器内科学　特任講師
中岡　良和	国立循環器病研究センター研究所 血管生理学部　部長

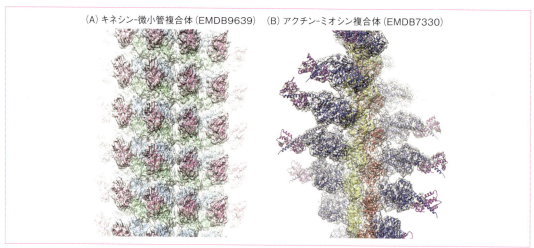

写真1　分子モーターと細胞骨格との複合体のクライオ電子顕微鏡構造(p.10,第2章)

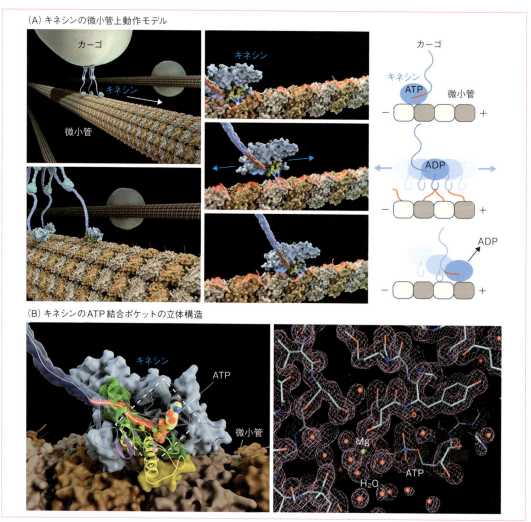

写真2　キネシン-微小管の高分解能構造研究(p.11,第2章)
(A) キネシンは，ATP加水分解サイクルに同期して，微小管との脱着を繰り返しながら前に進む．(B) キネシンが微小管に結合している様子(左)と，ATP周辺の原子構造の拡大図(右)．

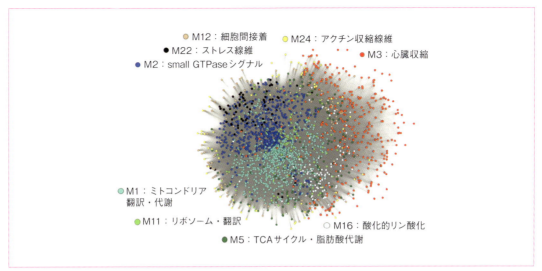

写真3　圧負荷心不全モデルマウスの心筋遺伝子共発現ネットワーク（p.37，第6章）
重みづけ遺伝子共発現ネットワーク解析およびRandom Forests解析により同定された心筋遺伝子共発現ネットワーク．各点は遺伝子を示しており，点と点のあいだの距離は相関の強さを示している（距離が近いほど遺伝子間の相関係数が高い）．同じモジュールに所属する遺伝子は同じ色がつけられている．モジュールの名称は，モジュールに所属する遺伝子群のgene ontology解析により最も特徴的なGO termから名づけた．

[Nomura S, et al：Nat Commun, 9：4435, 2018より一部改変]

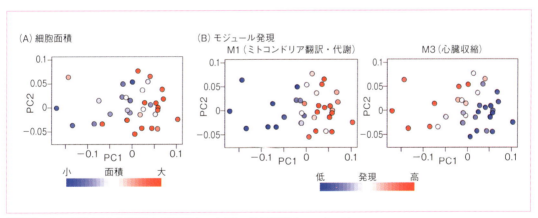

写真4　心筋細胞肥大と関連する転写ネットワークの同定（p.37，第6章）
圧負荷1週後のマウスから単離した心筋細胞のシングルセルトランスクリプトームの主成分分析を行った．（A）各点は細胞を示しており，細胞面積の程度に応じて色づけされている．（B）主成分分析の図をモジュール発現の程度で可視化している．（A）で示す細胞面積と，（B）のうちM1（ミトコンドリア翻訳・代謝遺伝子）発現が相関するのに対して，M3（心臓収縮遺伝子）発現は逆相関である．

[Nomura S, et al：Nat Commun, 9：4435, 2018より一部改変]

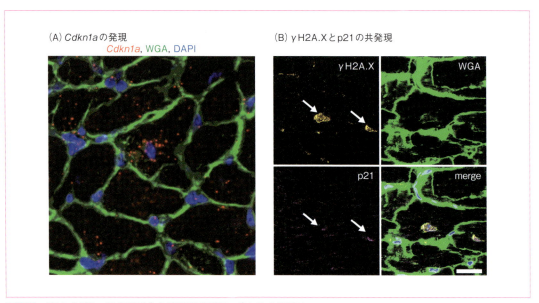

写真5　肥大心筋における不全心筋細胞誘導シグナルの同定（p.40，第6章）
（A）シングルセルmRNA *in situ* hybridization解析により*Cdkn1a*（p21）を強発現する細胞が観察された．（B）免疫染色によりγH2A.X（DNA損傷マーカー）とp21を共発現する心筋細胞が確認された．p21陽性心筋細胞のほぼすべてがγH2A.X陽性である．WGAはN-アセチルグルコサミン結合性レクチン．

[Nomura S, et al：Nat Commun, 9：4435, 2018 より一部改変]

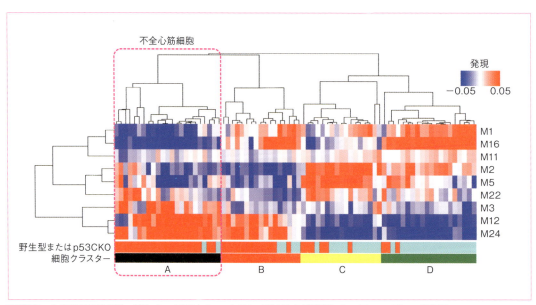

写真6　心筋細胞特異的p53ノックアウトマウスにおける心筋細胞のクラスタリング解析（p.40，第6章）
圧負荷2週後の野生型マウスおよび心筋細胞特異的p53ノックアウトマウス（p53CKOマウス）から単離した心筋細胞を用いてシングルセルRNA-seqの階層的クラスタリング解析を行った．野生型（赤）と比較してp53CKO（ターコイズ）の心筋細胞は不全心筋細胞（クラスターA）の割合がきわめて少ない．

[Nomura S, et al：Nat Commun, 9：4435, 2018 より一部改変]

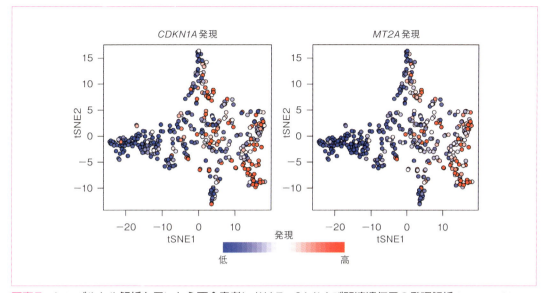

写真7　シングルセル解析を用いた心不全患者におけるp21および関連遺伝子の発現解析（p.43, 第6章）
健常人とDCM患者で心筋シングルセルRNA-seqを行い，tSNEを用いて解析した．tSNEマップ上に*CDKN1A*遺伝子（p21）と*MT2A*遺伝子（メタロチオネインファミリー）の発現レベルを掲載している．

［Nomura S, et al：Nat Commun, 9：4435, 2018より一部改変］

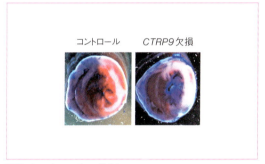

写真8　CTRP9の役割（p.115, 第17章）
虚血再灌流傷害モデルでの心筋梗塞サイズの評価を行うと，*CTRP9*遺伝子欠損（CTRP9ノックアウト）マウスは梗塞サイズが有意に増大していた．写真はEvans Blue/TTC染色後の心臓．
［Shibata R, Ouchi N, et al：J Cardiol, 70：329-334, 2017；Kambara T, Shibata R, et al：Mol Cell Biol, 35：2173-2185, 2015を一部改変］

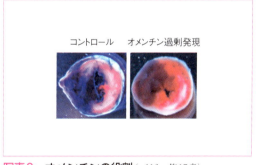

写真9　オメンチンの役割（p.116, 第17章）
虚血再灌流傷害モデル作製後の心筋梗塞サイズの評価では，オメンチン過剰発現（TG）マウスは梗塞サイズを有意に縮小していた．写真はEvans Blue/TTC染色後の心臓．
［Shibata R, Ouchi N, et al：J Cardiol, 70：329-334, 2017；Kataoka Y, Shibata R, et al：J Am Coll Cardiol, 63：2722-2733, 2014を一部改変］

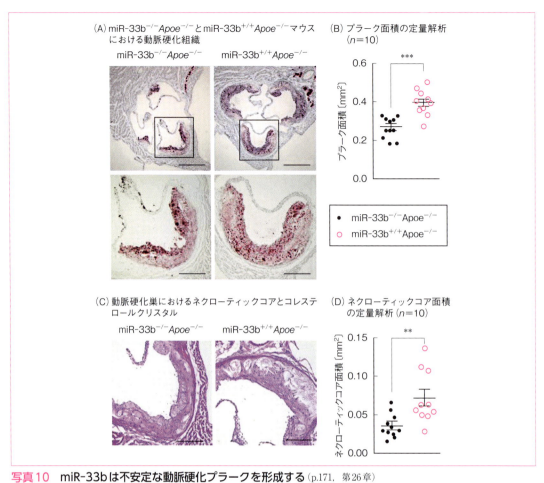

写真10　miR-33bは不安定な動脈硬化プラークを形成する（p.171，第26章）
スケールバーは，（A）で500 μm（上図）および200 μm（下図），（C）で200 μm. $**P<0.01$, $***P<0.001$.

［Nishino T, Horie T, et al：Arterioscler. Thromb. Vasc. Biol, 38：2460-2473, 2018 より一部改変］

はじめに

基礎研究はどこまで循環器病の謎を解いたか
―新しい循環器病学の時代へ―

　わが国は超高齢社会となり，循環器病の患者数，死亡者数が激増している．わが国の死因のトップはがん（悪性新生物）であるが，高齢者ではがんと循環器病の死亡者数はほぼ同じであり，さらに後期高齢者になると循環器病がトップとなる．患者数はがんよりも循環器病がはるかに多く，平均寿命と健康寿命の約10年間の解離の原因としても循環器病はがんよりも圧倒的に影響が大きい．つまり今後，健康寿命の延伸を目標としているわが国においては循環器病の克服が最も重要な課題である．

　私は，研修医のころ，将来何を専門にするか，がんにするか循環器にするか迷ったものである．臨床としては循環器が面白いが，研究となると，がんに魅力を感じていた．当時の循環器分野の研究は，血行力学といった，循環器に独特な生理学的研究が主流であった．その学問そのものは高度に洗練されており感動したが，一方で，生理学的な解析のみでは疾患発症の分子機序を解明することはできないと感じていた．幸いにも，のちに恩師になる先生から「循環器病学もこれからは生化学や分子生物学的な研究によって病態を解明していかなくてはならない」とご助言をいただき，循環器病学を志そうと決心した．とりわけ，循環器病に特異的である収縮・弛緩といった動的な機能の異常から発症する心不全に底知れない魅力を感じた．

　私が研究を始めた1980年代の解析ツールでは，まだ機能異常である心不全の解析はできなかったため，まずは心不全の前段階で認められる形態異常として心肥大に関する研究を行った．カリフォルニア大学サンフランシスコ校（UCSF）のP. Simpsonが世界で初めて無血清下でラット新生仔の心筋細胞培養に成功し，心肥大についても臓器レベルから細胞レベルでの研究が可能となった．そのSimpsonが心筋細胞の肥大にはカテコラミンが重要であると提唱したのに対し，私は，病的心肥大にはスポーツ性心肥大でみられる交感神経の活性化ではなく圧負荷といった血行力学的負荷が重要であろうと仮説を立て，培養した心筋細胞を伸展すると心筋細胞肥大が生じることで実証した．その後も30年間，心不全は心臓の血行力学的負荷に対する応答の破綻という観点から研究を継続している．

　1990年代から，心不全研究にも遺伝子を改変したマウスが使用されるようになった．「モデル実験というのは，人に真実を見せるための嘘である」（ハワード・スキッパー）というように，確かにマウスとヒトでは異なる点も多いものの，初めて心機能

の異常を分子レベルで解析することが可能となり，心不全研究は一気に加速した．最近ではそこにiPS細胞を用いた解析も加わり，これまでほとんど不可能であったヒト心筋細胞を用いた研究も可能となった．iPS細胞から分化させた心筋細胞は未熟であり，実際の生体内の心筋細胞とはかなり異なるものの，マウス個体を用いた研究と補い合うことにより真実に近づくことができよう．

　近年，わが国の科学力の伸び悩みがいたるところで叫ばれているが，循環器の基礎研究はその最も極端な例である．たとえば，循環器基礎研究を扱う専門誌への論文投稿数をみても，諸外国では軒並み増えているのに対し，わが国からの投稿数は10年前と比較し伸び悩むどころか半減している．本来ならば，臨床研究にしろ，創薬やデバイス開発にしろ，独創的な基礎研究の成果に基づいて行われるべきであり，すべての基盤となる基礎研究なくしてその後の発展はない．今後わが国は，欧米が研究開発した薬やデバイスを数年遅れでただ使用するといった医療二流国に甘んじてよいのであろうか．

　がん領域では，基礎研究により発症・進行の原因が解明され，原因に基づいた治療が行われるようになった結果，不治の病と思われていたものが治る時代になった．一方，かつては治療法開発が進んでいると思われていた循環器病は，十分に病態の解明が進まず，対症療法に甘んじているため，いまだに治すことができていない．昨年12月10日，循環器病の予防により健康寿命を延伸することを目指して，臨時国会の最終日に「脳卒中・循環器病対策基本法」が成立した．基本法のなかでは研究の重要性も謳われており，今後，わが国における循環器病研究の活性化が大いに期待されるところである．そのようなタイミングで刊行される本書が，循環器病学の基礎研究の活性化や，診療を行うにあたっての病態に対する深い理解に役立てば，企画した者として望外の幸せである．

2019年3月吉日

東京大学大学院医学系研究科
循環器内科学　教授

小 室 一 成

Cutting Edge of Molecular Cardiology
新しい臨床を開拓するための分子循環器病学

Contents

1 循環器疾患におけるゲノム解析の意義は何か ……………………………… 伊藤　薫　1

2 分子構造解析で何が見えるか ……………………………… 今崎　剛, 仁田英里子, 仁田　亮　9

3 心臓発生の分子機序から
先天性心疾患を理解する ……………………………… 古道一樹, 吉田　祐, 山岸敬幸　17

4 Direct reprogrammingによる心臓再生 ……………………………… 黒津祥太, 家田真樹　23

5 心肥大の細胞内シグナルと転写制御 ……………………………… 桑原宏一郎　31

6 統合的オミックス解析により心不全の謎を解く ……………………………… 野村征太郎　36

7 神経制御の破綻による循環器病 ……………………………… 岸　拓弥　47

8 カルシウムハンドリング異常としての心不全 ……………………………… 小林茂樹　53

9 HFrEFとHFpEFの細胞内シグナル ……………………………… 沼田玄理, 瀧本英樹　61

10 栄養・エネルギー代謝から考える心不全 ……… 佐野元昭, 山本恒久, 遠藤　仁　70

11 ミトコンドリア異常は心不全の原因か ……………………………… 星野　温, 的場聖明　75

12 心不全における酸化ストレスの役割 ……………………………… 井手友美　81

13 循環器疾患発症・進展における
小胞体ストレス応答の役割 ……………………………… 富　海英, 南野哲男　86

14 虚血コンディショニングと心筋保護 ……………………………… 三木隆幸, 矢野俊之　93

15 オートファジー性分解の心臓における役割 ……………………………… 山口　修　100

16 循環器疾患に炎症・免疫応答はどうかかわるか ……………………………… 安斉俊久　105

17	アディポサイトカインと循環器病	柴田 玲, 室原豊明	113
18	多臓器連関・多細胞連関から考える循環器病	藤生克仁	117
19	心腎連関の実行分子は何か	尾上健児	122
20	心筋症の分子遺伝学はどこまで進んだか	久保 亨	130
21	周産期心筋症の分子機序	神谷千津子	137
22	腫瘍循環器学とは何か	赤澤 宏	142
23	心房細動を分子生物学で紐解く	古川哲史	149
24	遺伝性不整脈の理解はどこまで進んだか	大野聖子	156
25	iPS細胞を用いた病態解明	湯浅慎介	163
26	non-coding RNAの循環器病への関与	尾野 亘	169
27	腸から動脈硬化を予防する	山下智也, 平田健一	174
28	大動脈瘤病態研究の発展と臨床応用	青木浩樹	181
29	Marfan症候群における大動脈瘤形成機序	八木宏樹, 武田憲文	190
30	肺動脈性肺高血圧症における炎症性シグナルの役割	中岡良和	196

日本語索引　203
外国語索引　208

循環器疾患におけるゲノム解析の意義は何か

伊藤 薫

要旨 循環器疾患の分野では，遺伝性心筋症を中心にゲノム研究が発達してきたが，最近はテクノロジーの進歩により大きなパラダイムシフトを迎えている．ゲノム解析に，エピゲノム（ゲノムの修飾と機能変化）やトランスクリプトーム（mRNAをはじめとする転写産物のすべて）などの他のオミックス層が融合され，マシンラーニング（機械学習）や人工知能（AI）などの新しい手法も積極的に取り入れられるようになった．このような進歩はゲノム研究の成果を難解にするのではなく，むしろ理解しやすくするものであり，ゲノム情報の治療への応用など，いよいよ本格的に臨床へゲノム情報を実装する時代が近づいてきたと考えられる．

Clinical Question

それぞれの循環器疾患発症リスクに対する，ゲノムの影響の大きさはさまざまであると予想されるが，疾患ごとに数値を明確にした研究はまだ少ない．このような状況下でゲノム解析を行うことが患者の利益につながるのか，つまり，診断や治療方針の決定に強いエビデンスとなる情報がゲノム解析から得られるかは，一部の単一遺伝子疾患を除き不明であった．このため，がん診療とは対照的に，循環器診療の現場ではゲノムに対するリテラシーがすっぽりと抜け落ちてしまっている．

本章では，現在のゲノム研究が循環器疾患をどの程度明らかにしてきたのか，その情報がどのように臨床に還元されうるのかについて述べていく．

ポストヒトゲノム時代のゲノム解析の展開 〜家系解析からゲノムワイド関連解析まで〜

ゲノム研究を取りまく環境は，2003年のヒトゲノムプロジェクトの完了から，急激に進歩し続けている．たとえば，ゲノム上にある複数の遺伝子座において，それぞれの多型がランダムではなく一定の組み合わせで遺伝する傾向を示す場合を連鎖不均衡というが，このようなゲノム上の連鎖不均衡ブロックが国際HapMapプロジェクトにより決定された．続いて，正常な人口集団の基準となるゲノム配列を規定するため，1000ゲノムプロジェクトでさまざまな人種の遺伝子多型頻度情報が蓄積された．最近では，ExACやgnomADなど，まれな遺伝子多型を網羅するデータベースも登場している．ゲノムを解釈するため，エピゲノム（ゲノムの修飾と機能変化），トランスクリプトーム（mRNAなど転写産物）の情報を臓器ごとに網羅したデータベースもそろってきており，これらデータベースの情報と*in silico*解析だけで，ゲノムの分子生物学的な意味に迫れる環境が整ってきた．

A 連鎖解析による疾患原因遺伝子の同定

循環器疾患領域のゲノム研究は，他の分野と同様に，メンデル遺伝病（単一遺伝子疾患），つまり家族性をもつ疾患が先んじて研究されてきた．とくに遺伝性心筋症の原因遺伝子多型は過去数十年のあいだに数多く同定されたが，この成功の多くは古典的な連鎖解析の手法に基づ

くものである．連鎖解析とは，ゲノム上に多数散らばった遺伝子マーカーを用いて，それらの多型と疾患発症の有無の相関を複数のサンプルで調べることで，疾患発症にかかわる遺伝子の位置を同定する解析手法である．このような連鎖解析によって，疾患の原因遺伝子多型が存在する候補領域がしぼりこまれ，その部位に対してシークエンス（配列決定）が行われた．

連鎖解析には，かつてマイクロサテライト（数塩基の短いモチーフを繰り返すDNA配列）などのマーカーが用いられていたが，現在はマイクロアレイで検出された遺伝子型 genotypeでゲノムワイドに（全ゲノムを網羅的に）解析できるようになった．シークエンスは，かつてはサンガーシークエンス法が主流であったが，現在では次世代シークエンサーを用いて全ゲノム領域の配列を読むことができるようになり，疾患の原因遺伝子変異を検出する能力は飛躍的に向上した（原理の詳細については成書に譲る）．

B ゲノムワイド関連解析の登場

一方，メンデル遺伝病と異なり，心筋梗塞や心房細動などの「ありふれた疾患」の遺伝子解析では，疾患の遺伝構造の違いから，従来の連鎖解析がうまくはたらかなかった．この問題は，2002年に尾崎，田中らが発表した，ゲノムワイド関連解析の登場によって解決された[1]．ゲノムワイド関連解析とは，マーカーとしてゲノム全体にわたる一塩基多型（SNP）の遺伝子型を決定し，各SNPの頻度と疾患や形質との関連を統計的に調べる手法である．彼らは，検出できるすべての遺伝子多型に対してケースコントロール検定（症例対照研究）を行い，効果は弱いが病態発症に関与している遺伝子マーカーの検出に成功した．

その後，ゲノムワイド関連解析の手法は改良を重ね，また同時に，バイオバンクの試料や情報を用いた大規模遺伝子解析が行われるようになった．その結果，虚血性心疾患と心房細動の疾患感受性遺伝子領域は，2018年の時点で，それぞれ150個以上検出されることとなった．検出された領域から疾患感受性遺伝子群が推測され，病態メカニズムの解明に大きな役割を果たした．

ヒト機能喪失変異の表現型にヒントを得たゲノム創薬の成功

ゲノム解析で機能喪失遺伝子をもつ個人が同定された場合，その人の表現型，つまりゲノム異常によって引き起こされる特徴は，疾患と関連づけられることによって，創薬ターゲットの同定につながる可能性がある．これはゲノムと表現型の結びつきが強固であり，ヒトでの遺伝子の機能を推測するのに非常に強いエビデンスとなるからである．

この手法における有名な成功例は，わが国では2016年に1剤めが薬事承認された，冠動脈疾患の二次予防および家族性高コレステロール血症治療に用いられるPCSK9阻害薬である．また，現在海外で治験が行われているANGPTL3/4阻害薬も同様にゲノム研究から創薬ターゲットのヒントを得ている．ここではANGPTL3について紹介する．

A ANGPTL3機能喪失変異の発見と創薬

2010年にANGPTL3の機能喪失変異をもつ家系が報告された[2]．その表現型は，非常に強い低LDLコレステロール血症，低HDLコレステロール血症，低トリグリセリド血症であった．続いて，一般人口を対象としたコホート研究でも同様の表現型が確認され，その後，マウスモデルで，この遺伝子変異による低コレステロール血症に抗動脈硬化作用があることが相次いで報告された．

ANGPTL3がコレステロールにどのように作用するかの全貌はわかっていないが，ANGPTL3機能喪失が低コレステロール血症を引き起こすという関係は非常に強固であるだけでなく，そ

の他の有害な表現型（症状）を示していないことから，創薬ターゲットとして非常に魅力的な候補となった．ひとつ残る懸念は，この低コレステロール血症の抗動脈硬化作用が，マウスでしか確認できていないことであった．

その後，2017年に*ANGPTL3*遺伝子多型を対象とした観察研究と薬剤治験の報告が，ほぼ同時に2報発表された[3,4]．ひとつはANGPTL3に対するモノクローナル抗体，ひとつは肝臓に移行するように修飾されたアンチセンスオリゴヌクレオチド anti-sense oligonucleotide（AON）を用いて，治験を行った．コホートを用いた観察研究ではANGPTL3機能喪失が低コレステロール血症を引き起こし，さらに冠動脈疾患リスクが低減することが示され，マウスモデルで示された抗動脈硬化作用がヒトでも確認された．また，モノクローナル抗体，AONとも，ヒト第I相試験（治験）では大きな副作用を示さず，マウスに対する投与では，コレステロール低減効果と抗動脈硬化作用が確認された．

2016年に発表されたANGPTL4に対するモノクローナル抗体でも同様の経緯があり，こちらはおもにトリグリセリドを低減させて抗動脈硬化作用を発揮することがわかっている．加えて，ANGPTL4機能喪失変異は血中グルコース恒常性を改善し，糖尿病リスクを低減したとの報告もある．

B ヒトにおける機能喪失変異の探索

これまでマウスで遺伝子欠損や遺伝子抑制による多くの機能喪失実験が繰り返されてきたが，マウスはヒトを完全に模倣するものではなく，創薬という要求に応えるためには，もう一段階高いレベルのエビデンスが必要であった．*ANGPTL3*の例のように，ヒトにおいて特定の遺伝子が機能喪失になり，その表現型が観察できる場合は，遺伝子機能を薬剤で阻害したときの全身的な作用が予測できる．それが疾患治療上好ましいものであれば，絶好の創薬のターゲットとなる．

このような例を受けて現在，ヒューマンノックアウトプロジェクト[5]が進行中である．ここでは人為的にヒト遺伝子の機能喪失を誘導するのではなく，中東などの近親婚が多く"血縁関係が濃い"地域でゲノム解析をすることによって，機能喪失変異をもつ個人を発見し研究するプロジェクトである．そのほか，UKバイオバンクなどの巨大コホートを使った調査で，機能喪失変異が疾患に対して保護的にはたらく例も報告されている．このような観察研究から，ヒトでの遺伝子機能の理解と新たな創薬ターゲットの発見がなされることが期待される．

ゲノム情報の臨床の現場での活用
～ゲノム情報に基づいたリスク階層化と治療介入の必要性を検討する～

家族性心筋症などのメンデル遺伝病の原因遺伝子変異は浸透率（特定の遺伝子型をもつ場合に実際にその表現型を発現する確率）が高く，それ1つで疾患の発症がほぼ予測できるものが多いため，診断に非常に有用である．一方，非メンデル遺伝病のゲノムワイド関連解析で検出される疾患感受性遺伝子マーカーは，単独では疾患発症のオッズ比が低く（1.4以下），実臨床でそのまま利用するにはリスクの予測精度が不十分であり，実用化が進んでいなかった．

A 遺伝リスクスコアの作成

生後からつねにさらされ続ける遺伝リスクは，成人してから出そろう生活習慣リスクよりも曝露の時間が長く蓄積も大きいため，治療介入の動機として強いものとなる．このような観点から，小さな効果の遺伝子マーカーをいくつか積み重ねてリスクスコアを作成することによって，疾患発症リスクを予測しようという試みが過去から存在した．ただし，このような「ポリジェニックスコア」（多遺伝子性のリスクスコア）は，一世代前ではゲノムワイド関連解析で検出できる遺伝子マーカー数が少なかった

ため，生活習慣や家族歴を補正因子に加えると遺伝子による効果が消えてしまうことがあり，有用であるとはいいがたいものであった．

しかし近年，検出された疾患遺伝子マーカー数は増加の一途をたどり，ポリジェニックスコア（生活習慣によるリスクスコアと対比，区別するために，ここからは「遺伝リスクスコア」とよぶ）の疾患発症予測精度は飛躍的に向上してきた．虚血性心疾患では，遺伝子マーカー数を増加させたことにより，家族歴よりも有用なリスクスコアが作成可能になったのを皮切りに，2016年には生活習慣と同等のリスク予測ができたとの報告もある[6]．この研究では，遺伝リスクは生活習慣リスクとは独立に疾患発症を予測し，2つを組み合わせることによって，さらに詳細に疾患発症リスクを階層化できることを示した．加えて，生活習慣リスクを低減することにより，遺伝リスクが高い患者でも疾患発症リスクを低減できる可能性を示した．これらの研究は，遺伝リスクスコアを用いてハイリスク患者をスクリーニングし，生活習慣に対して強い干渉を加えることが，疾患発症抑制に対して有効な戦略であることを示した．

B ゲノムワイド遺伝リスクスコアの登場

遺伝リスクが生活習慣リスクと同等のハザード比であることは，単一遺伝子病の原因遺伝子変異が疾患発症に強く関連することと比べると，物足りなく感じるかもしれない．そこで，さらに遺伝リスクスコアは改良を続けられ，「ゲノムワイド遺伝リスクスコア」が登場した．ゲノムワイドとはいっても，検出可能なすべての遺伝子マーカーを含むのではなく，ゲノムワイド関連解析である程度の閾値を超えたものに関して，連鎖不均衡ブロックを用いてしぼりこんだマーカーを使用する場合と，LDPred[7]などの解析用アルゴリズムを使用して遺伝子マーカーの効果量の最適化を行う場合がある．LDPredを用いたゲノムワイド遺伝リスクスコアでは，虚血性心疾患のオッズ比を，5倍以上（スコア上位0.5％の集団）で予測することができた．このような高オッズ比で疾患リスクが予測できれば，臨床での患者階層化に非常に有用であるだけでなく，治療方針決定の重要な判断材料となり得る．

このような試みにより，遺伝リスクスコアはいよいよ臨床応用のときが来たといってよい．今後は遺伝リスクスコアの予測性能を前向きに検討し，また，リスクが高いと評価された患者に介入試験を行い，有効性の確認をする必要があるだろう．ただし，各々の遺伝子マーカーの効果は民族によって異なる場合があることが知られているため，日本人でのエビデンス蓄積が待たれる．

マルチオミックス解析が加速するゲノム研究

A 遺伝子変異解釈の複雑性

ゲノムと表現型の関係は非常に強固であることは先に述べたが，この関係性を示しただけでは疾患メカニズムを明らかにしたことにはならない．変異が検出された遺伝子からメカニズムを予測することは可能であるが，遺伝子変異−変異効果，または遺伝子変異−作用遺伝子の対応が容易ではない場合が多く存在する．たとえば，産生されるタンパク質にアミノ酸置換を生じない遺伝子変異であるシノニマス変異がRNAスプライシング異常を引き起こす（転写されたRNA前駆体から正常なRNAがつくられなくなる）場合や，ある遺伝子Aのイントロン領域（mRNAに転写されない領域）にある変異が近傍の遺伝子Bの発現量に影響を与える場合など，現在のゲノム変異解釈のフレームワークが通用しない場合が多く報告されるようになった．

加えて，すでに全ゲノムシークエンスが行われるようになり数年が経過しているが，いまだ遺伝子間領域にある遺伝子変異群をきちんと解釈できているとはいいがたい．このような現状

が，臨床ゲノム解析で問題となっている臨床重要度不明変異 variant of unknown significance (VUS) を生み出す一因となっている．

B 複数のオミックス解析の利用

　前述のような問題を解決するために，ゲノム情報だけでなく，エピゲノム情報，トランスクリプトーム情報などの他のオミックス層を重ねあわせて解析する方法がとられるようになってきた（オミックス omics とは，特定の対象に対して行う網羅的な解析を指す）．こうすることによって，ゲノムで起きた変化が，遺伝情報が形質発現につながる流れのなかの下流の層にどのように伝達されるかを観察することができ，その影響を推測する手がかりとなる．

　実際，ゲノムワイド関連解析で検出される疾患マーカーは，①9割以上がタンパク質をコードする領域にない，②連鎖不均衡ブロックがあるため同ブロック内の他の遺伝子マーカーが真の効果をもつ可能性が否定できない，③①，②のため，実際どの遺伝子に作用するのかがわからないなどの問題があった．その解決のため，Roadmap EpigenomicsやGTExなどのエピゲノムやトランスクリプトームの公共データベースを利用し，下流解析を加えることが多い．しかしながら，このようなデータベースに基づいた解析では，病態に応じた変化が検出できなかったり，疾患特異的組織・細胞のデータが手薄であったりと，問題がないわけではない．そのため，疾患に応じて，これらの情報を収集する必要が生じる場合がある．2016年にFranzénらが報告した論文[8]では，600人の心筋梗塞患者から収集した疾患関連臓器のトランスクリプトームデータを用いて，過去にゲノムワイド関連解析で検出された心筋梗塞遺伝子マーカーの解析を行い，公共データベースだけでは見えてこない特性を検出することに成功した．

　メンデル遺伝病解析においても，通常のエキソームシークエンス（タンパク質をコードする領域のみの配列解析）に加え，RNAシークエンス（遺伝子の転写産物に対する配列解析）を行うことにより，原因遺伝子変異の検出率が飛躍的に向上したという報告が2017年にCummingsらによってなされた[9]．エキソームシークエンスは全ゲノムの1%に相当するタンパク質コード領域に対してシークエンスを行う解析法であるが，タンパク質に与える影響を検出することから，フレームシフトやナンセンス変異，スプライスサイト変異など，タンパク質切断変異のみが疾患原因遺伝子変異の候補として残されるのが通常である．Cummingsらは原因不明の遺伝性骨格筋疾患患者に，エキソームシークエンスと，骨格筋生検で得られた組織のRNAシークエンスを施行した．その結果，原因不明だった患者のうち，35%に対して原因遺伝子変異を同定することができた．

　ここまでの例は，ゲノムともうひとつのオミックスの2層からなる解析であるが，本格的なトランスオミックス解析（複数の網羅的解析を統合して疾患や生命現象を理解すること）も現実のものとなってきている．図1-1のようなオミックス層の連なりのなかで，性質の違う複数のオミックス層の重ねあわせは，数学的に難しい問題もはらんではいるが，ゲノムの下流への影響を明確にし，表現型へとつながるメカニズムを明らかにできる可能性を秘めている．

マシンラーニングが切り開く新しい循環器ゲノム解析

　近年の計算機科学のトピックとして，ビッグデータと，それに付随するマシンラーニング（機械学習）の話題が盛り上がっている．ゲノム研究でも同様のことが起きており，この分野はレッドオーシャンといってよい．ゲノムデータは網羅的できわめて膨大であるにもかかわらず，そのしぼりこみの方法は，メンデル遺伝病ではいくつかのフィルターを適応することであり，ゲノムワイド関連解析ではケースコント

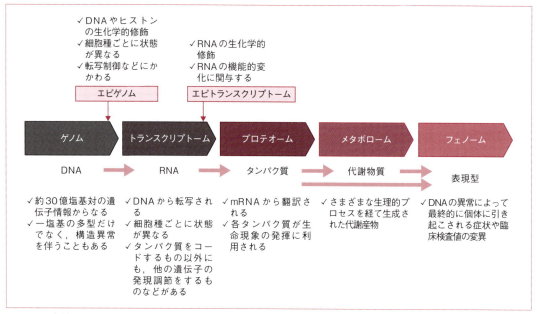

図1-1 生体におけるオミックス層の連なり
遺伝情報が伝えられる順序を示す基本原則であるセントラルドグマの順番に従って示した．DNAの変化が表現型の変化に至るまでには，いくつもの中間層を経る必要がある．

ロール解析のP値を求めて，遺伝子マーカーに優先順位づけすることであった．このような人間の判断や人為的な前提条件を適用しないで，コンピュータアルゴリズムにそのような判断をさせるのが，マシンラーニングであり，広義には人工知能（AI）とよばれるものである．実際に行われる学習過程は，教師あり学習の場合，トレーニングデータセットを用いたアルゴリズム内のパラメーターの最適化であり，つぎにテストデータセットを用いてその性能を評価する．

実際，ゲノムデータとマシンラーニングは相性がよい．その例として，2018年にLiらによって報告された，マシンラーニングを用いた腹部大動脈瘤の全ゲノムシークエンス研究[10]は，研究者コミュニティに大きな衝撃をもって受け止められた．通常であればこのようなゲノム研究には大規模なサンプル数を必要とし，今まで数千〜1万数千人規模の解析が行われてきたが，いずれも成功とはいいがたい結果であった．その原因は，比較的まれな遺伝子変異を対象とするため，大きなサンプルサイズがないと統計的に有意なP値を得ることが難しかったからである．しかし，この研究では，たった268人の症例と133人の対照例の全ゲノムシークエンスデータを，マシンラーニングを用いた手法で解析することによって，腹部大動脈関連遺伝子群を同定している．

この例に限らず，マシンラーニングはリスク予測やマルチオミックス情報の統合など，いろいろな応用方法が考えられ，ゲノム解析のフレームワークを大きく進歩させることが期待される．

残された課題と将来展望

ゲノム研究は，全ゲノムシークエンスで遺伝情報がほぼもれなく得られるようになっただけでなく，マルチオミックス展開，マシンラーニングとの融合など，凄まじい勢いで進歩を続けている．しかしながら，テクノロジーが牽引しきれない問題がいくつか残っている．

A ゲノムワイドなシークエンスデータの利用法の進歩

ひとつは，全ゲノムシークエンス解析が単一遺伝子病でも多因子遺伝病でも，期待されたほど有効に用いられていない問題である．有名学術誌に全ゲノムシークエンスを用いた論文が掲載され，大きな成功を収めているように見えるが，内容を検証すると実際の疾患解析にはその一部の恩恵をかろうじて使っている，というレベルにとどまっている．具体的には，全ゲノムシークエンスを行ったが，検討する遺伝子多型の数に比べて（解析には依然としてコストがかかるため）解析したサンプル数が不足し統計的なパワー不足であったり，全ゲノムシークエンスデータのうち，エキソームシークエンスで解析できるタンパク質コード領域とその周辺のみの情報しか使えていなかったりと，得られた情報の一部分しか活用できていないのが現状である．

また，ゲノム機能を推測するのに有用であるエピゲノムデータベースが出そろってきたにもかかわらず，イントロン領域と，とくに遺伝子間領域の遺伝子多型情報は，活用されているとはいいがたい．このような問題に対して，2018年に「Sizing up whole-genome sequencing studies of common diseases」というコメンタリーが出された[11]が，サンプル数の増加は確かに解決法のひとつであり，すでに述べたようなマシンラーニングの応用はもうひとつの解決策であろう．しかしながら，周辺からサポートするデータがなければ，どちらの方法もその力を十分に発揮することができない．そのため，ゲノム機能を説明するための他のオミックス層の充実も（細胞特異性があるためサンプルの入手可能性の問題があるが）今以上になされるべきであると考える．

B 各因子の相互作用の理解

ゲノム研究を強化するためのマルチオミックス解析も，1対1の対応であれば比較的容易で解釈がしやすいが，何層も積み重ねると数学的な処理が複雑になるだけでなく，解釈も直観的でなくなる．また多層のオミックスを結合する前に，一層のオミックス内のそれぞれの構成因子の相互作用も詳細に検討すべきである（インタラクトーム解析）．

このように，縦糸だけでなく横糸も複雑に絡み合ったネットワークを解釈することは，疾患，ひいては生命を理解するのに不可欠であると考える．そのような複雑な系を処理するのに相性がよいのが，マシンラーニングやAIだが，その適応はまだ試行錯誤の段階にあると感じる．論文やマスコミに発表される成果は最も成功した一例であり，まだまだ試行錯誤と改良の余地が残されている．

C 臨床での活用

最後に，ゲノム研究の成果を臨床に還すための努力も続けなければならない．たとえば，疾患発症リスク予測に有効な遺伝リスクスコアを作成しても，実際に臨床の現場で使ってもらわなければ意味がない．現在のような，専門家と高価な機械を必要とするうえに結果を得るまで1カ月以上もかかる状況を変え，他の臨床検査同様に簡便に数日で，現場のスタッフが理解できるかたちで結果が得られるようにならなければならない．このような努力によって，ゲノム研究の成果が，最前線の現場で働く医療関係者，そして疾患に苦しむ患者とその家族に還元される日が来るのを実現するのが，ゲノム研究に従事する者の使命である．

〈文献〉

1) Ozaki K, et al：Nat Genet, 32：650-654, 2002.
2) Musunuru K, et al：N Engl J Med, 363：2220-2227, 2010.
3) Dewey FE, et al：N Engl J Med, 377：211-221, 2017.
4) Graham MJ, et al：N Engl J Med, 377：222-232, 2017.
5) Broad Institute：Human Knockout Project. https://www.broadinstitute.org/cardiovascular/human-knockout-project（2018年12月現在）
6) Khera AV, et al：N Engl J Med, 375：2349-2358, 2016.
7) LDPred. https://github.com/bvilhjal/ldpred（2018年12月現在）
8) Franzén O, et al：Science, 353：827-830, 2016.
9) Cummings BB, et al：Sci Transl Med, 9：eaal5209, 2017.
10) Li J, et al：Cell, 174：1361-1372.e10, 2018.
11) Wray NR and Gratten：Nat Genet, 50：635-637, 2018.

2 分子構造解析で何が見えるか

今崎　剛，仁田英里子，仁田　亮

要旨

近年，循環器疾患を含めたさまざまな疾患が細胞表面または細胞内部に発現する分子の異常として理解されるようになってきた．そして，その分子をターゲットとする分子標的治療法の開発も日進月歩で進んでいる．そのため，細胞内で分子の構造を可視化して病態を理解すること，そして創薬ターゲットとなりうる分子の構造を原子レベルで解明して，分子標的薬の開発へと応用することが求められている．そのようなニーズのなか，最近10年ほどのあいだで，ノーベル賞技術のクライオ電子顕微鏡を含め，構造生物学的解析法の進歩が著しい．そこで本章では，*in vitro* および細胞レベルの分子の構造解析の概要，最近の動向を，筆者らの解析例を紹介しながら概説する．

Clinical Question

拡張型心筋症では，アクチン，ラミン，タイチン，ジストロフィンなど，おもに細胞骨格や細胞の形態を支える巨大分子に異常を生じるのに対し，肥大型心筋症では，ミオシン，トロポニンT/I，トロポミオシンなど，筋収縮に直接かかわるものが多い．QT延長症候群ではカリウムチャネルの異常が見いだされており，また最近，間葉系の細胞が分泌する分子が心筋細胞の受容体で感受され，心筋細胞の肥大が制御されているという報告もされている．このように，心疾患を分子の異常としてとらえられる時代が到来しており，これらの病態を分子の精細な「かたち」の視点から理解し，その「かたち」から治療法を考えるためのツールである構造生物学が脚光を浴び始めている．

分子構造解析の歴史

A X線結晶構造解析法と核磁気共鳴法（NMR法）

細胞内の生命現象の主役である核酸（DNA，RNA）やタンパク質などの精細な三次元立体構造を解明し，その機能を追求する学問領域を，構造生物学とよぶ．これまで構造生物学はX線結晶構造解析法および核磁気共鳴法（NMR法）により牽引されてきた．たとえば，1953年に提唱されたDNAの二重らせん構造はDNAのX線回折像から推定されたモデルである．同じく1950年代には，高分子タンパク質の構造として初めて，ミオグロビンの構造がX線結晶構造解析により解明された．以降，X線結晶構造解析は最もメジャーなタンパク質構造解析法として世界中の多くの研究者に利用され，現在では解析手法もルーチン化が進んでいる．しかし，X線結晶構造解析では解析に適したタンパク質結晶を得ることが大前提であり，結晶化の成否が実験のボトルネックとなっている．一方でNMR法は，1980年代から生体分子の構造解析に使用され，X線とは異なり結晶化の必要がないため，パワフルな構造解析ツールとして利用されている．しかし，NMR法の弱点は分子量の限界があることであり，分子量50 kDa以上のタンパク質の構造解析には適用しがたい．

B クライオ電子顕微鏡構造解析法の登場

最近注目を集めているのが，クライオ電子顕微鏡構造解析である．2017年に，クライオ電子顕微鏡の技術開発に貢献した3人の科学者に

ノーベル化学賞が授与されたのは記憶に新しい．

従来から使用されていた電子顕微鏡法では，生体試料を化学的に固定し，ウランやオスミウムなどの重原子で染色するため，生体分子の微細構造を観察することができなかった．そこで開発されたのがクライオ電子顕微鏡法で，生体分子を無染色のまま観察することができる．この解析法では，生体試料を急速に凍結した透明な氷の中に埋め込み，液体窒素温度下で撮影可能なクライオ電子顕微鏡を用いて画像を取得する．近年の技術革新により，クライオ電子顕微鏡でも原子分解能の構造解析が可能になり，X線結晶構造解析法，NMR法と並んだ，構造解析の第3番めの柱として，利用者が急増している（原子分解能については後述する）．

ここからは，筆者らが実際に行ってきたX線結晶構造解析法およびクライオ電子顕微鏡法の2つに焦点をしぼって構造研究を紹介する．

高分解能分子構造研究

高分解能分子構造研究とは，*in vitro*において原子分解能で構造解析を行う研究である．原子分解能とは，文字どおり原子の大きさの対象物が観察できる分解能である．たとえば，炭素−炭素の共有結合長は約1.5 Å（約0.15 nm）であり，通常，原子の位置を正確に決定することができる約3 Åまでの分解能のことを原子分解能とよんでいる．

すでに述べた3種の構造解析法はいずれも原子分解能を達成できる手法であるが，いずれの手法においても，目的の核酸やタンパク質などをある程度大量に発現させ，目的分子のみをきれいに精製する必要がある．そのための発現系としては，目的分子をある程度簡便に大量に発現することができる，大腸菌，昆虫細胞，酵母などが使用されることが多い．

A 構造解析法の使い分け

X線結晶構造解析法は，水溶液中で安定かつ立体構造が均一な（ゆらぎが少ない）分子ほど結晶化に成功しやすく，一般に小さく球状の分子であるほど解析を得意とする．また，結晶ができさえすれば，原子分解能で構造が決定できる可能性が非常に高い．反対に，クライオ電子顕微鏡法では，分子量が大きいものほど解析に有利であり，分子量の小さいものほど原子分解能での構造解析が難しくなる．クライオ電子顕微鏡法の近年の技術革新によって，クライオ電子顕微鏡による分子量や分解能の限界が改善され，X線と電子顕微鏡とのすみわけは少しずつ消失する傾向にあるものの，現在でも双方の利点を使い分けながら構造研究を推進している研究者は多い．その例がハイブリッド法であり，クライオ電子顕微鏡で大きな分子複合体の全体構造を解明し，複合体の部品（小さな分子やドメイン）はX線結晶構造解析を利用して原子分解能の立体構造を決定したのち，最後にコンピュータ上で双方の構造をドッキングさせて，複合体全体の原子分解能立体構造を得るという方法である．

B キネシンの高分解能分子構造解析

筆者らはこれまで，細胞骨格である微小管とその上を動く分子モーターであるキネシンの複合体の高分解能分子構造研究を推進してきたため，ここから先ではキネシンの構造解析を題材に分子構造研究の実際を紹介する．

キネシンは循環器医にはあまり馴染みがないかもしれないが，細胞分裂や細胞内物質輸送など，生命の根幹にかかわる重要なはたらきを担う分子である．同じく分子モーターであるミオシンとは兄弟関係にある分子であり，キネシンは細胞骨格の微小管の上を，ミオシンは細胞骨格のアクチンの上を，どちらもATPの加水分解エネルギーを用いて能動的に動く分子モーターである（**図2-1**，巻頭p.iv **写真1**）．キネシンやミオシンは，シグナル伝達分子であるGタンパク質とも共通の祖先をもつタンパク質であると考えられている．

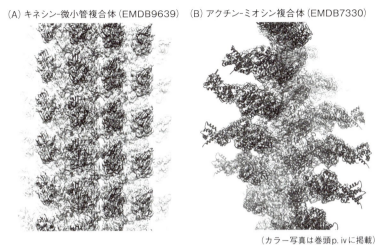

(A) キネシン-微小管複合体（EMDB9639）　(B) アクチン-ミオシン複合体（EMDB7330）

（カラー写真は巻頭 p.iv に掲載）

図2-1　分子モーターと細胞骨格との複合体のクライオ電子顕微鏡構造

　キネシンの大きさは5 nm程度である．一方，微小管は直径25 nmで，その長さは通常1 μm以上である．分子のサイズを考慮すると，キネシン単独であればX線結晶構造解析のよいターゲットであり，微小管の構造解析にはクライオ電子顕微鏡が適しているため，先に述べたハイブリッド法を用いて解析を進めることとした．

1）継時変化を捉える構造解析法

　キネシン-微小管複合体の構造解析を進めるにあたっては，もう1つ考えなければならない重要なポイントがある．それは，キネシンが毎秒1 μmで進む高速分子モーターであること，つまり，モーターという動きのあるものを，いかに高分解能で観察することができるかである．分子モーターの大きさから考えると，これらの分子構造を解明できる手法はX線結晶構造解析法またはクライオ電子顕微鏡法にしぼられる．しかし，これらの手法では，分子を液体窒素温度に急速に冷却・凍結し，時間を止めて高分解能で構造を解析する．つまり，この手法では「動画」を得ることは不可能であり，得られるのはある定常状態の「静止画」のみである．

　そこで筆者らは，分子モーターキネシンがATP加水分解酵素であることを利用し，① ATPアナログ（ATP類似体）などを利用して加水分解の途上で反応を止める，② 結晶中のキネシンは加水分解反応が非常に遅いので，結晶中でキネシンの加水分解反応を誘導し，それらを時系列に急速凍結して時間を止めるなどの工夫をして，最終的にキネシンがATPを加水分解する途上にある9種類の結晶構造，つまり9枚の連続写真を高分解能撮影することに成功した．具体的には，キネシンと微小管との複合体の構造をクライオ電子顕微鏡構造解析により解明したうえで，キネシン単独の構造はX線結晶構造解析で解明し，そしてこれらをコンピュータ上で重ねあわせることにより，キネシンの微小管上での構造を原子レベルで明らかにすることが可能となった．こうして，時系列に沿って9枚の連続写真をつなぎあわせることで，高分解能で動きを観察する三次元構造解析に時間軸を加えた「四次元構造解析」を実現することが可能となった．

2）構造解析からわかる分子の動き

　このATP加水分解サイクル途上の9種類のキネシンの構造および生化学的・生物物理学的解析データを総合して，筆者らはキネシンがどのように微小管上を動くことができるのか，その動作機構を提唱した（図2-2 A，巻頭p.iv 写真2）．

　キネシンは，先に述べたとおりミオシンやG

(A) キネシンの微小管上動作モデル

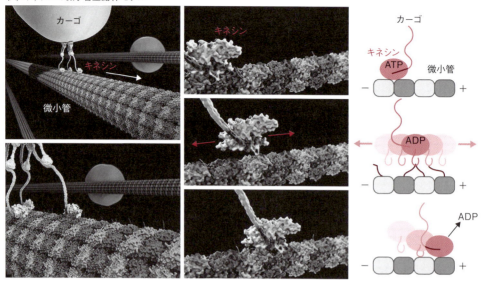

(B) キネシンのATP結合ポケットの立体構造

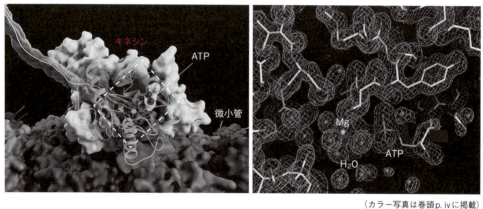

(カラー写真は巻頭p.ivに掲載)

図2-2 キネシン-微小管の高分解能構造研究
(A) キネシンは，ATP加水分解サイクルに同期して，微小管との脱着を繰り返しながら前に進む．(B) キネシンが微小管に結合している様子(左)と，ATP周辺の原子構造の拡大図(右)．

タンパク質とも相同性のある加水分解酵素であり，ATPの加水分解は基質との脱着を制御するために使われる．この際のキネシンの基質とは，直径25 nmの管状構造である微小管である．微小管は，片方の端をプラス端，もう一方の端をマイナス端といい，前後方向に非対称な形状をしている．一方で，キネシンはATP加水分解過程で構造変化を起こし，前後方向に対称性の高い形状から低い形状へと遷移する．この過程で，高い確率で前方向にある微小管の結合部位に結合するため，結果的にひとつの方向へ前進する（ブラウン・ラチェット機構）．つまり，キネシンは，ATP加水分解サイクルで微小管との脱着を繰り返すたびに一歩ずつ前進する．これがキネシンに従来備わった前進機構であり，キネシン全般を通じた共通のメカニズムである．細胞内では，より効率よく前進するための機構を獲得していることも報告されている．

3）構造解析が導く創薬

図2-2 B（巻頭p.iv 写真2）には，キネシンの活性部位であるATP結合ポケットの立体構造を示している．このように，高分解能分子構造研究では，活性部位の立体構造を精細に高分

解能で解明することができる．もしも病気の原因となっている異常分子が明らかである場合，その活性部位にぴったりと嵌まり込む化合物を設計することで，病気の治療に直結することができる．いわゆる分子標的薬の設計である．

加水分解酵素やリン酸化酵素を標的とする薬剤に関しては，たとえば分子標的薬の先駆的な存在である慢性骨髄性白血病治療薬のイマチニブ（グリベック®）などがある．イマチニブがターゲットとしているのは，異常なキメラ遺伝子の形成により産生されるBcr-Ablタンパク質であり，このタンパク質でリン酸化活性が常時ONになってしまっていることが無秩序な腫瘍細胞の増殖を引き起こしている．イマチニブは活性部位に高い親和性で結合してBcr-Ablタンパク質の活性を阻害するように設計されている．

同様に，さまざまな受容体の基質結合部に結合する化合物が，分子標的薬として設計，使用されている例もある．このように，高分解能構造解析は，核酸やタンパク質の生理的な機能解明はもちろんのこと，創薬にも直結する可能性があり，世界的にも大きな注目を集めている．

細胞内の分子構造研究と生理・病理機構解明への期待

A 単粒子解析法

2017年のノーベル化学賞受賞対象となったクライオ電子顕微鏡法は，これまで述べてきたとおり，原子分解能で核酸やタンパク質などを解析する手法で，単粒子解析法という構造計算手法を用いている（図2-3 A）．この方法では，水溶液中の分子がすべて同じ形をしていると仮定して，数多くの分子の電子顕微鏡写真を撮影する．撮影した分子は1つずつ異なった向きを向いているはずであり，あらゆる方位を向いている分子の画像をたくさん集めてそれらの方向を決めることで，三次元像を再構築することが可能である．撮影した分子の立体構造が，仮定どおり同じ形であるほど高分解能に到達しやすく，通常，十数万枚の分子像を集めることで原子分解能に到達する．言い換えれば，単粒子解析法で得られる構造は，十数万個の分子の平均の構造である．

B 電子線トモグラフィー法

一方で，細胞内の分子構造にはゆらぎがあり，また，分子が集まってできた超分子複合体や細胞内小器官などは，一つ一つ形が少しずつ異なっている．このような分子や小器官の構造解析には，電子線トモグラフィー法を用いることができる（図2-3 B）．

この方法は，臨床検査で頻用されているCT（computed tomography）と同様の原理を用いている．CTではX線が被験者の身体の周りを360度回転することで立体構造情報を取得する．一方で，電子線トモグラフィー法では，試料そのものを回転させることで立体構造情報を得る．この方法の最大の利点は，1つの分子を回転することで立体構造情報を取得するので，一つ一つの分子から立体構造を構築することができることである．つまり，細胞内のあるがままの姿の分子の立体構造を得ることができ，たとえば，正常の細胞と何らかの異常をもつ細胞の標的分子の立体構造の相違を観察することにより，その疾患の病態解明に大きく貢献することができる．ただし，通常は60～70枚程度の異なった角度からの画像から三次元構造を得るので，十数万枚の平均画像を取得する単粒子解析法と比較すると到達分解能は低くなり，一般的には数nm程度の分解能が限界である．

この分解能の限界の解決策として，トモグラフィー法で得られた同じ分子の三次元構造を数多く取得し，同じ形をした分子だけを重ねあわせて平均化する方法も開発されており，これによって原子分解能が達成された例も報告されている．ただしこの場合，やはり相当数の分子の平均の構造ということなり，個々の分子の顔の相違は見えなくなる．

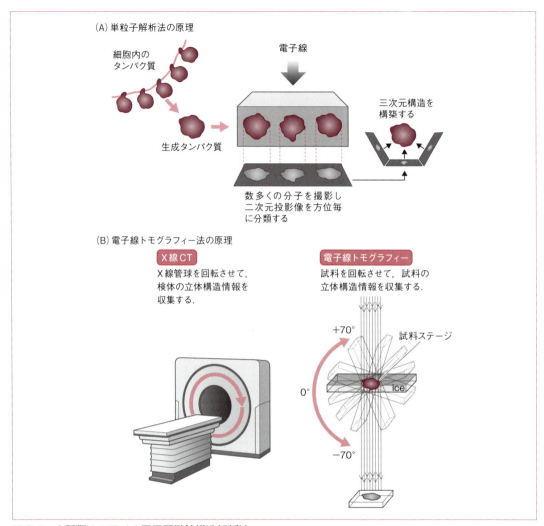

図2-3 2種類のクライオ電子顕微鏡構造解析法

C クライオ電子線トモグラフィー法

電子線トモグラフィー法においても，急速凍結した試料を液体窒素温度で観察するクライオ電子線トモグラフィー法が急速に発展している．凍結無染色の細胞試料において，細胞骨格の微小管，アクチン，中間系フィラメント（ケラチン，ビメンチン，ラミンなど）やリボソーム，核膜孔複合体，プロテアソームなど，比較的大きな超分子複合体を，一つ一つきれいに分離し，数nmの分解能で立体構造を解析することが比較的容易にできるようになってきた．これらの観察では，電子顕微鏡試料を載せる直径3mmほどのグリッド上で目的の細胞試料を培養し，急速凍結して観察することになる．筆者らも，線毛や神経細胞などを利用してクライオ電子線トモグラフィー試料を作製し観察してみたが，数百nm程度の厚さの試料であれば，微小管やアクチンを1本1本分離して観察可能であることが確認できた（図2-4）．また，それ以上の厚さのある試料に対しては，観察したい部分を薄くする処置が必要であり，ガリウムイオンビームを用いた収束イオンビーム走査型電子顕微鏡（FIB-SEM）を用いて試料を薄くする手法が用いられるようになってきている．

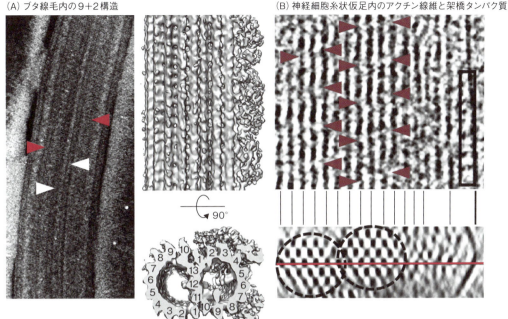

図2-4 細胞骨格のクライオ電子線トモグラフィー像
(A) 左は，中心対微小管（▽）と周辺微小管（▼）の縦断像を示す．右は，周辺微小管のクライオ電子線トモグラフィー立体構造解析例（EMDB 6312）．(B) 上図は，下図に示した実線の部分の断面に対応する．右端の太い線は細胞膜に，細い線はアクチン線維に対応する．アクチン線維間には，間をつなぐ架橋がみられる（▼）．また，細胞膜周辺にはアクチンから伸びる構造体も認める（図中の囲み）．画像は九州工業大学 安永卓生博士にご提供いただいた．

将来展望

ここまで述べてきたように，分子構造解析には2種類の方向性がある．1つは原子分解能構造解析，もう1つは細胞レベルの分子構造解析である．前者は，多数の同じ分子の構造情報を混ぜて原子分解能の達成を目指す構造解析手法，後者は，1個1個の分子の顔を見ることができる構造解析手法で，目的に応じて手法を選択する必要がある．

A 原子分解能構造解析

原子分解能構造解析は，クライオ電子顕微鏡技術の急速な進歩により，大きく様相が変わってきている．X線結晶構造解析法では結晶化できずに解析に至らなかった分子の構造が，つぎつぎにクライオ電子顕微鏡で解かれるようになってきている．これに拍車をかけているのが，精製法，発現系の技術的な進歩である．

元来，タンパク質試料の調製の困難さゆえに構造解析が難航していた巨大膜タンパク質や，十数分子の複合体からなる核内の転写制御因子の構造研究が報告されるようになってきた．たとえば，抗体を利用したアフィニティ精製により哺乳類のRNAポリメラーゼIIの構造解析が可能になったほか，HEK293細胞を用いた組換えタンパク質発現系により4,000アミノ酸を超える巨大膜タンパク質であるピエゾイオンチャネル（Piezo）の解析，CRISPRシステムを用いてアフィニティタグを導入した精製によるマラリアのトランスロコン PTEX（plasmodium translocon of exported proteins）の解析などは，基礎生物学のみならず医学的にも非常に重要な構造解析例である．また，組換えタンパク質技術の進展により，15ものサブユニットから構成される1.4 MDaの巨大タンパク質であるAPC複合体や，さらに，先に述べた技術を組み合わせて2 MDaサイズをもつ46ポリペプチド鎖の転写

開始複合体（RNAポリメラーゼⅡ-TFⅡA-TFⅡB-TFⅡE-TFⅡF-TFⅡH-TBP-Mediator複合体）の構造が解析され，報告に至っている．

　クライオ電子顕微鏡法による原子分解能構造解析では，溶液中の分子の構造を解析するので，より生理的な条件に近い分子の構造を解明することが可能である．さらに，X線結晶構造解析とは違い，結晶化をする必要がない．そのため創薬に資する分子構造研究として，大きな期待を集めている．

　解析法については成熟期を迎えつつあり，今後，原子分解能構造解析の目的でクライオ電子顕微鏡を利用する研究室の裾野もますます広がっていくであろう．

B 細胞レベルの分子構造解析

　クライオ電子線トモグラフィーによる細胞内の分子構造解析は，クライオ電子顕微鏡技術へのノーベル化学賞授与もあいまって，これからかならず発展する領域であるとの期待感もあり，急速に発展しつつある領域である．細胞の中の分子の構造を1個ずつ観察するというのは生命構造科学の夢であったが，それが現実になりつつある．

　今後，コントラストをあげるための位相板の開発など，ハードウェア面の進歩と，人工知能（AI）技術などを利用した個々の分子の顔の自動識別などのソフトウェア面の進歩によって，細胞内で，小さな標的分子がどこにあって，どの分子と相互作用して，どんな機能を果たしているのかを自動で解析できる時代もそう遠くない未来にやってくるのではないかと期待される．

3 心臓発生の分子機序から先天性心疾患を理解する

古道一樹,吉田 祐,山岸敬幸

要旨

先天性心疾患は生命に直結する頻度の高い先天異常であり,複雑な心臓発生過程の特定の領域・段階の異常により発症する.心臓流出路の発生には二次心臓領域および神経堤に由来する心臓前駆細胞の協調的なはたらきが必須で,流出路発生の各段階の異常により両大血管右室起始症,完全大血管転位症,総動脈幹遺残症,Fallot四徴症が発症する.発生生物学と分子遺伝学を融合した研究により心臓発生の分子機序を解明し,遺伝と環境を含む多因子による先天性心疾患の発症メカニズムを明らかにすることが,予後不良の複雑先天性心疾患に対する新たな治療法・予防法の開発のために必要である.

Clinical Question

先天性心疾患は,最近のわが国の全国調査では年間約14,000例,約1.4％の頻度で発症する先天異常であり,以前より新生児・乳児死亡の主要な原因となっている.近年の内科的管理・外科的治療の進歩により生存率は向上し,成人に達する例も急増したが,難病指定されている多くの複雑先天性心疾患は予後不良で,術後遠隔期の合併症に内科的治療や再手術が必要となる.これら複雑心疾患に対して,再生医学などを応用した新たな治療法・予防法の確立が望まれる.しかし,その基礎となる先天性心疾患の病因解明については,遺伝因子と環境因子を含めた多因子の複雑な背景が絡み合い,いまだ不明な点が多い[1].

心臓発生は,原始的な1本の管腔組織から,完全に分離された4つの心腔と,それぞれに接続する流入路・流出路からなる三次元構造が形成される,複雑なプロセスである[1].この複雑なプロセスのどこかに異常が生じると,先天性心疾患が発症すると考えられる.したがって,心臓発生に関与する分子機序をいかに解明し,先天性心疾患の成因をどのように理解するかが,新たな治療法・予防法開発のためのブレイクスルーになると思われる.

心臓大血管の領域・段階別発生と先天性心疾患

心臓大血管は循環系を担う臓器として胎生期に最初に機能し始め,胚発生の段階と要求にあわせて形態形成が進む.この過程は,生物の種を越えて保存されている.哺乳類では,複雑な心臓大血管形態形成により出生後の体循環と肺循環の分離が可能となり,各臓器に効率よく酸素を供給して高等な個体を維持するための循環機能が獲得される.ヒトでは心大血管系の発生は胎齢20日ごろに開始され,胎齢50日ごろまでにほぼ完成する[1].

高等動物の心臓発生は,いわば進化によって生み出された自然の芸術であり,時間的・空間的に秩序だった多くの複雑な過程,すなわち由来の異なる複数の心臓前駆細胞群の移動,増殖,分化,プログラム細胞死,相互作用によって成立している.そして,私たちが日常診療で遭遇する先天性心疾患の多くは,この心臓大血管の発生過程における特定の領域または段階の発生異常によって発症する.したがって,この複雑な過程を知り,その異常によって発症する先天性心疾患の成り立ちを理解するためには,心臓大血管の発生をいくつかの領域ないし段階に分けて科学する「臨床心臓発生学」が有用で

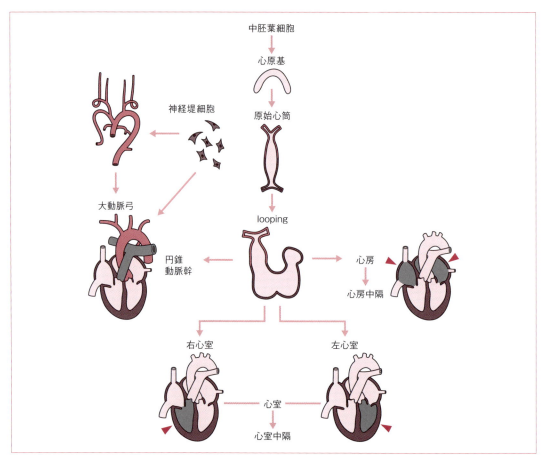

図3-1 心臓大血管の領域・段階別発生

ある[1]（図3-1）.

心臓流出路の発生とその異常

心臓流出路の異常は先天性心疾患の約30%を占め，多くの場合，新生児期から症状を有し，内科的・外科的治療を必要とする．また，病態にバリエーションが多く，いまだに予後不良な症例も多い．一方，適切な診断・治療・管理によって予後を改善することができる可能性も高いため，小児および成人先天性心疾患診療においてとくに重要である．

心臓流出路の形成

心臓流出路 outflow tract は，胎生期の円錐動脈幹 conotruncus から形成される[1,2]．したがって，心臓流出路の先天性心疾患は，円錐動脈幹という特定の領域の発生異常に起因する（図3-1）．正常な心臓発生の過程では，胎生4週ごろ，原始心筒はloopingして左右心室の形態が明らかになり，円錐動脈幹は1本の導管として右心室原基（心球部 bulbus cordis）に接続している．さらにloopingが進むにつれ，円錐動脈幹の右心室への開口部（円錐口）は左方へ移動する（図3-2）．同時に円錐動脈幹に左側および右側から円錐動脈幹隆起 conotruncal cushion/swelling が形成され，円錐動脈幹の回旋により，ねじれながら癒合し，円錐動脈幹中隔を形成する．その結果，肺動脈と大動脈が分離し，それぞれ右心室と左心室に整列 alignment する．正常発生では，円錐部（漏斗部）中隔と膜様部心室中隔が接合し，肺動脈円錐が存続，大動脈円錐が吸収されることにより，大動

3. 心臓発生の分子機序から先天性心疾患を理解する

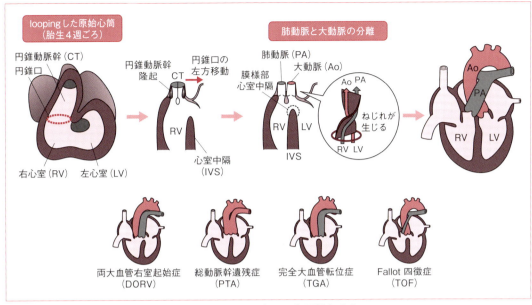

図3-2　心臓流出路の発生過程とその異常により発症する先天性心疾患

脈弁僧帽弁線維性結合 aortico-mitral fibrous continuity が形成される.

B 心臓流出路の先天異常

主要な心臓流出路の先天異常について, これまでの発生・形態学的研究から, 以下のような機序が推定されている[1,2]（図3-2）.

1) **両大血管右室起始症 double outlet right ventricle（DORV）**
円錐口の左方移動の障害, 円錐の存続・吸収の異常.

2) **総動脈幹遺残症 persistent truncus arteriosus（PTA）**
円錐・動脈幹中隔の形成不全.

3) **完全大血管転位症 transposition of the great arteries（TGA）**
円錐動脈幹の回旋不全, 円錐の存続・吸収の異常.

4) **Fallot四徴症 tetralogy of Fallot（TOF）**
肺動脈円錐の低形成, 大動脈の整列異常（malalignment）.

心臓流出路形成に関与する細胞群

20世紀の概念では, 心原基から原始心筒を形成する側板中胚葉由来の細胞が, 心臓構成細胞のおもな起源と考えられていたが, 21世紀になって側板中胚葉以外の心臓前駆細胞の起源の理解が進むにつれ, 心臓大血管発生に新しい概念が生じた. 円錐動脈幹の発生には少なくとも3種類の由来の異なる前駆細胞, すなわち側板中胚葉細胞〔一次心臓領域 first heart field（FHF）とよばれる〕, 臓側中胚葉 splanchnic mesoderm を起源として一次心臓領域と隣接する心臓前駆細胞〔二次心臓領域 second heart field（SHF）とよばれる〕, および心臓神経堤細胞 cardiac neural crest cell が関与することが判明した[1〜3]（図3-3）.

二次心臓領域は前方の流出路成分と後方の流入路成分に大別され, それぞれ流出路および流入路より原始心筒に流入する. 前方二次心臓領域に由来する中胚葉細胞は, 流出路および右心室の心筋細胞を供給し, 半月弁の形成にも関与する. 原始心筒のlooping後期になると, 神経

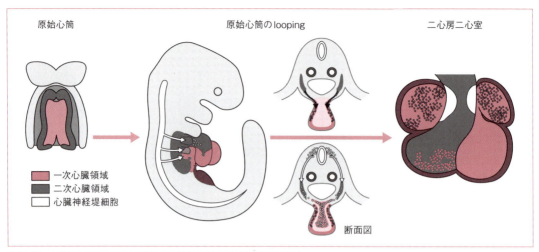

図 3-3 心臓流出路に関与する心臓前駆細胞群の起源と発生
心臓前駆細胞（一次心臓領域，二次心臓領域，心臓神経堤細胞）と，それらの前駆細胞系譜が関与する心臓構成部位を図示する．

管背側に起源する心臓神経堤細胞が心臓流出路に移動し，円錐動脈幹部のリモデリング，中隔形成，弁形成に関与する．

心臓流出路異常の形成機構

A 心臓流出路異常の責任遺伝子

20世紀後半，ニワトリ胚で神経堤細胞を摘除して発生させる実験により，神経堤細胞が心臓流出路の発生に必要であることが明らかにされた．心臓神経堤細胞摘除ニワトリ胚（神経堤摘除胚 neural crest ablation embryo）ではPTAを特徴とする心臓流出路異常が認められる．

21世紀初頭，心臓流出路異常を高率に合併する22q11.2欠失症候群（22番染色体長腕11.2領域の微細欠失による疾患で，約30個の遺伝子が失われている）の主要な責任遺伝子として，T-box型転写因子をコードする*TBX1*が特定された．筆者らは，心臓流出路の発生におけるTbx1の発現を解析し，Tbx1が二次心臓領域由来の心臓前駆細胞に発現し，心臓神経堤細胞には発現しないことを明らかにした[2〜4]．この結果は衝撃的であった．なぜなら，先に述べたニワトリ胚の実験の結果から，心臓流出路異常の責任遺伝子は心臓神経堤細胞に発現すると推測されていたからである．

さらに筆者らは細胞系譜解析により，Tbx1を発現した二次心臓領域由来の細胞は，胎生初期には流出路全体と右心室原基を形成し，胎生後期から出生直前には，おもに右心室流出路から肺動脈主幹部および肺動脈弁を形成することを明らかにした[5]．

B 心臓流出路の発生異常についての新たな概念

前述の結果より，心臓流出路の発生異常による先天性心疾患（PTAおよびTOF）の形成機構について，図3-4に示す概念が生まれた[5]（分子メカニズムについては後述する）．

PTAは，心臓神経堤細胞の発生異常により，円錐動脈幹中隔が完全欠損して発症すると考えられる．TOFの発症機序としては，円錐動脈幹の回旋異常により流出路中隔と筋性部中隔のalignmentが障害され，結果として大動脈が心室中隔欠損の上に騎乗するため，前方偏位した中隔が形成され，肺動脈弁・漏斗部狭窄が発生するという説がある一方，肺動脈弁下漏斗部（または円錐）の低形成が，漏斗部狭窄と流出路中隔のmalalignmentの原因であるとする説がある．

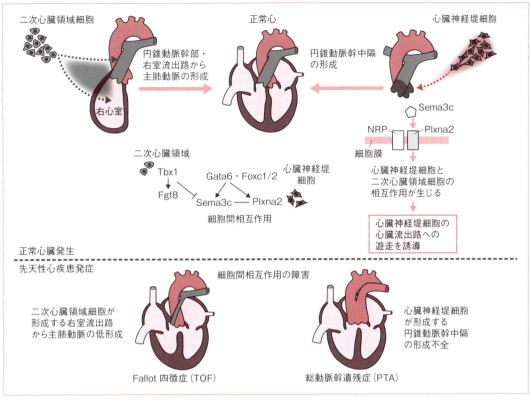

図 3-4　心臓流出路の発生と異常についての新たな概念

　TOFの発症機序に関するこれらの説を新たな知見（図3-4）によって説明すると，前者は心臓神経堤細胞の発生異常により，後者は二次心臓領域細胞が形成する肺動脈弁下漏斗部・円錐の発生異常によって発症すると言い換えることができる．二次心臓領域細胞の発生異常が非常に高度で，主肺動脈および漏斗部がまったく形成されなければ，心臓からの流出路は大動脈だけになり，TOF兼肺動脈閉鎖ないしPTAの形態になる場合もあると推測される．実際には，心臓流出路の形成には二次心臓領域細胞と心臓神経堤細胞の相互作用が必要であり，その異常の時期や程度によりPTAからTOFまで一連の心臓流出路異常スペクトラムが発症すると考えられる[5]．

二次心臓領域細胞と心臓神経堤細胞の相互作用の分子機構

　心臓神経堤細胞が神経管から長い距離を移動して，二次心臓領域細胞が形成する心臓流出路に到達する過程には，セマフォリン3C（Sema3c）が関与すると考えられる．セマフォリンは神経発生において軸索形成に重要な役割を果たす神経血管誘導因子であり，ニューロピリン（Nrp）・プレキシン（Plxn）受容体複合体に結合するリガンドとして機能し，細胞骨格と微小管ネットワークの変化を引き起こす．Sema3cは，右室流出路・肺動脈基部の心筋層より分泌される．遊走する心臓神経堤細胞はプレキシンA2（Plxna2）受容体を発現し，Sema3cに引き寄せられるように流出路へ誘導される（図3-4）．

　筆者らは，PTA症例のDNAを用いて心臓転写因子の遺伝子変異をスクリーニングし，新た

にGATA6変異を同定した[6]．同時に，心臓発生過程で，流出路におけるSema3cとPlxna2の遺伝子発現がGata6によって直接制御されることを明らかにした．さらに，二次心臓領域に発現するTbx1が，その下流分泌因子であるFgf8を介して心臓神経堤細胞でSema3cの発現を抑制することを見いだし，Sema3cを発現せずPlxna2を発現する心臓神経堤細胞は，咽頭弓の中胚葉軸 mesodermal core に沿って，Gata6およびFoxc1/Foxc2の促進作用によってSema3cを発現する心臓流出路心筋層に向かって遊走することを明らかにした[7]（図3-4，中段）．流出路心筋層に到達・接続した心臓神経堤細胞はSema3c - Plexna2シグナルにより凝集（aggregation）し，円錐動脈幹隆起を形成するとSema3cを発現するようになり，Plexna2を発現する心臓神経堤細胞をつぎつぎに呼び寄せると推測される[7]．

これらの結果により，二次心臓領域細胞と心臓神経堤細胞の発生それぞれに関与する分子の発現が，細胞間相互作用を直接ないし間接的に制御し，協調して心臓流出路の形態形成に機能することが示された．

臨床心臓発生学のこれから

臨床心臓発生学は，自然・生物の神秘を探求するものであり，先天性心疾患の成因解明と予防・再生医療への基礎として発展すべきものである．今世紀，心臓流出路の発生における心臓神経堤細胞と二次心臓領域細胞の相互作用の重要性が明らかとなり，多彩な心臓流出路異常のスペクトラムが形成されるメカニズムに新たな概念が生まれた．今後も，複雑な心臓大血管形成を制御する多くの分子の相互作用からなるネットワークが，どのように形態形成に機能しているのか，また，その異常によってどのように先天性心疾患が発症するのか，すなわち"from gene to morphology"を解明することが課題である．先に述べた筆者らの研究成果は，その一端を示すことに成功したが，今後も革新的な研究・発想が求められる．

冒頭に述べた「新たな治療・予防法の確立」に向けての課題は，心臓を形成する前駆細胞の発生に，複数の遺伝子および環境因子がどのように作用して，先天性心疾患の表現型に関与するかをひとつずつ明らかにすることである．ヒト遺伝子変異の研究の精度とスピードは目覚ましい発展を遂げているが，網羅的遺伝子解析の手法を用いてもなお，先天性心疾患の7割以上はいまだに原因を特定できていない．今後も疾患モデルマウスやヒトiPS細胞を用いた検討により，多因子によって発症する先天性心疾患の発症分子機構を解明すると同時に，エピジェネティック因子・環境因子の作用によって治療・予防するための基礎的知見を得ることが重要である．

〈参考文献〉

1) 山岸敬幸，白石 公 編：先天性心疾患を理解するための臨床心臓発生学，メジカルビュー社，2007.
2) Yamagishi H, Srivastava D：Trends. Mol. Med, 9：383-389, 2003.
3) Yamagishi H, Maeda J, et al：Genes. Dev, 17：269-281, 2003.
4) Garg V, Yamagishi C, et al：Dev. Biol, 235：62-73, 2001.
5) Maeda J, Yamagishi H, et al：Dev. Dyn, 235：701-710, 2006.
6) Kodo K, Nishizawa T, et al：Proc Natl Acad Sci U S A. 106：13933-13938, 2009.
7) Kodo K, Shibata S, et al：Sci. Rep, 7：6771, 2017.

4 Direct reprogrammingによる心臓再生

黒津祥太，家田真樹

要旨

iPS細胞を介さずに，既に分化した細胞を別の種類の細胞につくり変えるダイレクトリプログラミングは，新たな再生医療のツールとして期待されている．これまでにマウス線維芽細胞を心筋細胞にダイレクトリプログラミングできる心筋のマスター因子が発見され，心筋梗塞モデルマウスにこのマスター因子を投与することで心臓再生できることが報告されている．さらにヒト線維芽細胞でも心筋のダイレクトリプログラミングに成功しており，その技術は着実に進歩しつつある．しかし，ダイレクトリプログラミングによる心臓再生医療を臨床応用するためには，いまだ明らかとなっていないメカニズムの解明や，さらなる誘導効率の改善が必要であり，そのためには今後，基礎研究者と臨床現場の医師との知識の共有や連携が必要である．

Clinical Question

重症心不全に対する治療として，心臓移植，人工心臓の植込みが臨床の現場で行われている．しかしながら心臓移植に関してはいまだ圧倒的なドナー不足の問題があり，人工心臓治療は，感染，出血，脳梗塞などの合併症，さらに患者や家族の精神的・身体的負担が大きいなど，多くの課題がある．そこでこれに代わりうる究極の医療として，心臓再生が期待されている．iPS細胞は患者由来の線維芽細胞などから作製可能な多能性幹細胞であり，どの種類の細胞にも分化可能で，また無限に増殖できるため，iPS細胞から作製した心筋細胞を不全心に移植する再生医療が期待されている．しかしながらこの方法にはいくつかの課題があるため，筆者らは目的の細胞（この場合は心筋細胞）を線維芽細胞などからiPS細胞を経ずに直接作製するダイレクトリプログラミングが可能か検討することとした．もし心筋細胞を心臓内の線維芽細胞などから直接iPS細胞を経ずに作製できれば，患者の心臓内での心筋再生も可能になり，細胞移植を必要としない新しい再生医療が可能になると考えた．

細胞リプログラミング研究の歴史

A 細胞のマスター因子とiPS細胞

ある細胞を人工的に別の種類の細胞につくり変えることを"reprogramming"（リプログラミング）とよぶ．世界で最初のリプログラミングは1962年にGurdonらによって行われた．彼らはオタマジャクシの腸上皮細胞を除核したカエルの卵に移植することで胚性の状態に初期化されることを示した．一方，細胞を初期化せずに直接目的の細胞につくり変える手法は"direct reprogramming"（ダイレクトリプログラミング）とよばれる．最初のダイレクトリプログラミングは1987年にDavisらによって観察された．彼らは5-アザシチジンで処理された線維芽細胞が筋芽細胞へと分化転換することを発見し，その後この現象が*MyoD*という1つの遺伝子によって制御されることを突き止めた．このように細胞の運命を決定する遺伝子をマスター因子とよび，さまざまな細胞のマスター因子の探索が盛んに行われるようになったが，*MyoD*の発見以降，どの細胞においてもマスター因子は発見されなかった．

この状況を打開したのは，2006年の山中ら

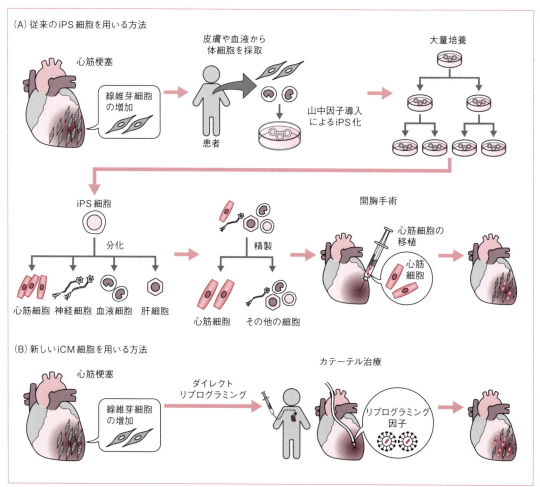

図4-1 iPS細胞由来の心筋細胞を用いた細胞移植療法とダイレクトリプログラミングによる心臓再生療法の比較

(A) iPS細胞から心筋細胞を誘導するためには，患者の体細胞からiPS細胞を誘導・培養・分化・精製しなければならない．また，細胞を移植するためには開胸手術が必要である．この方法には時間，コスト，腫瘍化，拒絶などの問題点がある．(B) ダイレクトリプログラミングによる心臓再生は，心筋梗塞後に増殖した線維芽細胞にリプログラミング因子を導入することで心筋細胞を誘導する．この方法は，時間，腫瘍化，拒絶の心配がなく，コストも抑えることができる．さらにカテーテルを用いてリプログラミング因子を導入できるため，患者への負担が少ない．

によるiPS細胞の発見である．これまで細胞の分化の方向性を決定する膨大なシグナリングの皮切りとなる遺伝子は1つのみであると考えられていたが，山中らは，$Oct4/Sox2/Klf4/c\text{-}Myc$という4つの転写因子（山中因子）の組み合わせが多能性幹細胞のマスター因子であることを発見したのである．iPS細胞は発生学分野に応用され，生命現象の解明におおいに役立っている．

これまでにiPS細胞から生体内のさまざまな細胞への分化誘導法が確立され，最近ではiPS細胞由来の網膜色素上皮細胞移植の臨床研究が行われた．しかし，iPS細胞を用いた再生医療は，①患者の組織からiPS細胞への誘導，②iPS細胞の大量培養，③iPS細胞から目的の細胞への分化，④目的の細胞の精製という複数のステップを踏まなければならず，莫大な時間とコストが必要である（図4-1 A）．iPS細胞への誘導に必要な時間を短縮するため，iPS細胞バンクではあらかじめ拒絶反応を起こしにくいホモ接合型のHLA（human leukocyte antigen）をも

表4-1 ダイレクトリプログラミングにより線維芽細胞から誘導された細胞の種類

誘導された細胞	リプログラミング因子	出典
筋芽細胞	*MyoD*	Davis, et al. Cell. (1987)
多能性幹細胞	*Oct4, Sox2, Klf4, c-Myc*	Takahashi, et al. Cell. (2006)
褐色脂肪細胞	*PRDM16, CEBPB*	Kajimura, et al. Nature. (2009)
興奮性ニューロン	*Brn2, Ascl1, Myt1l*	Vierbuchen, et al. Nature. (2010)
心筋細胞	*Gata4, Mef2c, Tbx5*	Ieda, et al. Cell. (2010)
肝細胞	*Hnf4a, Foxa*	Huang, et al. Nature. (2011) Sekiya, et al. Nature. (2011)
軟骨細胞	*Klf4, c-Myc, Sox9*	Outani, et al. PLoS One. (2013)
血管内皮細胞	*Foxo1, Er71, Klf2, Tal1, Lmo2*	Han, et al. Circulation. (2014)
造血前駆細胞	*Erg, Gata2, Lmo2, Runx1c, Scl*	Batta, et al. Cell Rep. (2014)

これまでに報告されている代表的なダイレクトリプログラミングを示した.

つiPS細胞のストックが進められているが，民族の多様性の少ないわが国でさえすべての患者をカバーすることはできない．さらに，未分化細胞の混入による腫瘍化のリスクが懸念される．

B ダイレクトリプログラミング

これらの問題を解決するために，筆者らは，iPS細胞を介さずに患者の細胞から心筋細胞にダイレクトリプログラミングする方法を開発した[1]（図4-1 B）．心筋マスター因子の候補として，心臓の発生や分化に関連する転写因子を14個に絞り，心筋細胞特異的に発現がみられるαMHC（α-myosin heavy chain）をGFP（green fluorescent protein）で蛍光標識した遺伝子改変マウス（αMHC-GFPトランスジェニックマウス．細胞が心筋細胞になると蛍光を発する）の線維芽細胞に，この14個の候補遺伝子すべてを導入した．その結果，遺伝子が導入された線維芽細胞のうち1.7%がGFP陽性の誘導心筋細胞 induced cardiomyocyte（iCM）に転換された．

つぎに，山中らがiPS細胞を樹立したときと同様の方法で，候補の14遺伝子から1つずつ除いた組み合わせをつぎつぎと線維芽細胞に導入していくことで，*Gata4/Mef2c/Tbx5*という3つの転写因子（GMT）の組み合わせが心筋のマスター因子群であることを発見した．なお，これまで筆者ら以外からもさまざまな臓器でのダイレクトリプログラミングの研究成果が報告されている[2]（表4-1）．

心筋リプログラミングの最近の知見

A 転写因子

心筋リプログラミングのマスター因子はすでに述べたようにGMTであるが，他の転写因子を追加することにより，心筋誘導効率の改善が認められる．とくに，心臓発生に重要な*Hand2*を追加することにより，iCMの作製効率が向上することがわかっている．筆者らは，心筋リプログラミングにおける*Hand2*の最適な発現期間を検証するために，ドキシサイクリン応答発現ベクターを用いて，ドキシサイクリン存在下でのみ*Hand2*が発現するシステムを開発した．このベクターとGMTを同時に導入した線維芽細胞にさまざまなタイミングでドキシサイクリンを添加し，*Hand2*が発現する期間を変遷させた結果，*Hand2*の発現はGMT導入後の最初の2週間において重要であり，その後の*Hand2*の発現は心筋リプログラミングに影響しないことがわかった[3]．

また，ヒト線維芽細胞においては，GMTの導入だけでは不十分である．筆者らは心臓外科

表4-2 ヒト心筋リプログラミング

誘導前の細胞	リプログラミング因子	誘導効率	出典
ヒト包皮線維芽細胞, ヒト皮膚線維芽細胞, ヒト心臓線維芽細胞	*Gata4, Hand2, Tbx5, Myocd*, miR-1, miR-133	心筋トロポニンT陽性率 19%（2週目），サルコメア構造を確認，一過性Ca^{2+}流入を確認	Nam, et al. PNAS. (2013)
ヒト心臓線維芽細胞, ヒト皮膚線維芽細胞	*Gata4, Mef2c, Tbx5, Mesp1, Myocd*	心筋トロポニンT陽性率 5%（4週目），サルコメア構造を確認，拍動を確認	Wada, et al. PNAS. (2013)
ヒトES細胞由来線維芽細胞	*Gata4, Mef2c, Tbx5, Mesp1, Myocd, Esrrg, Zfpm2*	心筋トロポニンT陽性率 13%（2週目），一過性Ca^{2+}流入を確認，活動電位を確認	Fu, et al. Stem Cell Rep. (2013)
ヒト心臓線維芽細胞	*Gata4, Mef2c, Tbx5, Mesp1, Myocd*, miR-133	心筋トロポニンT陽性率 25%（7日目），サルコメア構造を確認	Muraoka, et al. EMBO J. (2014)
ヒト包皮線維芽細胞, ヒト肺線維芽細胞	CHIR99021, A83-01, BIX012941, AS8351, SC1, Y-27632, OAC2, SU16F, JNJ10198409	心筋トロポニンT陽性率 30%（30日目），サルコメア構造を確認，活動電位を確認	Cao, et al. Science. (2016)
ヒト心臓線維芽細胞	*Gata4, Mef2c, Tbx5, Myocd*, SB431542, XAV939	心筋トロポニンT陽性率 13%（3週目），サルコメア構造を確認，一過性Ca^{2+}流入を確認	Mohamed, et al. Circulation. (2017)
ヒト心臓線維芽細胞	SeV*-GMT, SeV-*Mesp1*, SeV-*Myocd*, miR-133	心筋トロポニンT陽性率 15%（10日目），サルコメア構造，拍動を確認	Miyamoto, et al. Cell Stem Cell. (2018)

これまでに報告されたヒト心筋リプログラミングを示した．ヒト線維芽細胞を用いて心筋リプログラミングを行うためには，GMT（*Gata4*, *Mef2c*, *Tbx5*）のほかに，転写因子やmiRNA，低分子化合物を追加する必要がある．低分子化合物のみを用いた誘導法においてもヒトではマウスよりも多くの化合物が必要である．

＊ SeV：センダイウイルス

手術を受けた患者由来の心臓線維芽細胞を用いて，GMTとともに他の心筋関連遺伝子を導入し，ヒト心筋リプログラミングのマスター因子を探索した．その結果，GMTに*Mesp1*と*Myocd*を追加した5因子（GMTMM）において，心筋マーカーである心筋トロポニンT（cTnT）陽性のiCMを認めた．一方，他グループの検討では異なる組み合わせが報告されている（表4-2）．

B エピジェネティクス

細胞は分化の過程でDNAのメチル化やヒストンの修飾を行うことによって，遺伝子の転写を制御し，分化の方向性を決定する．マスター因子は，このエピジェネティックなバリアを強制的に打ち破っていると考えられる[4]．これまでに筆者らは，線維芽細胞ではメチル化されていた*Nppa*や*Myh6*といった心筋関連遺伝子が，GMTを導入することによって脱メチル化されることを報告している．

LiuらはiCMのクロマチン状態について詳細に調べている．彼らは代表的なヒストン修飾であるヒストンH3のリシン4トリメチル化（H3K4me3．活性型修飾）およびヒストンH3のリシン27トリメチル化（H3K27me3．抑制型修飾）に着目して，これらのクロマチン状態にある遺伝子を調べた．その結果，心筋マスター因子が導入された線維芽細胞では，心筋関連遺伝子領域にH3K4me3が増加し，H3K27me3が減少する（心筋関連遺伝子の発現が活性化されている）ことがわかった．一方，線維芽細胞関連遺伝子領域では反対にH3K4me3が減少し，H3K27me3が増加する（線維芽細胞関連遺伝子の発現が抑制されている）ことがわかった．Zhouらは，ヒストン修飾に関与するさまざまな遺伝子の低分子ヘアピン型RNA（shRNA．相補的な配列の遺伝子発現を抑制する）と心筋マスター因子を同

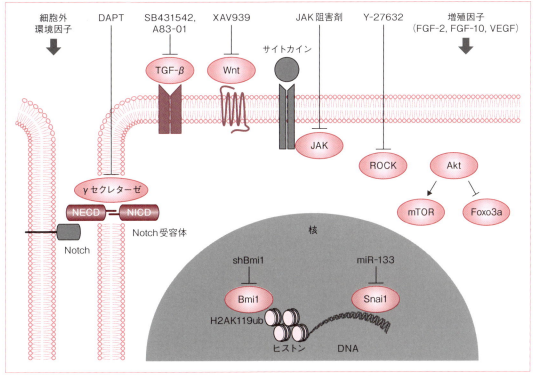

図4-2　心筋リプログラミングを制御するエピジェネティック因子とシグナル伝達経路
TGF-β，Wnt，JAK，ROCKの阻害剤が心筋リプログラミングを促進することが報告されている．Notch受容体はリガンドと結合するとγセクレターゼによって切断され細胞内ドメイン（NICD）が核内に移行し，*Mef2c*の転写活性を抑制する．AktはmTORを活性化し，Foxo3aを抑制することで，心筋リプログラミングを促進することが報告されているが，その詳細なメカニズムは不明である．Bmi1はヒストンH2Aのリシン119をモノユビキチン化（H2AK119ub）することによって*Gata4*の転写活性を抑制する．miR-133は線維芽細胞のマスター因子である*Snai1*に直接結合することでその転写活性を抑制する．またサイトカインやメカニカルストレスなどの細胞外環境にはたらく因子も心筋リプログラミングに影響することが知られている．

時に導入することで心筋リプログラミングを制御するエピジェネティック因子を探索した．その結果，ヒストンH2Aのリシン119をモノユビキチン化（H2AK119ub．抑制型修飾）するポリコーム群タンパク質複合体（PRC1）の構成因子Bmi1を抑制することによって*Gata4*の転写が活性化し，心筋リプログラミングが促進されることを突き止めた（図4-2）．

C シグナル伝達経路

細胞をリプログラミングするためには，元の細胞の形質を消去する必要がある[5]．細胞内外には，細胞がその機能を維持するために必要なシグナル伝達経路がはたらいている．線維芽細胞であれば，高い遊走能と増殖能をもち，その活性化には種々のサイトカインが関与するが，そのなかでもTGF-β（transforming growth factor-β）が最も重要な因子であり，TGF-βシグナルの抑制が心筋リプログラミングを促進することがすでに知られている（図4-2）．

筆者らは，GMTに心臓特異的なmicroRNA（miRNA．真核生物がもつRNAの一種で，相補的な配列の遺伝子発現を調節する）であるmiR-133を添加することにより心筋リプログラミングを促進できることを見いだし，そのメカニズムとしてmiR-133がTGF-βシグナルの下流に存在する*Snai1*に直接結合して転写活性を抑制することを報告した（図4-2）．*Snai1*は上皮間葉形質転換 epithelial-mesenchymal transition（EMT）において重要な線維芽細胞のマス

ター因子である．そのほかにもWntやJAK（Janus kinase），ROCK（Rho-associated coiled-coil containing protein kinase）の阻害剤が心筋リプログラミングを促進することが報告されている．

そのほか，ZhouらはAktの過剰発現が心筋リプログラミングを促進することを報告した．Aktは，mTORを活性化しFoxo3aを抑制することがわかっているが，詳細なメカニズムは明らかとなっていない（図4-2）．AbadらはNotchシグナルを抑制することによって心筋リプログラミングが促進されることを報告した．隣接する細胞の細胞膜上にあるリガンドがNotch受容体に結合すると，γセクレターゼによってNotch受容体の細胞内ドメイン（NICD）が切り離され核内へ移行し，*Mef2c*の転写を抑制する．DAPTはγセクレターゼを阻害することによって，Notchシグナルを抑制し，心筋リプログラミングを促進することがわかっている（図4-2）．

Notchシグナルは細胞間の情報伝達に重要なシグナルであるが，近年このような細胞外環境とリプログラミングの関係に注目が集まっている．Siaらは線維芽細胞を微小溝上で培養することによって心筋リプログラミングが促進されることを報告している．

さらに筆者らは，無血清培地に細胞増殖因子などのさまざまなサイトカインを添加することで培地を心筋リプログラミングに最適化した結果，FGF-2（fibroblast growth factor-2），FGF-10，VEGF（vascular endothelial growth factor）の3つの増殖因子（FFV）を添加した条件が，従来の培養法と比べ，拍動するiCMの誘導効率を数10倍促進することを見いだした（図4-2）．

D 生体内心筋リプログラミングと心臓再生

これまでに行われた生体内心筋リプログラミングの実験には，マウス心筋梗塞モデルが用いられた．麻酔下で開胸したマウスの左前下行枝（LAD）を結紮し，直後にリプログラミング因子を注射する方法が一般的である．

Songらは，genetic lineage tracing（特定の遺伝子マーカーを細胞に発現させ，その遺伝子マーカーをもとにその後の細胞運命を追跡する方法）によって生体内で誘導されたiCMの由来を追跡した結果，iCMが心臓線維芽細胞と非心筋細胞から誘導されることを証明した．これまでに心筋リプログラミングは，心筋梗塞に対して線維化巣の減少，心機能の改善などの治療効果を示すことがわかっている．生体内におけるiCMの誘導効率は1％程度であるが，それにもかかわらず線維化巣が減少することから，iCMを誘導できなくとも心臓にリプログラミング因子を導入することで治療効果が期待できると考えられる．また，心機能の改善は線維化抑制の結果であると考えられるが，リプログラミング因子が導入された線維芽細胞が何らかのはたらきをした可能性が高い．今後，生体内心筋リプログラミングの治療効果と詳細なメカニズムの検討が必要である．

さらに興味深いことに，これまでの研究から，生体内で誘導されたiCMは培養皿上で誘導されたものに比べ成熟している点が指摘されている．すでに述べたとおり，サイトカインやメカニカルストレスなどの細胞外環境ではたらく因子がiCMの成熟を促進した可能性が考えられるが，そのメカニズムは不明な点が多い．

E 製剤化に向けた基礎研究

心筋リプログラミングの臨床応用にはさまざまな課題があるが，そのひとつがウイルスベクターの選択である．これまでの基礎研究ではおもにレトロウイルスベクターやレンチウイルスベクターが用いられてきたが，これらのウイルスには病原性があるため生体への直接投与には適していない．また，これらのウイルスは導入遺伝子を宿主のDNAに組込む性質をもっている（図4-3，左）．そこで筆者らは宿主の転写・翻訳機構を介さずに細胞質で導入遺伝子を翻訳することができるセンダイウイルスベクターを

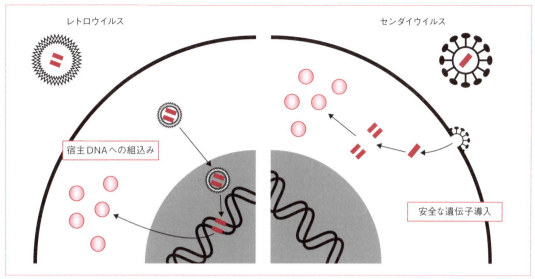

図4-3 レトロウイルスベクターとセンダイウイルスベクター
レトロウイルスベクターは，プロトコルが確立されており，安価で安定して高効率に遺伝子を導入することができるが，導入した遺伝子は宿主のDNAに組込まれ，宿主の転写・翻訳機構を用いてタンパク質を発現させるため，危険性が高い．一方，センダイウイルスベクターは高コストであるものの，導入遺伝子が細胞質で翻訳されるため安全性が高い．

用いて，この問題を解決した[6]（図4-3，右）．

まず筆者らは，GMTをセンダイウイルスベクターに搭載し，マウス線維芽細胞に導入した．その結果，GMTが導入された線維芽細胞のうち10％がcTnT陽性のiCMに転換された．また，拍動するiCMを計測した結果，レトロウイルスベクターに比べ，拍動するiCMの誘導効率が100倍以上改善されることがわかった．これは導入した遺伝子に対するタンパク質の発現効率が，レトロウイルスベクターよりもセンダイウイルスベクターの方で高いことが一因である．さらに，このセンダイウイルスベクターを心筋梗塞モデルマウスに投与した結果，iCMが誘導され心機能が改善した．興味深いことに，センダイウイルスベクターは心臓線維芽細胞のみに感染し，その他の細胞には感染しなかった．これは心臓線維芽細胞とセンダイウイルスベクターの表面抗原や受容体によるものだと考えられるが，そのメカニズムは明らかとなっていない．

一方，遺伝子を導入せずに低分子化合物の作用のみで心筋リプログラミングを行う研究も試みられている．Fuらは，CHIR99021（GSK-3阻害剤），RepSox（ALK5阻害剤），フォルスコリン（アデニル酸シクラーゼ活性化剤），バルプロ酸（VPA），Parnate（モノアミン酸化酵素阻害薬），TTNPB（レチノイン酸アナログ）を用いて心筋リプログラミングに成功している．また，ヒトにおいてもCHIR99021（GSK-3阻害剤），A83-01（TGF-β阻害剤），BIX01294（G9aヒストンメチル化酵素阻害剤），AS8351（KDM5阻害剤），SC1（ERK1/RasGAP阻害剤），Y-27632（ROCK阻害剤），OAC2（Oct4活性化剤），SU16F（PDGF-Rβ阻害剤），JNJ10198409（PDGF-RTK阻害剤）の9つの化合物によってiCMを誘導できることが報告されている．しかし，これらを生体内心筋リプログラミングに応用するためにはさらなる検討が必要である．

心筋リプログラミングの課題

A 安全で安定したリプログラミング法の開発

ダイレクトリプログラミングによる心臓再生は，心筋細胞を増加させるだけでなく，線維芽

細胞を減少させて心機能を改善する．しかし，その臨床応用には複数の課題が存在する．① 筆者らはヒトでのリプログラミング因子としてGMTMMを報告したが，誘導されたiCMは未熟であり，かつ誘導効率が低い．今後，ヒト心筋リプログラミング因子を最適化する必要がある．一方で，患者に投与できる遺伝子の量には限界があるため，闇雲に因子を増やすことはできない．低分子化合物の併用などを検討することが必要である．② リプログラミング因子の運び手となるウイルスベクターを改善しなければならない．すでに述べたようにレトロウイルスやレンチウイルスは病原性が高く，患者に直接投与することができない．筆者らは宿主のDNAに組込まれないセンダイウイルスベクターによる心筋リプログラミングに成功したが，製造コストや免疫原性など，解決すべき課題が残されている．また標的外の臓器への感染などの副作用を防ぐために，投与した遺伝子が選択的に心臓線維芽細胞に導入されるシステムの開発が必要となる．③ 臨床試験を行う際，対象とする心不全患者群の設定，既存の治療との併用，不整脈などの副作用の検討が必要である．すでに述べたようにマウスによる実験は，冠動脈結紮直後にリプログラミング因子を導入した急性心筋梗塞治療モデルであり，慢性心不全での治療効果は不明である．今後，心筋梗塞を起こしてどのタイミングで，どの程度の心機能低下例に治療をするべきか，慎重に検討する必要がある．

B 臨床応用に向けて

2010年に心筋リプログラミングが確立されて以来，基礎研究者の地道な努力と臨床現場の医師との共同研究によって，着実にそのメカニズムが解明され，iCMの誘導効率も改善されつつある．今後研究をさらに飛躍させ，ダイレクトリプログラミングによる心臓再生を実現するためには，これまで以上に基礎研究者と臨床現場の医師が，最新の科学・治療のなかで得た貴重な知識や経験を共有し，連携していくことが必要である．

〈文献〉

1) Ieda M, et al.：Cell, 142：375-386, 2010.
2) Sadahiro T, et al.：Circ. Res, 116：1378-1391, 2015.
3) Umei TC, et al.：Int. J. Mol. Sci, 18. pii：E1805, 2017.
4) Kurotsu S, et al.：J. Card. Fail, 23：552-557, 2017.
5) Tani H, et al.：Int. J. Mol. Sci, 19. pii：E2629, 2018.
6) Miyamoto K, et al.：Cell. Stem. Cell, 22：91-103.e5, 2018.

5 心肥大の細胞内シグナルと転写制御

桑原宏一郎

要旨

心筋にさまざまな病的ストレスが加わると，心筋細胞体積の増加，タンパク質合成亢進，遺伝子発現の変化などを伴った心筋細胞肥大が起こる．その分子機序として，液性因子による刺激や心筋進展による機械的刺激などにより活性化するさまざまな細胞内シグナルが重要な役割を果たすことが知られている．また，こうした細胞内シグナルの下流で，心筋特異的，あるいは病態特異的に活性化する転写因子が肥大心筋における遺伝子発現変化にかかわっている．これらの細胞内シグナル経路とそれらにより制御される転写・エピゲノム調節に対する理解が，心肥大・心不全の分子機序解明，新規治療標的同定に結びつくものと期待される．

Clinical Question

心筋に血行力学的負荷をはじめとする種々の負荷が加わると，基本的に心筋は細胞数を増加させず，心筋細胞の肥大により心筋壁厚を増大させ，壁応力の低下，負荷の軽減を図る．このように，心筋肥大は当初，心臓への過負荷に対する補償的な役割を果たすが，こうした心肥大反応の持続は，最終的には心機能低下や不整脈の発生につながる．事実，さまざまな疫学的調査により，心肥大と心不全発症リスクの関連が明らかにされている．心筋細胞の肥大においては，心筋細胞体積の増加，タンパク質合成亢進などとともに，遺伝子の発現調節に変化が生じることが知られており，こうした心筋における遺伝子発現変化が，心筋細胞機能や形態に影響を及ぼすと考えられる．

肥大心筋における遺伝子発現変化の分子基盤には，心筋特異的，あるいは病態特異的に活性化する転写因子がかかわっており，また，これら転写因子の活性制御には心筋への負荷により活性化するさまざまな細胞内シグナルが重要な役割を果たす．本章では，これら心筋細胞肥大に関与する細胞内シグナルと転写因子に関して主要なものを概説する（図5-1）．

心肥大にかかわる細胞内シグナル経路と転写因子

A カルシニューリン-NFAT経路

細胞内へのカルシウム流入により活性化するカルシウム依存性タンパク質脱リン酸化酵素であるカルシニューリン calcineurin は，転写因子である NFAT（nuclear factor of activated T-cells）の脱リン酸化を引き起こす．脱リン酸化された NFAT は核内に移行し，DNA結合領域である Rel ホモロジードメインを介して DNA 上のコンセンサス配列である (G/A)GAAA に結合し，GATA4 と協調して心筋における遺伝子転写を活性化することで，心肥大反応，心筋リモデリングに関与すると考えられている[1]．

4つの NFAT（NFATc1〜c4）のすべてが心筋に発現することが報告されている．NFATc3 と NFATc4 のダブルノックアウトマウスが心筋の形成不全を起こして胎生期に死亡することより，NFAT が心臓発生において重要であることが示されている．また，NFATc4 の恒常的活性型変異（constitutively active mutant）の心筋における過剰発現は，著明な心肥大とそれに引き続く心不全を示し，カルシニューリン-NFAT 経路が心肥大において重要なシグ

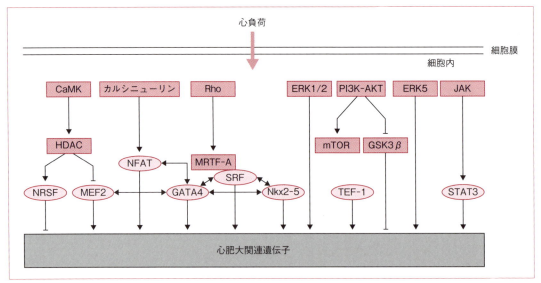

図5-1 心肥大にかかわるシグナル伝達経路と転写因子

ナル伝達経路であることを示している[1]．このような，心肥大におけるカルシニューリン-NFAT経路の活性化には，シグナル経路の上流において，受容体活性化型イオンチャネルであるTRPC3およびTRPC6が重要な役割を果たしている[2]．

B ERK1/2

MAPK（mitogen-activated protein kinase）ファミリーに属するERK1/2（extracellular signal-regulated kinase 1/2）は，さまざまな刺激でMAPK-ERKキナーゼ1（MEK1）により活性化し，心筋細胞肥大にかかわることが，*in vitro*および*in vivo*モデルを用いた研究により明らかとなっている．

また，MEK1-ERK1/2経路は，カルシニューリン-NFAT経路と協調して心肥大にはたらくことも知られており，心筋細胞肥大におけるMAPK経路とカルシニューリン経路とのさまざまなレベルでの相互作用の存在が明らかとなっている．加えて，ERK1/2の活性化は心筋細胞の生存維持にも関与しうることも報告されている．

C PI3K-AKT経路

インスリンや，IGF1（insulin-like growth factor 1）をはじめとする，さまざまな液性因子によって活性化するPI3K（phosphoinositide 3-kinase）-AKTシグナルは，その下流でmTOR活性化を介したタンパク質合成の亢進と，心肥大に抑制的にはたらくことが知られるGSK3βの抑制，FOXOやBadの抑制による細胞死の抑制などの作用を通じて，心肥大を亢進させることが知られている[3]．一般に，AKT活性化は生理的な心肥大と関連するとされるが，一方で，長期間あるいは過度のAKT活性化は，病的心肥大，心不全発症につながるとの報告もある．

D gp130-JAK-STAT3経路，ERK5経路

インターロイキン6（IL-6）関連サイトカインの受容体であるgp130は，その下流でJAK-STAT3経路，ERK1/2，ERK5，AKTの活性化などを引き起こし，心肥大を亢進させる．とくに，gp130にシグナルを伝えるサイトカインであるカルジオトロフィン1（CT-1）やLIF（leukemia inhibitory factor）は，*in vitro*において心筋細胞肥大とその生存維持に関するはた

らきをもつことが示されている.

gp130により活性化するさまざまなシグナル経路のうち,どの経路が心肥大に関与しているかに関しては諸説あるが,筆者らは培養心筋細胞を用いた研究により,STAT3やERK1/2経路を阻害してもCT-1によりgp130を介して引き起こされる心肥大には大きく影響しないが,ERK5経路を阻害すると心肥大を強く抑制したことから,ERK5活性化がgp130による心肥大に大きく寄与していると考えている[4].一方で,ERK1/2やAKT経路の活性化はgp130による心筋生存維持作用に関与していると考えている[3].

E CaMK, PKD-HDAC4,5-MEF2経路

MEF2転写因子(myocyte enhancer factor 2. MEF2AからMEF2Dまで存在する)は筋肉組織に多く発現するMADS boxファミリーに属する転写因子である.二量体を形成してDNA上の標的配列CTA(A/T)$_4$TAGに結合し,さまざまな筋肉特異的遺伝子の発現に関与する.MEF2Cのノックアウトマウスは,心筋発生異常により胎生期の早い段階で死亡することが知られている.また,MEF2AあるいはMEF2Cの心筋における過剰発現が心拡大と収縮不全を引き起こすことなどからも,MEF2は心臓発生に加え,心肥大などの心臓病発症において重要な役割を担うと考えられる.

MEF2の転写活性はさまざまなシグナルにより制御されていることが報告されているが,なかでも,クラスIIヒストン脱アセチル化酵素(クラスII HDAC)との会合による転写活性制御がよく知られている.すなわち,クラスII HDACであるHDAC4, HDAC5, HDAC9は通常はMEF2と会合しその転写活性を抑制しているが,心肥大刺激に引き続くCaMK(calcium/calmodulin-dependent protein kinase)やプロテインキナーゼD(PKD)などの活性化により,それぞれHDAC4およびHDAC5がリン酸化を受けると,核から細胞質へ移動する.その結果,MEF2転写活性が亢進し,心肥大につながると考えられる[5].

F Rho-MRTF-A-SRF経路

MADS box転写因子群に属する転写因子であるSRF(serum response factor)はCArG boxとよばれるDNA配列CC(A/T)$_6$GGにMADs boxドメインを介して結合し,細胞骨格関連タンパク質をコードする遺伝子などの発現を制御している.心血管組織特異的にSRFをノックアウトしたマウスの解析結果から,SRFが正常な心血管系の発生に重要な役割を果たすことが示されている.一方で,SRFは心肥大や心筋リモデリングにおいても重要な役割を果たすと考えられており,実際,心筋特異的にSRFを過剰発現させたマウスでは心肥大を呈する.

SRFの転写活性亢進機構としては,大きく2つのシグナル経路が報告されている.1つは,SRFの転写共役因子であるElkファミリータンパク質がMAPKによりリン酸化され,SRFと複合体を形成し,標的遺伝子の転写活性を亢進させる機序で,*c-fos*などの即時早期応答遺伝子(immediate-early response gene)の発現制御はこの経路による.一方で,細胞骨格や線維化に関連するタンパク質をコードする遺伝子に対するSRFによる転写制御には,低分子量GTPaseであるRhoファミリーの活性化,およびその下流のアクチン動態(actin dynamics)が重要な役割を果たすことが知られている.この機序においては,SRFの転写共役因子であるMRTF-AおよびB(myocardin-related transcription factor-A/B)がRho-アクチン動態シグナル経路によるSRF転写活性制御を仲介することが知られている.すなわち,細胞が静的な状態ではMRTF-A/Bはおもに未重合のGアクチンと結合し細胞質に存在するが,Rhoおよびアクチン再構築を促進する刺激が細胞に加わるとアクチン重合の亢進に伴いMRTFがアクチンから解離し核内に移行し,SRFと結合し,その転写活性を亢進させる.

筆者らはMRTF-Aノックアウトマウスを用いて，このMRTF-Aを介したSRF活性化経路が心肥大反応に重要な役割を果たすことを示した[6]．またMRTF-Aと同じファミリーに属し，核内に常在する転写共役因子ミオカルディンmyocardinも強力なSRF活性化因子であり，肥大心での発現亢進が報告されていることから，MRTF-Aとミオカルディンが協調して心肥大におけるSRF活性化に関与している可能性も示唆される．SRFはまた，Nkx2-5やGATA4などの転写因子と協調してはたらくことが報告されている（図5-1）．

G GATA

GATAは保存された2つのzinc-finger領域を有する転写因子群であり，特異的なGATA結合配列(A/T)GATA(A/G)を認識してDNAに結合する．GATA1からGATA6まで6種類存在するGATA転写因子群のうち，GATA4，GATA 5，GATA6が心臓に発現している．とくにGATA4は心臓の発生において重要な役割を果たしていることが，その遺伝子欠損マウスの結果から示されている．

GATA結合領域は，複数の心筋細胞に発現する遺伝子〔α-ミオシン重鎖(α-MHC)およびβ-MHC，心房性ナトリウム利尿ペプチド(ANP)および脳性ナトリウム利尿ペプチド(BNP)，NCX1など〕の発現制御領域に存在することが示されており，GATAがこれら遺伝子の心筋細胞における発現に関与しているのみならず，さまざまな心肥大刺激に伴う遺伝子の発現亢進にも関与することが報告されている．また，GATA4を心筋細胞において過剰発現したマウスは心肥大を引き起こし，逆にGATA4を心筋細胞特異的に欠損したマウスでは心肥大が起きにくいことから，GATA4は心筋細胞肥大に重要な役割を示すことが示されている．さらに，GATA6も同様に心筋細胞肥大に重要な役割を果たすとの報告もあり，複数のGATA転写因子が，心肥大に関与することが考えられている．

H Nkx2-5

NKホメオボックス転写因子群に属し，心筋特異的に発現する転写因子Nkx2-5は，NKホメオボックス結合配列(NKE)であるDNA配列T(C/T)AAGTGに結合して，ANP，心筋型αアクチン，コネキシン40など，複数の心筋遺伝子の発現を制御している．Nkx2-5の心臓発生における重要性は，Nkx2-5ノックアウトマウスが心臓の発生異常により胎生致死となることからも明らかである．

Nkx2-5はまた，肥大心で発現が亢進していることから，心肥大にも関与している可能性が考えられる．Nkx2-5はSRF，GATA4といった転写因子やCAMTA2(calmodulin binding transcription activator 2)といった転写共役因子と会合してはたらくことが報告されている．Nkx2-5を過剰発現させたマウスでは，心肥大は認めないものの，ANPなどの標的遺伝子の発現亢進は認めており，Nkx2-5が心肥大における遺伝子発現制御に重要な役割を果たすことが示されている[7]．

I TEF-1

TEF-1(transcription enhancer factor-1)転写因子群はTEAドメインを介してM-CATとよばれるCATCTTC配列に結合し，β-MHC，骨格筋型αアクチン(skeletal α-actin)，BNPなど，心筋に発現する遺伝子の発現をコントロールすることが知られている．4つのファミリーメンバーのうち少なくともTEF-1は，その遺伝子トラップによるノックアウトマウスの結果から心臓発生に重要な役割を果たすことが知られている．

M-CAT配列は病的刺激に対するβ-MHCや骨格筋型αアクチン遺伝子の発現亢進に関与していることが報告がされている．TEF-1ファミリー転写因子が心肥大や心筋リモデリングに関与する可能性が考えられるが，TEF-1の心

J NRSF

NRSF（neuron-restrictive silencer factor）は9つのzinc fingerドメインを有する転写抑制因子であり，もともとは神経特異的に発現する遺伝子の転写を抑制する因子として見いだされた．ANP，BNPや，骨格筋型αアクチンといった，肥大心などの病的心で発現が亢進する遺伝子の発現制御領域にNRSFの結合配列であるNRSE（TTCAGCACCNNGGACAGCGCC）が見いだされ，NRSFが心臓の病的プロセスにおける遺伝子発現変化に重要な役割を果たす可能性が示唆された[8]．

NRSFの機能を阻害するdominant-negative NRSFを心筋特異的に発現させたマウスは拡張型心筋症様の心機能低下，心拡大を呈し，不整脈を伴って突然死をきたしたことから，NRSFが正常な心筋の機能維持に重要な役割を果たすことが示された[9]．NRSFはクラスI HDACおよびクラスII HDACと複合体を形成し，転写を抑制的に制御するが，心肥大刺激に伴うクラスII HDACの核外移行がNRSFの転写抑制機能を低下させ，標的遺伝子の発現変化に関与する機序が考えられる[10]．

心肥大の分子基盤理解のこれから

心肥大においては複数の転写因子とその活性を制御するシグナル伝達経路が重要な役割を果たすことが明らかとなっている．今後これら細胞内シグナル経路とそれらにより制御される転写調節制御機構のさらなる解明研究から，心肥大・心不全に対する新規治療標的の同定と，それに基づく新規治療法開発がなされることを期待したい．

〈文献〉

1) Molkentin JD, et al：Cell, 93：215-228, 1998.
2) Kuwahara K, et al：J. Clin. Invest, 116：3114-3126, 2006.
3) Kuwahara K, et al：J. Mol. Cell. Cardiol, 32：1385-1394, 2000.
4) Takahashi N, et al：J. Mol. Cell. Cardiol, 38：185-192, 2005.
5) Olson EN：Nat. Med, 10：467-474, 2004.
6) Kuwahara K, et al：Mol. Cell. Biol, 30：4134-4148, 2010.
7) Takimoto E, et al：Biochem. Biophys. Res. Commun, 270：1074-1079, 2000.
8) Kuwahara K, et al：Mol. Cell. Biol, 21：2085-2097, 2001.
9) Kuwahara K, et al：EMBO. J, 22：6310-6321, 2003.
10) Nakagawa Y, et al：J. Mol. Cell. Cardiol, 41：1010-1022, 2006.

6 統合的オミックス解析により心不全の謎を解く

野村征太郎

要旨

心不全は，がんと並び世界中で多くの患者の命を脅かしている．心臓に対する慢性的な血行力学的負荷は心肥大および心不全を引き起こすことが知られているが，その詳細な分子機構は明らかでない．筆者らは，圧負荷心不全モデルマウスおよび心不全患者の心臓から単離した心筋細胞のシングルセルトランスクリプトーム解析を行った．その結果，心筋細胞の肥大化にはERK1/2・NRF1/2シグナルによるミトコンドリア遺伝子の発現活性化が重要であり，肥大心筋細胞は代償性心筋細胞と不全心筋細胞へ分岐し，不全心筋細胞への誘導にはp53シグナル活性化に伴った代謝・形態リモデリングが重要であることを明らかにした．また，心筋遺伝子発現応答においてマウスとヒトのあいだの種を超えた保存性を確認し，心不全に特徴的な遺伝子発現パターンにより患者病態を層別化できることを実証した．これらの技術は，心臓疾患の詳細な病態解明に役立つだけでなく，個々の心不全患者の臨床像と連結した心臓分子病態の理解に直結し，循環器疾患における精密医療の実現に大きく貢献するものと期待される．

Clinical Question

心臓はつねに血行力学的な負荷を受け，それに対応しながら全身の循環恒常性を保っている．たとえば高血圧や大動脈弁狭窄症のような圧負荷に対して，心臓は肥大して代償しようとする．しかし慢性的な圧負荷は壁運動低下・心拡大を引き起こし，心不全を誘導する．

この過程において，心臓のなかで心筋細胞はさまざまなシグナル経路を活性化させている．当初は代償的に肥大（短径の増加）が生じるが，長期的な負荷により伸長（長径の増加）を伴った収縮力低下を示す．しかし，このような形態的・機能的な心筋細胞のリモデリングが細胞の分子レベルの変化とどのようにリンクしているか，そしてどのように心筋細胞で肥大から不全化にスイッチが切られるのかについての詳細な分子機序が明らかでない．

これまでの研究の歴史・先行研究

1つの心筋細胞はその内部に含有された遺伝子制御により生まれる産物であり，その細胞の形態的・機能的特徴はその細胞の転写状態により制御されると考えられる[1]．圧負荷後の転写活性化を抑制することにより，心臓の分子レベル・形態レベルのリモデリングを抑制できることがわかっている[2]．心筋細胞の1細胞（シングルセル）レベルの遺伝子発現解析により，老化に伴った転写不均一性の存在[3]，負荷による脱分化や細胞周期リエントリーの可能性[4]が示されており，遺伝子発現は細胞の機能情報を反映していると考えられるが，どの遺伝子プログラムが細胞の肥大や伸長といった形態的リモデリングを制御し，心肥大から心不全という機能的リモデリングを制御しているか，という本質的な問いに対する答えはいまだない．心不全の病態生理や本質的な治療標的を同定するためには，細胞レベルで肥大心筋細胞・不全心筋細胞の形態レベル・分子レベルの特徴を詳細に把握

し，そのあいだの細胞リモデリングの過程を詳細に理解する必要がある．さらに，種を超えて保存される病態特異的遺伝子プログラムを同定できれば，心筋細胞の状態を転写状態により把握し，疾患層別化に寄与する分子病態の理解に発展させることができる．

最近筆者らは，圧負荷心不全モデルマウスおよび心不全患者の心臓から単離した心筋細胞のシングルセルRNA-seq解析を通して，肥大細胞から不全細胞へ至る心筋リモデリング過程における分子・形態・機能の関係性を細胞レベルで明らかにし，疾患層別化に関連する病態特異的遺伝子プログラムを同定した[5]．本章ではその内容を紹介するとともに，シングルセル解析研究の将来展望について概説する．

シングルセル解析による心不全病態の徹底解明

A 圧負荷心不全モデルマウスの心筋シングルセルRNA-seqデータ取得

筆者らは，横行大動脈縮窄術（TAC）による圧負荷を心臓に加えて，心肥大（術後1～2週）および心不全（術後4～8週）を誘導するマウスをモデルとして用い，心筋細胞の形態的特徴・分子的特徴が心臓機能とどのように関連するかを明らかにすることを目指した．

心筋細胞の細胞レベルの分子情報を包括的に得るために，まずシングルセルRNA-seq解析（1細胞ごとの遺伝子発現解析）を単離心筋に適用する技術基盤を構築した．近年，微小流体装置（フリューダイム社C1など）やドロップレット作製装置（10x Genomics社Chromiumなど）などの市販機器を用いてシングルセルcDNAライブラリ（1細胞内で転写されている遺伝子に対応するライブラリ）を作製することが容易になってきているが，心筋細胞は長径150 μm程度，短径50 μm程度と他の細胞種に比べ非常に大きいため，いずれのプラットフォームでも解析できない．そこで筆者らは，マニュアルピックアップとSmart-seq2法[6]によるcDNAライブラリ作成技術を組み合わせて心筋シングルセルRNA-seq解析技術を構築した．

圧負荷心不全モデルを作製し，圧負荷から3日，1週，2週，4週，8週後，および偽手術後にランゲンドルフ法にて心筋細胞を効率よく単離し，紡錘状の形態を保った生きた心筋細胞のみをマニュアルピックアップにて回収して，個々の心筋細胞のトランスクリプトーム（転写産物のすべて）をSmart-seq2法により取得した．その後，重みづけ遺伝子共発現ネットワーク解析WGCNA（weighted gene co-expression network analysis）[7]にて心筋細胞において共発現する55個の遺伝子ネットワークモジュールを同定した．さらに，機械学習アルゴリズムRandom Forests[8]により全55モジュールのうち心筋細胞の分類に大きく寄与する9モジュールを抽出できたため（巻頭p. v 写真3），この9モジュールを用いて心筋細胞の階層的クラスタリングを行ったところ，心筋細胞を7つの細胞クラスターに分類できた．また次元圧縮アルゴリズムtSNE[9]を用いて2次元空間上に細胞を配置したところ，この7つの細胞クラスターは綺麗に分離された（図6-1）．

B 心筋細胞肥大と関連する転写ネットワークの同定

圧負荷刺激により心筋細胞は肥大することが知られているが，その細胞肥大はどのような遺伝子発現制御と関係しているか明らかでない．そこで筆者らは，圧負荷1週後の心肥大期にマウスから心筋細胞を単離し，細胞サイズを測定後にその細胞のシングルセルRNA-seq解析を行った．この細胞形態とトランスクリプトームの統合解析により，心筋細胞の肥大の程度はミトコンドリアにおいて翻訳・代謝を制御する遺伝子群の発現量と相関することを見いだした（巻頭p. v 写真4）．

また，圧負荷1週後の肥大期の心筋細胞においてヒストンH3K27acのエピゲノム解析を行

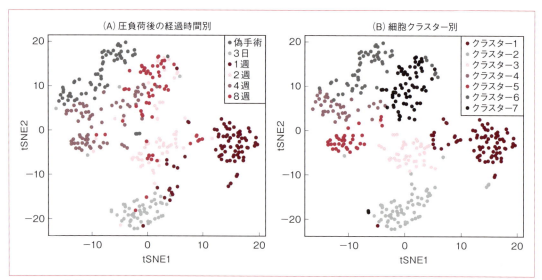

図6-1　圧負荷心不全モデルマウスの心筋シングルセルRNA-seq解析
次元圧縮アルゴリズムtSNE解析により細胞関係性を2次元空間上に可視化．各点は細胞を表しており，距離が近い細胞は似た構成のトランスクリプトームをもっている．tSNE解析により全遺伝子の発現情報をtSNE1，tSNE2という2つのパラメーターに次元削減している．(A)は圧負荷後に心筋細胞を単離したタイムポイントで，(B)はクラスタリング解析で分類された細胞クラスターで分けて色づけしている．

[Nomura S, et al：Nat Commun, 9：4435, 2018より一部改変]

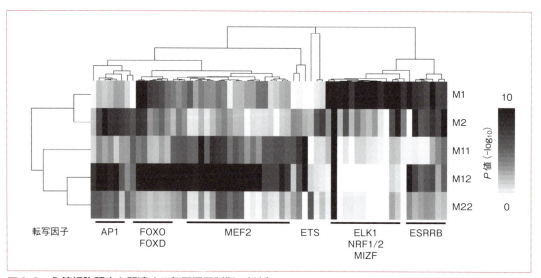

図6-2　心筋細胞肥大と関連する転写因子制御の解析
圧負荷1週後のマウスの心筋細胞のH3K27ac ChIP-seq解析から同定した各モジュールの制御領域に濃縮する転写因子モチーフの階層的クラスタリング解析．圧負荷により発現上昇するモジュールの制御転写因子のみ掲載．ELK1およびNRF1/2の認識配列はM1遺伝子の制御領域に特異的に濃縮している．

[Nomura S, et al：Nat Commun, 9：4435, 2018より一部改変]

い，先に述べた遺伝子群を制御する制御領域（エンハンサーやプロモーター）を検索したところ，ERK1/2（extracellular signal-regulated kinase 1/2）によりリン酸化されるELK1（ETS domain-containing protein Elk-1），ミトコンドリアの生合成を制御するNRF1/2（nuclear respiratory factor 1/2）の認識配列が濃縮していることがわかった（図6-2）．すなわち，圧

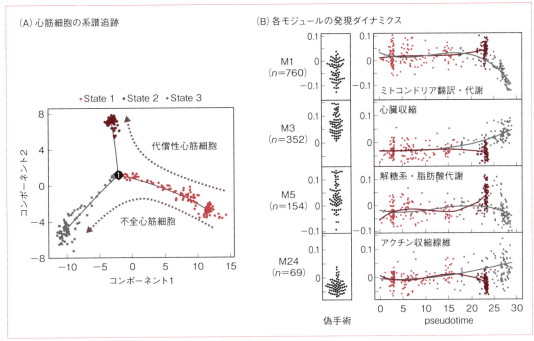

図6-3　心筋リモデリングにおける系譜追跡解析
(A) 圧負荷後の心筋細胞のトランスクリプトームデータを用いた系譜追跡解析を行った．心筋細胞は3つの状態 (State) に分かれており，State 1 (肥大心筋細胞) からState 2 (代償性心筋細胞) とState 3 (不全心筋細胞) への分岐がある．(B) 肥大心筋細胞 (赤色) から，代償性心筋細胞 (濃い赤色) と不全心筋細胞 (灰色) への分岐にかけて，系譜追跡タイムコース (Pseudotime) に沿ったモジュール発現のダイナミクスを示す．偽手術後 (黒) の発現レベルも左に示している．代償性心筋細胞と不全心筋細胞で発現が大きく異なる4つのモジュールの結果を示した．各モジュールに割り当てられた遺伝子数も示している．
[Nomura S, et al：Nat Commun, 9：4435, 2018より一部改変]

負荷により活性化されるERK1/2・NRF1/2の転写ネットワークは，心筋細胞の肥大とミトコンドリア生合成を同時に制御していることが明らかとなった．

C　心筋リモデリングにおける系譜追跡解析（肥大心筋細胞からの細胞系譜）

近年Monocle[10]をはじめとして，シングルセルトランスクリプトームから細胞系譜を予測するアルゴリズムの開発が進んでいる．筆者らも，ベイズ推定を用いたトピックモデルに基づいたCellTree[11]という細胞系譜アルゴリズムを開発している．

本研究において細胞の系譜追跡解析を行ったところ，慢性的な圧負荷により肥大心筋細胞が代償性心筋細胞と不全心筋細胞へと分岐して心筋リモデリングが進むことが明らかになった (図6-3 A)．あわせて，この代償性心筋細胞と不全心筋細胞を分ける遺伝子発現プロファイルを同定した (図6-3 B)．代償性心筋細胞では圧負荷により上昇したミトコンドリア翻訳・代謝制御遺伝子群の発現レベルが保たれているにもかかわらず，不全心筋細胞ではこの遺伝子群の発現レベルが顕著に低下しており，アクチン結合分子・収縮線維遺伝子群の発現レベルが上昇していた．

D　肥大心筋における不全心筋細胞誘導シグナルの同定

代償性心筋細胞と不全心筋細胞の分岐にかかわる遺伝子群およびシグナル経路を同定するため，遺伝子ネットワーク解析を行ったところ，肥大期後半の心筋細胞においてDNA損傷・p53シグナルに関連する遺伝子ネットワークで特異的な活性化がみられることがわかった (図6-4)．p53シグナルの下流遺伝子である

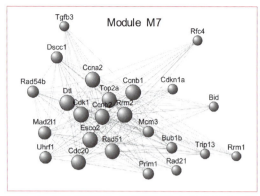

図6-4　圧負荷後期に時期特異的に活性化する遺伝子ネットワーク
p53シグナルに関連する遺伝子が濃縮している．
[Nomura S, et al：Nat Commun, 9：4435, 2018より一部改変]

Cdkn1a（p21）遺伝子の発現を1分子RNA in situ hybridization法により詳細に検出・解析し，肥大期後半に，時期特異的にこの遺伝子を強く発現する細胞が出現することを確認した（巻頭p. vi 写真5 A）．また，免疫染色よりp21陽性細胞はγH2A.X（DNA損傷マーカー）陽性細胞であることがわかり，DNA損傷応答に伴うp53シグナル活性化は圧負荷後の肥大期後半に時期特異的に現れることを明らかにした（巻頭p. vi 写真5 B）．

E 心筋細胞特異的p53ノックアウトマウスの解析

筆者らのグループは以前，全身性p53ノックアウトマウスにおいて心不全誘導が生じないこと[12]を示した．その後，心臓線維芽細胞において虚血により活性化するp53が血管内皮細胞への形質転換を促して心臓循環を改善するという報告がなされたが[13]，どの細胞のp53シグナルが心不全誘導を制御しているか不明であった．そこで筆者らは，心筋細胞特異的p53ノックアウトマウス（p53CKOマウス）を作製し，圧負荷後の心機能解析を行った．すると，このマウスでは心肥大は呈するものの心不全を生じないことがわかった（図6-5 A）．また，圧負荷2週後（野生型の場合は肥大から不全への移行期）にp53CKOマウスおよび野生型マウスの心筋細胞を単離してシングルセルRNA-seq解析を行ったところ，野生型マウスの心筋細胞は肥大心筋細胞から代償性心筋細胞だけでなく不全心筋細胞へもリモデリングを起こしている一方で，p53CKOマウスの心筋細胞は肥大心筋細胞の状態からほぼ代償性心筋細胞のみへ移行していた（巻頭p. vi 写真6）．

さらに，不全心筋細胞で特徴的なミトコンドリア翻訳・代謝制御遺伝子群の発現低下やアクチン結合分子・収縮線維遺伝子群の発現上昇が野生型マウスの心筋細胞では圧負荷2週後にみられた一方で，p53CKOマウスの心筋細胞では圧負荷2週後でもまったくみられなかった（図6-5 B）．すなわち，圧負荷後の肥大期後半に一過性にみられるp53シグナル活性化は不全心筋細胞の誘導に必須である．圧負荷心不全モデルでは心肥大期には心筋細胞の短径が長くなり（肥大），心不全期には長径が長くなる（伸長）が，p53CKOマウスに圧負荷手術を施したのちに単離した心筋細胞では，野生型マウスの不全期心筋細胞でみられる心筋伸長が生じない．すなわちp53シグナル活性化は不全心筋細胞で特徴的な心筋伸長をも制御していることがわかる．

F 遺伝子発現と心筋細胞の形態的変化のかかわり

ここまでの結果をまとめると，心筋細胞は圧負荷に応じて，分子レベル・形態レベル・機能レベルで連動してリモデリングを起こしている（図6-6）．圧負荷直後に生じるミトコンドリア翻訳・代謝遺伝子群の発現は細胞肥大と直接関係しており，それはERK1/2・NRF1/2シグナルの転写ネットワークにより制御されている．また，肥大心筋細胞から代償性心筋細胞と不全心筋細胞への分岐の際に活性化するDNAダメージ・p53シグナルは肥大心筋細胞から不全心筋細胞へと分子レベル・形態レベル・機能レベルで変化するうえで必要である．

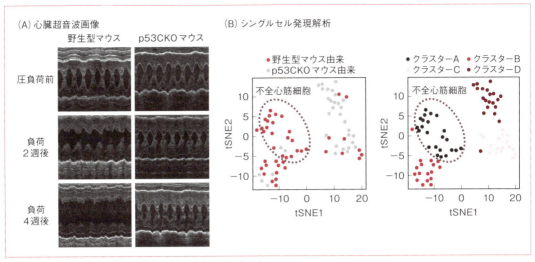

図6-5 心筋特異的p53ノックアウトマウスの解析
(A) 野生型マウスと心筋特異的p53ノックアウトマウス (p53CKOマウス) の心機能を心臓超音波検査によって解析した．(B) 圧負荷2週後の野生型マウスおよびp53CKOマウスから単離した心筋細胞でシングルセルRNA-seqを行い，tSNEを用いて解析した．左はマウスの種類で，右は細胞クラスターで色づけしている．

[Nomura S, et al：Nat Commun, 9：4435, 2018 より一部改変]

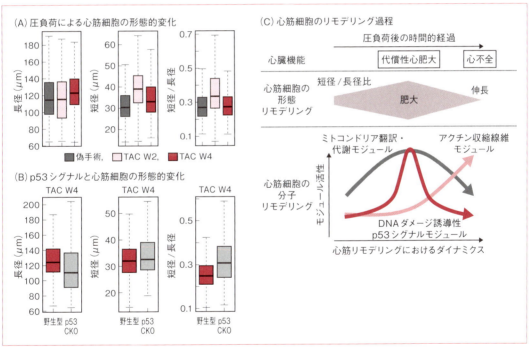

図6-6 圧負荷後の心筋リモデリングにおける形態・機能・分子レベルの関係性
(A) それぞれ3匹のマウスから採取した，偽手術 (sham) 1,243細胞，圧負荷2週後 (TAC W2) 1,366細胞，圧負荷4週後 (TAC W4) 717細胞の心筋細胞について形態的特徴を示す．圧負荷により，まず短径が増大するが，その後長径が増大することがわかる．(B) 野生型マウスと心筋細胞特異的p53ノックアウトマウス (p53CKOマウス) の圧負荷4週後における心筋細胞の形態的特徴 (野生型1,761細胞，p53CKO 1,538細胞，それぞれ3匹のマウスから採取) を示す．p53CKOマウスの心筋細胞は長径が短く，肥大の形質を保っている．(C) 心筋リモデリングにおける形態・機能・分子のダイナミクスの関係性を模式化した．

[Nomura S, et al：Nat Commun, 9：4435, 2018 より一部改変]

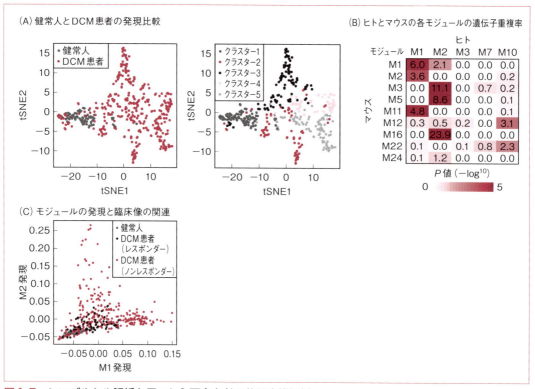

図6-7 シングルセル解析を用いた心不全患者の分子病態解析
(A) 健常人とDCM患者で心筋シングルセルRNA-seqを行い，tSNEを用いて解析した．DCM患者の心筋細胞では転写不均一性が高いことがわかる．(B) ヒトとマウスの遺伝子モジュールのオーバーラップを確認し，重複の程度をヒートマップで示している．(C) 遺伝子発現パターンと臨床像の関連づけ解析を行った．レスポンダー（LVAD植込みにより心機能改善するDCM患者の心筋細胞）と健常人の心筋細胞ではM1/M2遺伝子発現が低いという特徴が見いだされた．

[Nomura S, et al：Nat Commun, 9：4435, 2018より一部改変]

シングルセル解析結果の臨床応用

続いて，これまで構築してきた心筋シングルセル解析技術を心不全患者の心臓病態解析に応用した．筆者らは拡張型心筋症 dilated cardiomyopathy（DCM）患者に対する左室補助人工心臓（LVAD）の植込み術の際に採取できる心臓組織から心筋細胞を単離してSmart-seq2法によるシングルセルRNA-seq解析を行った．WGCNA[7]により17の遺伝子モジュールを抽出し，Random Forests[8]により細胞分類に寄与する5つのモジュールを同定し，階層的クラスタリングにより心筋細胞は5つの細胞集団に分類された（図6-7 A）．健常人の心筋細胞は1つのクラスターに濃縮している一方で，DCM患者の心筋細胞は複数のクラスターに分類され，DCM心筋細胞は転写不均一性が大きいことがわかった．

さらに，マウスの解析で得られた遺伝子モジュールとヒトの解析で得られた遺伝子モジュールのあいだのオーバーラップを解析したところ，ヒトの解析で得られる5つのモジュールのうち，M1（翻訳・細胞間接着・タンパク質分解・細胞周期・DNAダメージ応答遺伝子群）とM2（ミトコンドリア・心筋収縮遺伝子群）によってマウスにおけるモジュール遺伝子の大半が説明可能であることがわかった（図6-7 B）．そこで，DCM患者のLVAD植込み術後の心機能の改善の程度とM1/M2の心筋遺伝子発現プロファイルの関係性を解析したところ，M1/M2遺伝子発現が高い心筋細胞を有する患者ではLVAD植込み術後の心機能の改善

がみられない一方，M1/M2遺伝子発現が低い心筋細胞を有する患者は健常人と同様の遺伝子発現パターンであり，リバースリモデリングを起こす可能性がある（LVAD植込みのレスポンダーである）ことを見いだした（図6-7 C）．すなわち，心筋遺伝子発現パターンにより心筋細胞の可逆性を評価できる可能性がある．

また，M1遺伝子群に含まれるCDKN1A（p21）は酸化ストレス応答により発現上昇するメタロチオネイン（metallothionein）ファミリーの遺伝子と相関が高く（巻頭p.vii 写真7），M1遺伝子の発現上昇という心筋細胞の機能不可逆性は酸化ストレス応答と関係することが示唆された．

シングルセル解析研究の今後の発展

さまざまな生命現象の理解にシングルセル遺伝子発現解析が行われ，①細胞クラスターの分類，②希少な細胞種の同定，③細胞特異的遺伝子ネットワークの同定，④細胞系譜解析などがなされている．心臓研究においても，心臓発生[14,15]，心筋梗塞[16,17]，心不全[5]などの発生・病態モデルにおいて，シングルセルRNA-seq解析は先に述べた目的を果たす手法として用いられており，今後この解析技術は，次のようなさらなる発展が期待される．

A 特殊な細胞集団のさらなる詳細な機能解析

シングルセルRNA-seqは単一細胞解析であるFACS（fluorescence-activated cell sorter）を用いたソーティング技術と相性がよい．たとえばHulsmansらは，房室結節におけるマクロファージをFACSでソートしてシングルセルRNA-seq解析をすることで，マクロファージを3種類の状態に分類した[18]．このように，既存の細胞分類を超えた細胞不均一性を同定するうえで，シングルセルRNA-seq解析は必須のツールとなる．

B 遺伝子改変モデルや薬剤効果評価のシングルセル解析

筆者らも，心筋細胞特異的p53ノックアウトマウスの心筋シングルセルRNA-seq解析により，心筋リモデリングにおけるp53の意義を1細胞レベルで明らかにした[5]．あらゆる遺伝子や薬剤の意義を1細胞レベルで評価できるため，組織全体を解析対象としていた以前の研究とは解像度の次元が大きく異なる．

C 組織における空間的不均一性の意義の解明

臓器においては，種々の細胞が綿密な空間的構造を構築して恒常性を保っている．このような空間的関係性を理解するうえで，シングルセルRNA-seq解析は大きな意義をもっている．SpatialDE[19]やtrendsceek[20]というアルゴリズムを使うことで，シングルセルRNA-seqデータから空間的特徴をもつ遺伝子発現パターンを予測できる．また空間構造を保持した組織切片上で全遺伝子のmRNAを標的としたプローブを連続的に当てるseqFISH[21]という手法も発展している．

D エピゲノムなど他階層のオミックスとの1細胞レベルでの統合

脳のシングルセル全ゲノム解析により，前頭前皮質や海馬において老化に伴って蓄積するゲノム変異のパターンと神経変性疾患で生じるゲノム変異のパターンが異なることが明らかになり，疾患発症・老化におけるゲノム変異の意義が明らかになりつつある[22]．また近年，単一細胞から複数階層のオミックス情報（特定の種類の分子に対する網羅的な解析データ）を同時に取得する解析が構築されつつある．たとえばゲノムとトランスクリプトームのデータを同時に取得する手法としてG&T-seq[23]，SIDR[24]など，トランスクリプトームとエピゲノムのデー

タを同時に取得する手法としてscNMT-seq[25]，sci-CAR[26]などが開発されている．オミックス同時解析により，単一のシングルセルオミックス解析で同定された制御状態が他オミックスとどのように関連するかを詳細に解析でき，細胞の分子制御構造の詳しい理解につながる．

E ライブラリスケールのperturbationとシングルセルRNA-seqの統合解析

ゲノム編集に用いられるCRISPR/Cas9システムによるライブラリスケールの遺伝子改変システムと，シングルセルRNA-seqを統合して，改変遺伝子と表現型（トランスクリプトーム）を連結するPerturb-seq[27]・CRISP-seq[28,29]・CROP-seq[30]といった手法が開発され，遺伝子改変の影響を網羅的に解析できるようになった．今後これらの手法は個体における遺伝子機能解析において強力なツールとなると考えられる．

F 個体全細胞解析による臓器連関解析

イソギンチャク[31]やマウス[32,33]の個体全体におけるシングルセル解析が行われ，個体レベル解析による新規の細胞同定やその制御機構の解明，臓器間の細胞連関解析などが可能になった．さまざまな疾患や生命現象において多臓器連関をオミックスで解析することが可能となっており[34]，1細胞レベルの多臓器連関解析に発展することが期待される．

G シングルセル解析の臨床応用

シングルセル解析は少量の検体でも解析可能であるため，臨床で得られる検体との相性がよい．がんの組織検体において1細胞レベルでゲノム変異とトランスクリプトーム変化を統合解析する研究が進んでおり[35]，患者ごとに，がんの細胞進化過程を詳細に明らかにしている．

筆者らも心不全患者の少量の心臓組織検体を用いて，治療応答性と関係する心筋遺伝子プログラムを同定している[5]．また臨床検体は容易に単一細胞に単離できないことが多く，保存可能な凍結組織から単離した細胞核を用いたsingle-nucleus RNA-seq技術も確立されており[36,37]，これによりシングルセルRNA-seqと同様に細胞種分類・細胞機能解析を行うことができる．

H DNA系譜追跡との統合解析

シングルセルトランスクリプトームから細胞系譜・細胞進化を予測することは可能であるが，真に細胞がどのように変化したかを理解するには細胞のDNA系譜を追跡することが重要である．このような手法として，*LoxP*配列を連結したPolyLoxシステム[38]やCRISPR/Cas9によるrandom barcodingを用いた系譜追跡法[39]が発展してきた．

最近，ゼブラフィッシュの発生においてCRISPR/Cas9によるrandom barcodingとトランスクリプトーム同時解析の報告があり[40]，細胞のクローン追跡と細胞表現型（トランスクリプトーム）を同時に抽出できるようになり，組織再生における上皮間葉転換の分子機構が詳細に明らかとなった．

I 日進月歩のコンピュータ解析技術

シングルセル解析において，実験間のバッチ効果（測定値が実験の試行ごとの環境や手技熟練度の違いによって受ける影響）を取り除き，生命現象の本質を浮き彫りにするアルゴリズムが開発されている[41]．また，低発現の遺伝子に対して発現量をリカバーするMAGIC[42]やSAVER[43]などのアルゴリズムが開発され，発現量の低い転写因子の標的予測などを効率的に行えるようになった．このようなシングルセル解析を系統的に行うプラットフォームとして，Seurat[44]やScanpy[45]などが開発されている．加えて，トランスクリプトームの次元削減手法として定番となってきたtSNEよりも，さらに詳細な細胞分類が可能となるUMAPというアルゴリズムが開発された[46]．最近では，10x

Genomics社のChromiumシステムを用いてシングルセルバーコード，シングルセルエピゲノム（ATAC-seq），シングルセルコピー数多型解析（CNV解析）が可能となることが報告され，今後これらの解析技術が非常に身近なものになると期待される．

おわりに

本章では，心不全における心筋リモデリング過程をシングルセル解析で理解することを目指した筆者らの研究を詳しく紹介するとともに，シングルセル解析を発展させた今後の生命科学研究の方向性について概説した．筆者らの研究は，心肥大から心不全において形態的・機能的特徴を内包する心筋遺伝子プログラムを明らかにしただけでなく，個々の心不全患者の臨床像と連結した心臓分子病態の理解に直結しており，循環器疾患における精密医療（precision medicine）の実現に大きく貢献するものと期待される．

先に述べたように，シングルセル解析は非常に多様な応用可能性を秘めた魅力的な研究手法であるが，検体準備・細胞単離（細胞核単離）・cDNAライブラリ作成・データ解析という多方面にわたる十分なスキルが必要であり，疾患生物学・生命科学とデータサイエンスの融合がきわめて重要である．つねに最先端の技術に視野を広げ，基礎・臨床の緊密な連携を保ち，積極的な共同研究を展開していくことが，本質的な分子病態解明，治療法開発，精密医療の実現につながるものと考える．

〈文献〉

1) Komuro I, Yazaki Y：Annu. Rev. Physiol, 55：55-75, 1993.
2) Anand P, Brown JD, et al：Cell, 154：569-582, 2013.
3) Bahar R, Hartmann CH, et al：Nature, 441：1011-1014, 2006.
4) See K, Tan WLW, et al：Nat. Commun, 8：225, 2017.
5) Nomura S, Satoh M, et al：Nat Commun, 9：4435, 2018.
6) Picelli S, Faridani OR, et al：Nat. Protoc, 9：171-181, 2014.
7) Langfelder P, Horvath S：BMC Bioinformatics, 9：559, 2008.
8) Breiman L：Mach. Learn, 45：5-32, 2001.
9) van der Maaten L, Hinton G：J. Mach. Learn. Res, 9：2579-2605, 2008.
10) Qiu X, Mao Q, et al：Nat. Methods, 14：979-982, 2017.
11) duVerle DA, Yotsukura S, et al：BMC Bioinformatics, 17：363, 2016.
12) Sano M, Minamino T, et al：Nature, 446：444-448, 2007.
13) Ubil E, Duan J, et al：Nature, 514：585-590, 2014.
14) DeLaughter DM, Bick AG, et al：Dev. Cell, 39：480-490, 2016.
15) Li G, Xu A, et al：Dev. Cell, 39：491-507, 2016.
16) Gladka MM, Molenaar B, et al：Circulation, 138：166-180, 2018.
17) King KR, Aguirre AD, et al：Nat. Med, 23：1481-1487, 2017.
18) Hulsmans M, Clauss S, et al：Cell, 169：510-522, 2017.
19) Svensson V, Teichmann SA, et al：Nat. Methods, 15：343-346, 2018.
20) Edsgärd D, Johnsson P, et al：Nat. Methods, 15：339-342, 2018.
21) Shah S, Takei Y, et al：Cell, 174：363-376, 2018.
22) Lodato MA, Rodin RE, et al：Science, 359：555-559, 2018.
23) Macaulay IC, Teng MJ, et al：Nat. Protoc, 11：2081-2103, 2016.
24) Han KY, Kim KT, et al：Genome. Res, 28：75-87, 2018.
25) Clark SJ, Argelaguet R, et al：Nat. Commun, 9：781, 2018.
26) Cao J, Cusanovich DA, et al：Science, 361：1380-1385, 2018.
27) Dixit A, Parnas O, et al：Cell, 167：1853-1866, 2016.

28) Jaitin DA, Weiner A, et al：Cell, 167：1883-1896, 2016.
29) Giladi A, Paul F, et al：Nat. Cell. Biol, 20：836-846, 2018.
30) Datlinger P, Rendeiro AF, et al：Nat. Methods, 14：297-301, 2017.
31) Sebé-Pedrós A, Saudemont B, et al：Cell, 173：1520-1534, 2018.
32) Han X, Wang R, et al：Cell, 172：1091-1107, 2018.
33) Schaum N, et al.：Nature, 562：367-372, 2018.
34) Kadoki M, Patil A, et al：Cell, 171：398-413, 2017.
35) Kim C, Gao R, et al：Cell, 173：879-893, 2018.
36) Lake BB, Ai R, et al：Science, 352：1586-1590, 2016.
37) Habib N, Avraham-Davidi I, et al：Nat. Methods, 14：955-958, 2017.
38) Pei W, Feyerabend TB, et al：Nature, 548：456-460, 2017.
39) McKenna A, Findlay GM, et al：Science, 353：aaf7907, 2016.
40) Alemany A, Florescu M, et al：Nature, 556：108-112, 2018.
41) Haghverdi L, Lun ATL, et al：Nat. Biotechnol, 36：421-427, 2018.
42) van Dijk D, Sharma R, et al：Cell, 174：716-729, 2018.
43) Huang M, Wang J, et al：Nat. Methods, 15：539-542, 2018.
44) Butler A, Hoffman P, et al：Nat. Biotechnol, 36：411-420, 2018.
45) Wolf FA, Angerer P, et al：Genome. Biol, 19：15, 2018.
46) McInnes L, Healy J, et al：arXiv：1802.03426v1, 2018.

7 神経制御の破綻による循環器病

岸　拓弥

要旨　虚血性心疾患や心不全などの循環器疾患や，高血圧や糖尿病，メタボリックシンドローム，睡眠時無呼吸症候群において，交感神経の不適切な活性化が病態生理の面で重要であり，なおかつ治療標的であることは周知の事実である．循環器疾患は，総じていえば，心臓・血管・腎臓など多臓器が連携して動的に恒常性を維持している循環動態の制御が破綻している状態で，この制御システムの中枢は脳である．脳は，圧受容器・化学受容器・心肺圧受容器などからの神経性入力と，種々の液性因子入力を情報処理し，交感神経・副交感神経を介して出力する．つまり，脳が制御する多臓器連関循環動態の破綻が循環器疾患の本質的な原因であると考えることができる．脳への治療介入やデバイスによる神経制御治療は，現時点での臨床応用は十分とはいいがたいが，今後の発展に期待したい．

Clinical Question

- 脳が規定する交感神経活動は，何を目的としてどのように制御されているのか？
- 循環器疾患において交感神経活動が過剰かつ不適切に活性化しているのは既知の事実であるが，なぜ交感神経の制御が破綻して不適切に活性化しているのか？
- 交感神経活動を規定する脳を中心とした神経反射システムで最も重要なものは何か？
- 交感神経活動を規定する脳内の異常はどこまで解明されているのか？
- 交感神経制御破綻の改善を目的とする脳を標的とした治療は可能なのか？

脳を中心とする多臓器連関で維持される循環動態の恒常性破綻

A 多臓器連携による循環動態の動的な恒常性維持

　虚血性心疾患や心不全・不整脈など，循環器疾患は総じていえば循環動態，すなわち心拍出量の制御が異常となっている状態と定義することができる．心拍出量は，心臓・血管・腎臓など複数の臓器が連携して規定しているが，つねに固定された量ではなく，必要に応じて変化するもので，たとえば運動時には瞬時に心拍出量が3〜4倍に増えるのが正常である．つまり，心拍出量には静的ではなく動的な恒常性が維持されているのである．したがって，循環器疾患の病態生理を理解するためには，各臓器や細胞をミクロレベルで静的に解析するだけでは不十分であり，多臓器が動的に連携しフィードバック制御されることで恒常性を維持しているシステムの振る舞いをマクロ的視点でとらえることが不可欠である．

　多臓器が連携するために重要なのは臓器間の情報伝達である．この臓器間の情報伝達を最も迅速に行うことができるのは神経である．さらには，各臓器からの情報がそれぞれの神経で求心性に伝達され，各臓器への情報を遠心性の自律神経により出力するのが脳である[1]．つまり，多臓器連携による循環動態の動的な恒常性維持システムの中枢は脳であり，脳の機能異常が交感神経の制御不全を引き起こし，循環動態を破綻させると考えることができる（図7-1）．

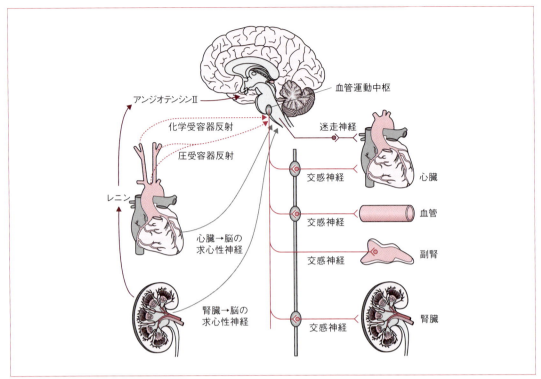

図7-1　脳を中心とした多臓器連関による循環調節
脳は神経性や液性因子の入力を受け，交感神経・迷走神経の活動を決定し，各臓器に出力する．

B 交感神経調節と循環動態

心拍出量は数理的に記述できる．収縮特性をE_{es}，拡張末期圧をP_{ed}，収縮末期心室の有効容積 unstressed volume（この容積を超えないと収縮期圧が出ない）をV_0，血管抵抗をR，心周期（心電図波形のR-R間隔）をT，心室の拡張期の硬さ（diastolic stiffness）をE_{ed}とすると，心拍出量CO〔mL/秒〕は，次の式で求められる．

$$CO = \frac{1}{E_{ed}} \frac{E_{es}}{TE_{es}+R}\left[\ln(P_{ed}-\beta)+\ln\left(\frac{1}{a}\right)-E_{ed}V_0\right]$$

心拍出量は，拡張末期圧（P_{ed}）が増加すると，心収縮性（収縮特性），心拍数（心周期），血管抵抗，diastolic stiffnessを係数にもつ対数関数に従い増加する．さらに，心拍出量曲線と静脈還流曲線の平衡点として心拍出量と心房圧が規定される．

運動時など，交感神経が活性化した場合には，収縮特性（E_{es}）の増加と心拍数の増加（心周期の短縮によるTの減少）がみられるため，先に述べた対数関数の係数が増加して，心拍出量曲線は上方に移動する．このとき，静脈は収縮して拡張末期圧（P_{ed}）が上昇することで，心房圧はそれほど上昇せずに心拍出量が増加する．

しかし，過剰で不適切な交感神経活性化により血管抵抗（R）が増加しすぎると，先に述べた対数関数の係数が逆に減少し，心拍出量は増加しないことになる．心不全など，交感神経活動が過剰かつ不適切に活性化した状態では，運動時には心拍出量曲線が上方へ移動できないにもかかわらず拡張末期圧（P_{ed}）は上昇するため，心拍出量は必要な分量が増加せず，心房圧は上昇する．つまり，交感神経調節が破綻すると心拍出量の必要に応じた増加が得られないことになる．

脳による多臓器連関システム制御不全の解明と治療開発

A 圧受容器反射

　神経による脳への循環動態情報の入出力関係で，最も迅速かつ強力である圧受容器反射が機能不全になると，本来は交感神経を抑制すべき状態でも活性化した状態が不適切に持続することとなる[1~3]．また，高血圧だけでなく慢性心不全においても，圧受容器反射の機能不全が病態に対して非常に重要であることは古典的に知られている[3]．急性の肺うっ血は体液量の分布不均衡，とくにunstressed volumeからstressed volumeへの移動で引き起こされ，その移動は交感神経の活性化により起こる[3]．

　近年注目を集めている，左室収縮能が保持された心不全 heart failure with preserved left ventricular ejection fraction（HFpEF）は，容量負荷が少なくても左心房圧が急激に上昇してしまう容量不耐性が特徴である．HFpEFでは，左室収縮能低下型の慢性心不全では有効性が確立されているβ遮断薬やACE阻害薬が有効ではない．筆者らは，圧受容器反射の機能不全の影響を評価するため，正常左心機能のラットの頸動脈洞を隔離したうえで，サーボポンプに接続することで頸動脈洞圧を体血圧と独立して制御し，頸動脈洞圧として体血圧を入力することで正常な圧受容器反射状態を，定常圧を入力することで圧受容器反射の不全状態をつくりだせる実験系を作製し，デキストランを段階的に静注して左心房圧と体血圧の反応性を検討した．その結果，圧受容器反射不全状態では正常心にもかかわらず容量負荷に対する左心房圧および体血圧の上昇が急激であり，その反応が可逆性であることを明らかにした[4]（図7-2）．

　つまり，圧受容器反射は体血圧を介してstressed volumeの監視を行っていることになり，心臓・血管・腎臓が正常であっても，圧受容器反射が不全な状態，いわば脳を中心とする多臓器連関による循環恒常性維持システムの不全により，HFpEFとなるといえる．このことから，圧受容器反射不全によって，左心機能にかかわらず左心房および体血圧の容量不耐性を生じる可能性を考えた[4]．さらに，圧受容器反射の不全状態にバイオニック圧受容器反射システムを導入すると，圧受容器反射不全状態での

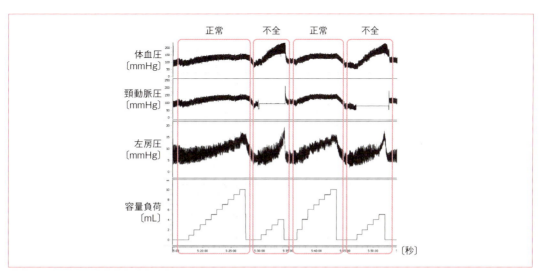

図7-2　圧受容器反射不全は容量不耐性を引き起こす
圧受容器反射正常と不全を瞬時に切り替えるモデルに容量負荷を行うと，正常では認められない左房圧の急激な上昇が圧受容器不全状態では再現性をもって引き起こされる．

左心房容量不耐性が，劇的な改善を認めた[4]．これは，左心機能に関係なく圧受容器反射という脳機能の不全が左心房の容量耐性に大きく関与していることを示すものである．

また，迷走神経求心路刺激が圧受容器反射を劇的に改善させることを報告した[3]．肺の進展刺激や骨格筋の運動などにより迷走神経求心路の刺激が可能であることを考えると，日常生活における運動療法は中枢神経を標的とした交感神経調節改善治療といえる．

腎臓の圧利尿についても，体血圧-尿量の関係と，圧受容器反射による交感神経活動-尿量の関係は，ほぼ同等であった[3]．すなわち，圧受容器反射が圧利尿にも大きな影響を与えるということになり，これは慢性心不全においても重要である．

B 化学受容器反射

圧受容器反射と同じく重要な神経性反射に，化学受容器反射がある．化学受容器反射では，頸動脈小体および大動脈弓の大動脈小体への血流が減少し二酸化炭素や水素イオンの過剰産生とともに酸素の有効性が低下すると，化学受容器が刺激されて交感神経が活性化する．この化学受容器反射を遮断することが，心不全の治療手段になりうることが報告されている[3]．

また，肺うっ血で上昇した肺毛細血管圧は，迷走神経求心路を刺激して過換気を引き起こす．上昇した循環血液中の二酸化炭素分圧（$PaCO_2$）は血液脳関門を通過して中枢化学受容器を刺激し，換気を増大させる[1]．しかし，循環不全により$PaCO_2$の情報の伝達は遅れ，呼吸不全を脳が認識するのが遅くなるほか，睡眠中はさらに化学受容器の感受性は低下する[1]．交感神経活性化は中枢化学受容器反射を亢進させ，浅速呼吸は肺の進展刺激を減弱させるため交感神経を活性化する[1]．したがって，慢性心不全では浅速呼吸のみならず睡眠中も呼吸障害となる．

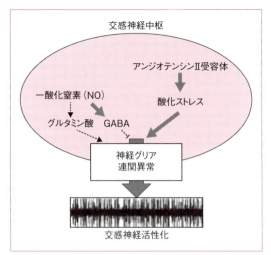

図7-3 脳交感神経中枢における変化
脳延髄の交感神経中枢において，アンジオテンシンⅡ受容体により産生される酸化ストレスが神経グリア連関異常を介して交感神経を活性化する．また，一酸化窒素は抑制性アミノ酸であるγ-アミノ酪酸（GABA）を介して交感神経抑制性に作用する．

C レニン・アンジオテンシン系

1） 交感神経活動中枢

脳内では，交感神経活動中枢である頭側延髄腹外側野 rostral ventrolateral medulla（RVLM）内で最も強力に交感神経活動を活性化するのがアンジオテンシンⅡ受容体により産生される酸化ストレスで，シナプス前神経細胞から放出される抑制性アミノ酸であるγ-アミノ酪酸（GABA）産生を増加させ，後シナプスを抑制するのが一酸化窒素（NO）であることが明らかとなってきた[2,5]（図7-3）．高血圧ラットではRVLMでのNOによる交感神経抑制作用が減弱している[2]．高血圧や慢性心不全，メタボリックシンドロームのモデル動物において，RVLM内のアンジオテンシンⅡ受容体により産生される酸化ストレスは重要な交感神経活性化因子であり，それには炎症経路で重要なはたらきをもつTLR4（toll-like receptor 4）も関与している[2]．

2） その他の脳領域

RVLMだけではなく交感神経制御にかかわる他の神経核においても，レニン・アンジオテ

ンシン系や酸化ストレスが循環器疾患における交感神経活性化を引き起こしていることも報告されている[2]（図7-3）．一方で，脾臓で産生される制御性T細胞（Treg）は脳に作用して交感神経を抑制する．よって，高血圧において制御性T細胞が減少していることが交感神経活性化の一因である可能性がある[3]．また，血中の炎症性サイトカインは視床下部室傍核におけるシクロオキシゲナーゼ2（COX-2）発現増加を介してプロスタグランジンE2を増加させ交感神経を活性化するが，血中アンジオテンシンⅡも脳に直接作用して交感神経活性化を引き起こす[3]．さらに，さまざまな循環器疾患における関与が報告されている低分子量Gタンパク質であるRhoファミリーのRhoやRacも，脳内で交感神経活性化に関与している[3]．さらに，最近の筆者らの研究により，神経細胞だけではなく脳内で最大容積を占めるグリア細胞アストロサイトにおけるアンジオテンシンⅡ受容体が慢性心不全における交感神経活性化を引き起こすことや[6]，その機序としてアストロサイトにおける抗酸化システムで重要なNrf2が機能異常をきたすことが関与している．脳内のミクログリアが炎症を引き起こし交感神経活動を活性化させることも高血圧モデル動物において明らかになってきている．

D 多臓器連関システム制御不全の治療法

1） 薬物治療

ここまで紹介した結果をもとに，RVLMのアンジオテンシンⅡ受容体を阻害すれば交感神経活動を抑制できる可能性を筆者らは提唱してきた[2,3,5]．心不全においても，脳内へのアンジオテンシンⅡ受容体拮抗薬（ARB）持続投与，あるいは脳への移行性が高いARB経口投与により，慢性心不全モデルの交感神経抑制を介して有効な治療となりうる可能性がある[3]．また，脳への移行性が高いミネラルコルチコイド受容体遮断薬，一部のスタチン，Ca拮抗薬の経口投与により，交感神経抑制を介して高血圧や心不全，メタボリックシンドローム，心房細動の有効な治療となりうることを筆者らはこれまで報告してきた[3]．

2） 圧受容器刺激装置

圧受容器反射不全は交感神経制御不全状態において必須の治療標的である．圧受容器刺激装置はすでに臨床応用がなされているが，臨床的にはかならずしも十分な結果が得られているとはいえない．この原因として，装置による刺激が生理的なフィードバック制御を再構築したものではない（刺激条件が固定されている）ことがある．その観点で，筆者らが開発した圧受容器反射の電気的な再構築は将来的な交感神経に対するデバイス治療の可能性を示すものである[4]．

自律神経研究の課題と可能性

循環器疾患の最終形である心不全は，さまざまな薬剤や，植込み型除細動器・両心室ペーシングなどの非薬物治療の登場にもかかわらず，依然として5年生存率が50％強ときわめて予後不良である．その原因として，病態の本質である「多臓器の連関による循環恒常性維持システム不全」に対する介入・是正ができていないことが大きな要因と考えられる．

循環器疾患が脳を中心とした多臓器連関による循環恒常性維持システム不全であることは，本章で述べてきたとおり明確である（図7-4）．一方で，実際の治療にどう応用するかを考えると，現実的にはいまだ概念の域にとどまっている．実現している治療手段として，すでに臨床試験も行われた腎除神経や圧受容器刺激・迷走神経刺激があるが，デバイスとして完成形ではないことに加え，どのような患者を対象にするべきなのか，および手技のエンドポイントをどうするかなど，試験デザインそのものも確立していない．さらに，圧受容器刺激や迷走神経刺激は固定された刺激条件であり，本来の生理的なフィードバック制御を再構築しているデバイ

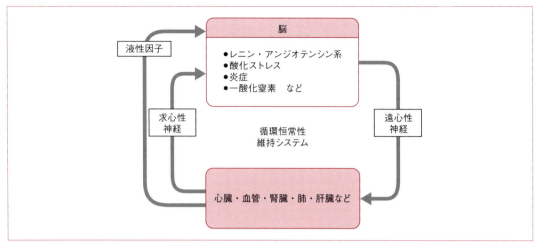

図7-4 脳による神経情報と液性因子の統合情報処理により神経出力が決まる
脳には神経情報の入力と液性因子の入力があり，それらが統合処理されて神経出力が決定され各臓器に作用し，また神経情報と液性因子が脳に入力される閉じたフィードバックループが形成されている．脳内では，レニン・アンジオテンシン系−酸化ストレスや炎症・一酸化窒素により交感神経出力が規定されている．

スではない．期待される臨床効果が十分には得られなかったのは当然といえる．

脳を標的とする交感神経抑制という治療概念において，$α_2$受容体刺激薬が脳に作用して交感神経を抑制することは確立されているが，副作用が強く，臨床的有用性も十分とはいえない．$β$遮断薬は収縮能低下型の慢性心不全や虚血性心疾患に対する有効性は確立されているが，HFpEFにおいては有効性を示せていない．そもそも，交感神経活動を臨床でどのように記録・定量評価するかも，ゴールドスタンダードとなる方法が確立できていない．今後は，electroceuticalsや脳を標的とした薬物送達システム（drug-delivery system）の開発を含めた治療手段の確立が望まれる．

〈文献〉
1) Kishi T：J. Cardiol, 59：117-122, 2012.
2) Kishi T：Hypertens. Res, 36：845-851, 2013.
3) Kishi T：Int. Heart. J, 57：145-149, 2016.
4) Funakoshi K, et al：J. Card. Fail, 20：53-59, 2014.
5) Kishi T, et al：Circulation, 109：2357-2362, 2004.
6) Isegawa K, et al：Am. J. Physiol. Heart. Circ. Physiol, 307：H1448-H1455, 2014.

8 カルシウムハンドリング異常としての心不全

小林茂樹

要旨

心筋細胞内カルシウムハンドリングには，心筋細胞内Ca^{2+}貯蔵庫である筋小胞体(SR)膜上にある，① 心筋型リアノジン受容体(RyR2)，② Ca^{2+}-ATPase(SERCA2a)などの細胞内Ca^{2+}制御にかかわるタンパク質が重要なはたらきをしている．心不全時には，これらのタンパク質の発現および機能に異常が生じ，SR内のCa^{2+}枯渇と細胞内Ca^{2+}過負荷が引き起こされる．この心筋細胞内で生じるカルシウムハンドリング異常は，収縮・拡張不全や致死的不整脈の大きな原因となる．細胞内Ca^{2+}過負荷の機序に関しては，SRへのCa^{2+}取り込みを担っているSERCA2aの異常に加えて，SRのCa^{2+}放出チャネルであるRyR2からの異常なCa^{2+}漏出がその大きな要因となりうる．本章では，この異常RyR2にフォーカスを当て，その異常のメカニズムとRyR2を標的としたRyR2安定化治療の可能性について概説する．

Clinical Question

- 生理的条件下で心筋細胞内Ca^{2+}濃度は，どのように制御されているか．また，心不全時には，どのような心筋細胞内Ca^{2+}制御異常が生じているか？
- Ca^{2+}貯蔵庫である筋小胞体(SR)膜上に存在する心筋型リアノジン受容体(RyR2)は，拡張期には，チャネル孔を閉鎖しているが，収縮期には，チャネル孔を開口し，SR内腔側から細胞質側にCa^{2+}を放出する．しかしながら，病的条件下では，拡張期にもチャネル孔が完全に閉鎖しないためRyR2からCa^{2+}漏出が認められる．このCa^{2+}漏出の分子学的機序はどのようになっているか？
- RyR2安定化薬としてのダントロレンの作用機序は，どのようになっているか？
- 心不全モデル，不整脈モデルに対するRyR2安定化薬の有効性は？
- RyR2安定化治療の臨床応用はどこまで進んだのか？

心不全における心筋細胞内Ca^{2+}制御異常

心筋の興奮-収縮連関機構(E-C coupling)とは，心筋細胞の電気的興奮から収縮・弛緩までの過程を意味し，その制御は細胞内カルシウムイオン(Ca^{2+})によって調節されている．生理的条件下では，収縮期には，細胞膜の脱分極により，細胞膜のT管に存在するL型Ca^{2+}チャネル(LTCC)から少量のCa^{2+}流入が生じ，この少量のCa^{2+}が，近傍にある心筋型リアノジン受容体(RyR2)を刺激し，Ca^{2+}貯蔵庫である筋小胞体(SR)からの大量のCa^{2+}放出を引き起こす(Ca^{2+} induced Ca^{2+} release)．この放出されたCa^{2+}は，心筋線維の中のトロポニンCに結合し，心筋細胞の収縮が起こる．一方，拡張期には，SR膜上のCa^{2+}-ATPase(SERCA2a)を介し，細胞内Ca^{2+}の大部分がSRの中に汲み上げられる．また，一部のCa^{2+}は，細胞膜に存在するNa^+-Ca^{2+}交換輸送体(NCX)で細胞外へ排出され，Ca^{2+}濃度は低下する．これら一連の制御により，細胞内Ca^{2+}濃度は，100 nM～約1 μMの範囲で制御されている[1]．

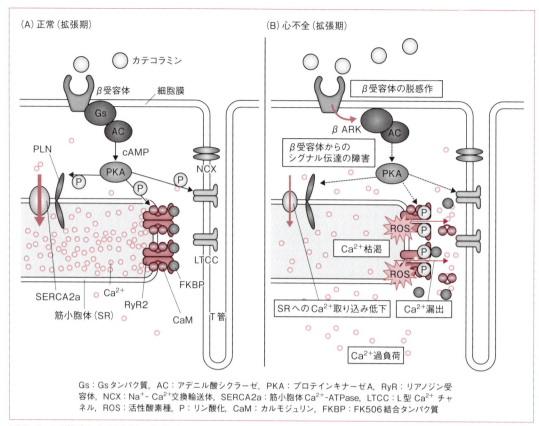

図8-1 正常時と心不全時の細胞内カルシウムハンドリング
β受容体シグナリングは筋小胞体（SR）のCa^{2+}サイクルに対して最も重要な役割を果たす．心不全時には，①β受容体の脱感作によるβ受容体シグナリング伝達の障害，②SERCAによるSRへのCa^{2+}取り込み低下，③RyR2からの拡張期Ca^{2+}漏出が生じる．その結果，SR内のCa^{2+}枯渇と細胞内Ca^{2+}過負荷が引き起こされ，収縮不全・拡張不全に至る．

A 正常時のカルシウム調節

 生理的条件下では，β受容体の刺激は，アデニル酸シクラーゼ（AC）を介して細胞内サイクリックAMP（cAMP）の産生増加を引き起こし，プロテインキナーゼA（PKA）を活性化する．活性化されたPKAは，RyR2の2809番目のセリン（Ser2809），SERCA2ポンプの内因性阻害タンパク質であるホスホランバン（PLN）のSer16，およびLTCCをリン酸化し，その結果，Ca^{2+}の放出や取り込みの速度は増加し，心筋収縮，弛緩を亢進する（図8-1）．

B 心不全時のカルシウム調節

 心不全時には，交感神経系の持続的興奮により血中カテコラミン濃度が増加し，この過度の刺激によりβ受容体の反応性は減弱する（脱感作）．この結果，ACが減少し，cAMPの産生量が低下する．cAMP産生量の低下は，PKAによるリン酸化の低下を招き，SRへのCa^{2+}取り込み能とSRからのCa^{2+}放出能を低下させる．

 また，心不全時には，SR膜に存在するCa^{2+}放出チャネルであるRyR2から本来ならば拡張期には発生しないはずのCa^{2+}漏出が生じており，このことにより，SR内Ca^{2+}枯渇や細胞内Ca^{2+}過負荷が生じている（図8-1）．その結果，心筋細胞機能が障害され，心筋の収縮不全・拡張不全，およびトリガードアクティビティ（撃発活動）の機序で致死的不整脈が引き起こされる[1]．

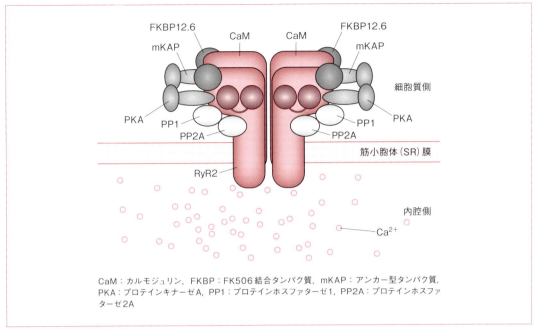

図8-2　リアノジン受容体の巨大分子複合体
リアノジン受容体は4つの相同なサブユニットで構成されている．各サブユニットは約5,000アミノ酸からなり，そのC末端側に膜貫通部位をもっている．N末端側の大部分は細胞質に大きく張り出したいわゆるFoot構造をつくっている．Foot側にはCaM，FKBP，mKAP，PKA，PP1，PP2Aなどの修飾タンパク質や酵素が結合している．

■ RyR2からみえる拡張期Ca^{2+}漏出を引き起こす分子的機序

A RyR2の構造

　RyR2はSR膜上に存在するCa^{2+}放出チャネルであり，その構造は，まったく相同なサブユニットが4つ集まった四量体である．各サブユニットは，約5,000個のアミノ酸からなるポリペプチドで，①カルモジュリン（CaM），②FK506結合タンパク質（FKBP12.6），③PKA，④アンカー型タンパク質mKAP，⑤プロテインホスファターゼ1（PP1），プロテインホスファターゼ2A（PP2A）などの調節タンパク質や酵素により巨大な複合体を形成している（図8-2）．心不全時には，RyR2安定化に寄与しているCaMやFKBP12.6はRyR2から解離しやすい状態になっている．また，脱リン酸化酵素であるPP1の活性低下により，PKAによるRyR2の過リン酸化が生じている[1〜5]．

B RyRの変異が引き起こす循環器疾患

　悪性高熱症（MH）の患者にみられる骨格筋型リアノジン受容体（RyR1）の点突然変異や，不整脈源性右室心筋症（ARVC）やカテコラミン誘発多形性心室頻拍（CPVT）の患者にみられるRyR2の点突然変異は，RyRタンパク質のなかでも3つの限局した部位に集中している（図8-3）．このことは，RyR1とRyR2のあいだに共通したチャネル制御メカニズムの異常が存在することを示唆する．

　点突然変異の集中したN末端ドメインおよび中央ドメインでは，いずれの領域に突然変異が生じてもチャネルのCa^{2+}感受性が同程度に増大することから，この2カ所のドメイン（チャネル制御ドメイン）は通常，互いに連関し，チャネル開閉のスイッチの役割を果たしていると考えられている（ドメインスイッチ仮説）[6〜8]．すなわち，MHや，ARVC，CPVTの患者では，ただ1カ所のRyRの突然変異によ

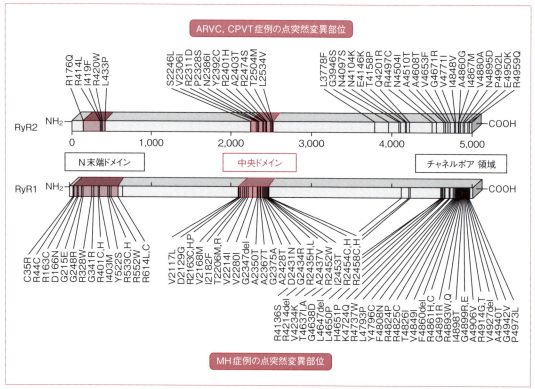

図8-3 リアノジン受容体の突然変異
上部に不整脈源性右室心筋症（ARVC），カテコラミン誘発多形性心室頻拍（CPVT）患者におけるRyR2の点突然変異部位を，下段に悪性高熱症（MH）患者における点突然変異部位を示す．両者の点突然変異部位は重なる部分が多い．

り，RyRタンパク質に局所の構造変化が生じた結果，N末端ドメインと中央ドメイン間に連関障害（unzipping）が引き起こされ，チャネルが不安定化するため，Ca^{2+}漏出が生じる（図8-4）．

また，後天性の疾患である心不全においては，交感神経活性が持続的に亢進しており，PKAやカルモジュリンキナーゼⅡ（CaMKⅡ）を介してRyR2のリン酸化が生じる[3〜5,11]．さらに，心不全時には心筋細胞内に活性酸素種（ROS）が多く産生されており，このROSにより，RyR2が酸化される．このように，病的条件下ではRyR2のリン酸化や酸化によって，やはりRyR2のドメイン連関障害（unzipping）が引き起こされる[4,7,9,10]．さらに，このRyR2内のドメイン連関障害により，RyR2に結合していたCaMが解離し，RyR2が不安定化し，拡張期にCa^{2+}漏出が引き起こされる[2,10,11]（図8-4）．

RyR安定化治療

筆者らは，MHの治療薬であるダントロレンがRyR1のN末端ドメインに結合し，N末端ドメインとセントラルドメイン間のドメイン連関障害を是正することによりRyR1からのCa^{2+}漏出を抑制するという詳細な分子作用機序を提唱した[12]（図8-4）．また，ダントロレンのRyR1に対する結合部位（Leu590-Cys609）のアミノ酸配列は，RyR1のみならずRyR2においても完全に保存されていることから，ダントロレンはRyR2へも結合することが予想された．そこで筆者らが，水晶発振子マイクロバランス法を用いてダントロレンとRyR2の結合様式を解析したところ，結合部位がRyR1と同じアミノ酸

8. カルシウムハンドリング異常としての心不全

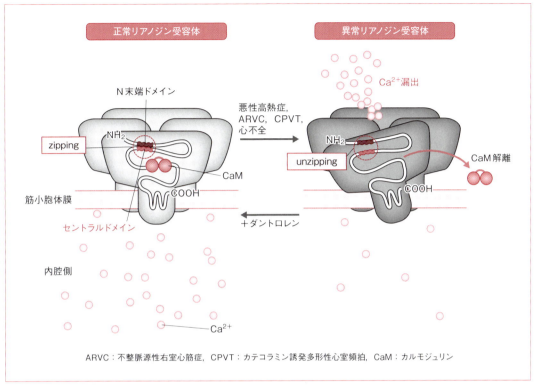

図8-4　ドメインスイッチ仮説
N末端ドメイン（1～600番めのアミノ酸の領域）とセントラルドメイン（2,000～2,500番めのアミノ酸の領域）が互いに結合（zipping）し，RyRチャネルを安定化しているが，どちらかのドメインに生じた点突然変異によりチャネル制御ドメインどうしの結合が弱くなると（unzipping），チャネルは不安定化し，Ca^{2+}漏出を生じる．不全心でも同様に，RyRのリン酸化や酸化により，ドメイン連関障害（unzipping）が生じ，チャネルは不安定化している．一方，ダントロレンはRyRのN末端ドメイン結合し，ドメイン連関障害を是正し（zipping），チャネルを安定化する．このように，N末端ドメインとセントラルドメインはzipping/unzippingという立体配置の変化でRyRのチャネル孔の開閉を制御するスイッチのようなはたらきをしている．また，このドメインスイッチがunzippingすると，RyR2の安定化に寄与しているCaMがRyR2から解離する．

配列のLeu601-Cys620であることが同定できた[13]．加えて，マウスCPVTモデルやイヌ心不全モデルにおいて，ダントロレンは，RyR2のドメイン連関障害を是正し，RyR2に対するCaMの親和性を亢進し，RyR2を安定化し，RyR2からのCa^{2+}漏出を抑制することを明らかにした[2,11,16]．

心不全モデル，不整脈モデルに対するRyR2安定化治療の有効性

イヌ心不全モデルにおいて，RyR安定化薬であるダントロレンの慢性投与を行うと，左室リモデリングの進行と左室駆出率の低下は抑制された[13]（図8-5）．

ヒトCPVT症例と同じ*RyR2*遺伝子変異をもつノックインマウス（R2474S/＋）においても，ダントロレンの慢性投与により，トレッドミル運動誘発性あるいはエピネフリン誘発性心室頻拍が抑制されることを報告した[14,15]（図8-6）．さらに，横行大動脈縮窄（TAC）心不全モデルの心筋細胞においても，RyR2に対する親和性を強めたCaM（HA-CaM）を投与すると，RyRとCaMの結合比率が改善し，不整脈の原因となるカルシウム漏出（Ca^{2+} spark）や自然発生的な一過性Ca^{2+}上昇（spontaneous Ca^{2+} transient）の頻度は，有意に抑制された[16]（図8-7）．

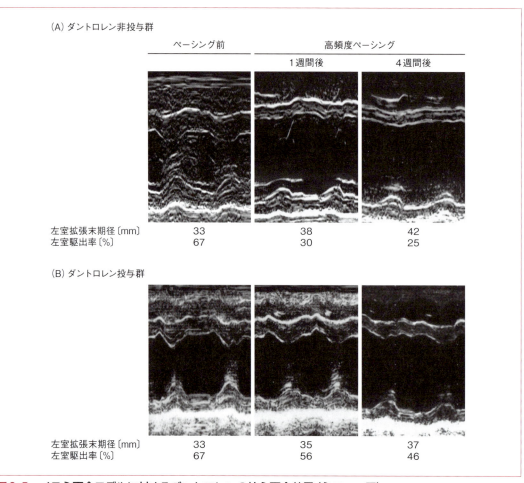

図8-5 イヌ心不全モデルに対するダントロレンの抗心不全効果(心エコー図)
イヌ心臓に高頻度ペーシングを行うと，4週間で左室拡張末期径は拡大し，左室駆出率も著明に低下する．一方，ダントロレンの慢性投与下にて，高頻度ペーシングによる左室リモデリングの進行と左室駆出率の低下は明らかに抑制される．

■ RyR2安定化治療の臨床応用について

　筆者らは，ヒト心不全患者でのダントロレンの心室頻拍治療に対する有効性と安全性を検討するため，臨床試験「心疾患を有する心室頻拍症に対するダントロレンの安全確認試験(UMIN000004346)」を開始しており，RyR2安定化薬(ダントロレン)の安全性と抗不整脈効果を確認しつつある．さらに，最近，新たな臨床試験「慢性心不全におけるダントロレンの予後および心室性不整脈に与える効果と安全性を評価する多施設ランダム化二重盲検試験(SHO-IN Trial. UMIN 000028766)」を開始し，RyR2安定化治療のエビデンスを明らかにしようとしているところである．ダントロレンは，MH，全身こむら返り，痙性麻痺に対してすでに保険適用があり，人体への安全性は確認されている．

　心不全および致死的不整脈に対しても，ダントロレンの安全性・有効性が確認されれば，従来の抗不整脈薬や心不全治療薬とはまったく異なった作用機序を有することから，難治性心不全患者や薬物抵抗性の致死的不整脈に対する新しい治療戦略となることが期待される．

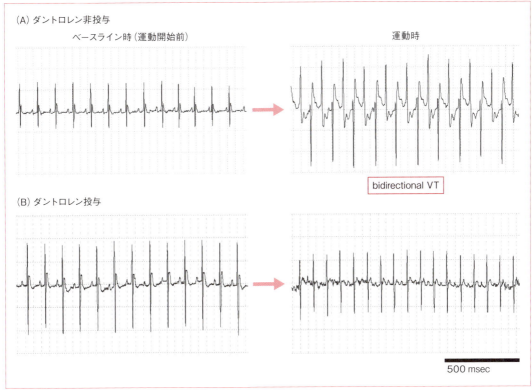

図8-6 マウスCPVTモデルにおけるダントロレンの抗不整脈効果（心電図）
トレッドミルによる運動誘発性の両方向性心室頻拍（bidirectional VT）は，ダントロレンの投与下で完全に抑制される．

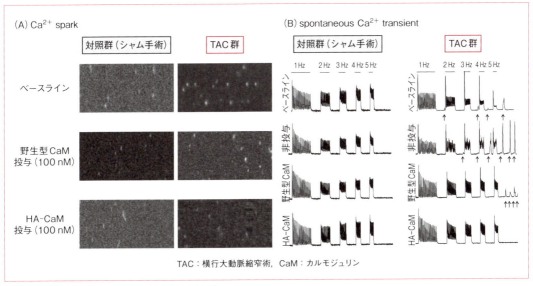

TAC：横行大動脈縮窄術，CaM：カルモジュリン

図8-7 TAC心不全モデルと致死的不整脈
横行大動脈縮窄（TAC）による心不全モデルでは，RyR2からの拡張期のCa^{2+}漏出（Ca^{2+} spark）の頻度が多いほど，自然発生的な一過性Ca^{2+}上昇（spontaneous Ca^{2+} transient）の頻度も増加する．しかしながら，RyR2に親和性の高いCaM（HA-CaM）の存在下では，Ca^{2+} sparkとspontaneous Ca^{2+} transientの頻度は有意に抑制される．

[Kato T, Yamamoto T, et al：Heart. Rhythm, 14：120-127, 2017を一部改変]

おわりに

心不全時のRyR2からの異常なCa^{2+}漏出は心不全や致死的不整脈の重要な原因のひとつである．RyR2の不安定化および安定化の分子学的機序ついては明らかになってきており，RyR2を分子標的とした新しい心不全治療の臨床応用が期待されている．

〈文献〉

1) Yano M, Yamamoto T, et al：Nat. Clin. Pract. Cardiovasc. Med, 3：43-52, 2006.
2) Ono M, Yano M, et al：Cardiovasc. Res, 87：609-617, 2010.
3) Yano M, Kobayashi S, et al：Circulation, 107：477-484, 2003.
4) Oda T, Yang Y, et al：J. Mol. Cell. Cardiol, 85：240-248, 2015.
5) Uchinoumi H, Yang Y, et al：J. Mol. Cell. Cardiol, 98：62-72, 2016.
6) Ikemoto N, Yamamoto T：Front. Biosci, 7：d671-d683, 2002.
7) Oda T, Yano M, et al：Circulation, 111：3400-3410, 2005.
8) Yamamoto T, Yano M, et al：Circulation, 117：762-772, 2008.
9) Yano M, Okuda S, et al：Circulation, 112：3633-3643, 2005.
10) Mochizuki M, Yano M, et al：J. Am. Coll. Cardiol, 49：1722-1732, 2007.
11) Hino A, Yano M, et al：Cardiovasc. Res, 96：433-443, 2012.
12) Kobayashi S, Bannister ML, et al：J. Biol. Chem, 280：6580-6587, 2005.
13) Kobayashi S, Yano M, et al：J. Am. Coll. Cardiol, 53：1993-2005, 2009.
14) Uchinoumi H, Yano M, et al：Circ. Res, 106：1413-1424, 2010.
15) Kobayashi S, Yano M, et al：Circ. J, 74：2579-2584, 2010.
16) Kato T, Yamamoto T, et al：Heart. Rhythm, 14：120-127, 2017.

9 HFrEFとHFpEFの細胞内シグナル

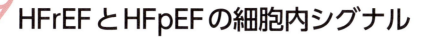

沼田玄理，瀧本英樹

要旨

心不全は，心収縮率（EF）の低下した心不全（HFrEF）とEFの保たれた心不全（HFpEF）に分類される．HFrEFではアドレナリンβ受容体拮抗薬（β遮断薬）などの心不全治療薬が予後改善効果を示しているが，HFpEFに対して有効な薬剤はいまだ知られていない．

現在，HFpEFは単なる肥大や拡張障害ではなく，炎症や免疫異常，代謝異常が関連する全身疾患であると考えられている．そして，HFpEFの関連シグナルのうちとくに注目されているものがcGMP/PKGシグナルである．本章ではHFrEF，HFpEFに関連する細胞内シグナルを概説し，そのなかでもcGMP/PKGシグナルを中心にHFpEFの病態，治療について最新の知見をまとめる．

Clinical Question

- HFrEFとHFpEFの違いはどこにあるか．
- HFpEFの治療法としてどのような標的および薬剤が考えられるか．

HFrEF，HFpEFの分子生物学的メカニズム

一般に，心筋細胞は何らかの病的（pathological）もしくは生理的（physiological）な刺激下で肥大を生じ，結果として心筋細胞自体の容積が増加する[1]．心肥大によって壁応力（wall stress）が減少するため一時的には収縮能・ポンプ能が保持されるが，この刺激が持続すると病的肥大，心拡大に進行し，不全心となる．

Fishbergはこの不全心を心室充満障害と収縮障害の2とおりに区分した[2]．これらはのちに拡張性心不全 diastolic heart failure（DHF），収縮性心不全 systolic heart failure（SHF）と名を変え，さらに近年，心収縮率 ejection fraction（EF．駆出率ともいう）で区分されるEFの低下した心不全 HF reduced EF（HFrEF），EFの保たれた心不全 HF preserved EF（HFpEF）という分類の礎となっている．

ここからは，HFrEF，HFpEFのメカニズム，細胞内シグナルについて概説する．

A HFrEFメカニズム，細胞内シグナル

不全心で生じるリモデリングを対象とした研究はおもにHFrEF患者の心筋生検検体から始まり，リモデリングには心肥大や，虚血，カルシウムハンドリング異常，エネルギー代謝，虚血，細胞死などが関与していることが示されてきた[3]（図9-1）．

各々のメカニズムに関しては，ここでは詳細にはふれないが，HFrEFにおけるリモデリングのトリガーとなるものは，アンジオテンシンII，エンドセリンI，カテコラミンといった神経体液性因子やメカニカルストレスである．これらのトリガーは直接的または間接的に，心筋肥大，活性酸素の産生，代謝産物の蓄積，細胞死，線維化，ミトコンドリア機能障害を引き起こす[4]（図9-2）．たとえば，アンジオテンシンIIはアンジオテンシン受容体に結合し，Gqシグナルを活性化し，その下流のMAPK経路を介してMEF2A，GATA4といった増殖因子の転写を亢進させ，リモデリングを亢進させる．

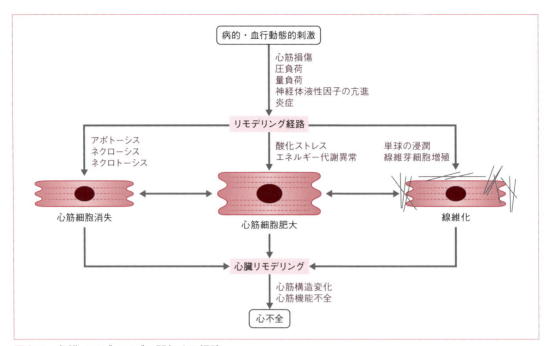

図9-1 心臓リモデリングに関与する経路
心筋細胞死，酸化ストレス，炎症，代謝異常などにより心筋細胞消失，心筋細胞肥大，線維化が生じリモデリングへとつながる．この終着点が心不全である．

[Schirone L, Forte M, et al：Oxid. Med. Cell. Longev, 2017：3920195, 2017 より一部改変]

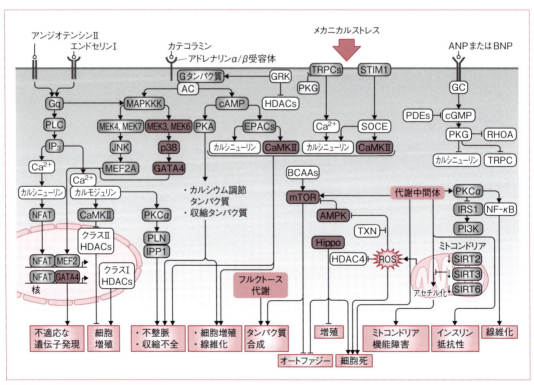

図9-2 HFrEFの細胞内シグナル
交感神経刺激，アンジオテンシン刺激などを契機に，肥大，線維化，細胞死を介しリモデリングが生じる．

[Nakamura M, Sadoshima J：Nat. Rev. Cardiol, 15：387-407, 2018 より一部改変]

現在使用されている心保護薬である，アドレナリンβ受容体拮抗薬（β遮断薬），アンジオテンシン変換酵素阻害薬（ACE阻害薬）およびアンジオテンシンII受容体拮抗薬（ARB），アルドステロン拮抗薬は，リモデリングにかかわるこれらのシグナルの上流を抑えることでその心保護効果を示していると考えられる．ただし，これらのシグナルを抑えることで多くのHFrEF患者の予後は改善してきたが，依然として一部のHFrEFやHFpEF患者には効果はなく予後不良のままである．

B HFpEFのメカニズム，細胞内シグナル

HFpEFのメカニズム解明はHFrEFに遅れをとっており，β遮断薬やARB，ACE阻害薬の使用にもかかわらず，予後の改善は得られていなかった[5]．事実，β遮断薬の投与によりHFpEF患者の心筋細胞においてもCa感受性の上昇（pCa_{50}の上昇）や，トロポニンI（TnI）リン酸化の低下といったHFrEFにおいては心保護と考えられる効果がみられたが，HFpEF患者の心筋ではpassive tensionの改善は得られておらず[6]，HFpEFはHFrEFと異なる発症メカニズムをもつと考えられるようになった．

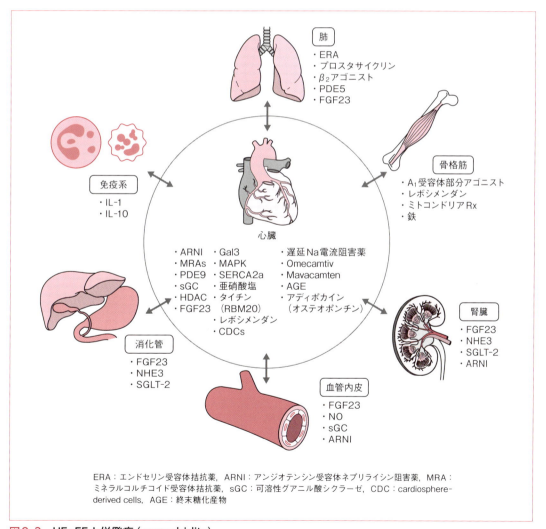

図9-3 HFpEFと併発症（comorbidity）
HFpEFは心臓とそれ以外の多くのcommorbidiyが相互に関連する全身疾患と考えられている．

［Patel RB, Shah SJ：Annu. Rev. Pharmacol. Toxicol, 59：41-63, 2019 より一部改変］

近年ではHFpEFの根幹にあるものは炎症と免疫異常と考えられている．すなわち，肥満や慢性閉塞性肺疾患(COPD)，糖尿病，鉄欠乏，心房細動などといった併発症(comorbidity)が独立して炎症シグナルの活性化を引き起こし，さまざまな臓器の内皮障害へとつながる．これらの臓器障害の程度に応じてHFpEFの表現系(phenotype)は多様性に富んでおり，そのなかには左室肥大や線維化，拡張障害のみならず，肺高血圧，腎機能障害，骨格筋障害なども含まれる．これら炎症に加えて，心筋サルコメア機能障害，カルシウムハンドリング異常，高血糖・高インスリン血症，メタボリックシンドローム，ミトコンドリア機能異常，肺高血圧による右室機能異常などがHFpEFの発症に関与していると考えられ，治療のターゲットとして期待されている[7,8]（図9-3）．

C HFpEFと炎症

ここからは，おもに炎症に着目してHFpEF研究の変遷を概説する．van HeerebeekらはHFrEF患者とHFpEF患者の心筋から心筋細胞を単離し，HFpEFの心筋細胞がより肥大しており，かつpassive forceも増大していることを示した．さらにプロテインキナーゼA（PKA）やプロテインキナーゼG（PKG）はHFpEF患者の心筋細胞でより低下しており，PKAやPKGを賦活化することによりpassive forceを低下，すなわち拡張障害を改善させることができることを報告した[9,10]．

さらにHFpEFは肥満や糖尿病など前炎症状態を高率に合併することから，炎症が心筋細胞・非心筋細胞のリモデリングに関係していると考えられるようになった[11]が，Westermannらは，HFpEF患者の心筋にはCD3，CD11a，

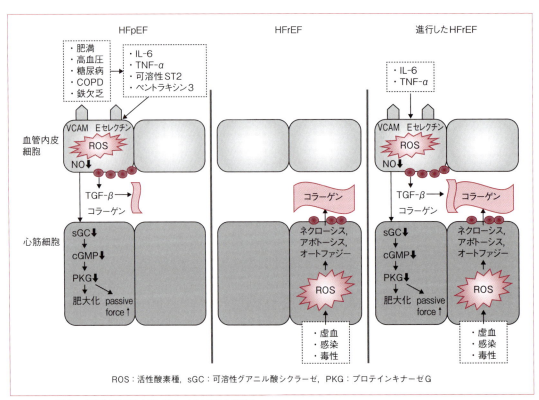

図9-4 炎症・活性酸素とHFpEF，HFrEFの関係
HFrEFでは虚血などの刺激が直接的に心筋細胞に活性酸素を生じさせリモデリングが生じるが，HFpEFでは内皮細胞に生じた活性酸素がcGMP/PKG経路を介して心筋リモデリングを引き起こす．

[Paulus WJ, Tschöpe C：J. Am. Coll. Cardiol, 62：263-271, 2013より一部改変]

CD45を発現する炎症細胞が増加しており、さらに接着分子であるVCAM-1やEセレクチンが増加していることを報告し、これを裏づけた[12]。

また、Franssenらは、HFpEF患者やHFpEFモデルラットにおいて、これら細胞接着分子の発現上昇と関連したNADPHオキシダーゼ2（NOX2）発現上昇、酸化ストレスの増加を報告し、さらに炎症が内皮細胞の内皮型NO合成酵素（eNOS）アンカップリング、NO産生低下、H_2O_2産生増加を引き起こすことを示した。その後彼らはHFpEFモデルラットのNO低下はcGMP/PKG活性低下と関連することを報告しており、HFrEFでは直接的に心筋細胞に酸化ストレス〔活性酸素種（ROS）〕が生じる一方で、HFpEFでは内皮細胞に生じた酸化ストレスがcGMP/PKGシグナルを介して心筋リモデリングをもたらすこと、また一部の難治性HFrEFでも同様の病態が存在することが示唆されている[13]（図9-4）。

すなわち、炎症からのROS産生に起因する内皮障害と、これに伴う内皮NO産生低下はHFpEFのひとつの特徴であるといえるが、心筋細胞のcGMP/PKG経路は心筋肥大や心筋硬化度（stiffness）の上昇に関与していることも知られている。つぎに、この点を中心に最新の研究について述べる。

cGMP/PKGを中心としたHFpEFメカニズム

1) cGMP/PKGシグナル

TakimotoらはマウスモデルをCentreにcGMP/PKGシグナルと心不全の関係について研究を進めてきた。cGMPは、NO-sGC-cGMPおよびANP/BNP-pGC-cGMPの2つの経路で賦活化され、ホスホジエステラーゼ（PDE）やPKGを活性化する作用をもつ[8]（図9-5）。cGMPはPDEによって分解されるが、PDEの一種であるPDE5はNO-sGC経路から産生されるcGMPを分解する作用をもち、PDE5阻害薬によりマウス圧負荷モデルにおいて心肥大を抑制することが報告されている[14]。この心肥大抑制のメカニズムとして、PKGによるRGS2のリン酸化を介したGαqシグナル抑制[15]や、ホスホランバン（PLB）のリン酸化を介した筋小胞体カルシウムポンプSERCA2aの活性上昇などが報告されている[16]。一方、PDE9はANP-pGC経路によって活性化されるcGMPを分解する作用をもっており、ヒト心筋細胞内に存在し、肥大心筋で活性化されていると報告されている。PDE9阻害薬もPDE5阻害薬と同様にマウス圧負荷モデルで肥大抑制効果が報告されている[17]。

さらにPKGには肥大抑制のみならず、心筋サルコメアタンパク質であるタイチンのリン酸を介した拡張能への関与が近年注目されている。

2) タイチン

HFpEF患者では心筋拡張障害が生じていることが有名であるが、van HeerebeekらはPKG活性の低下が拡張能の低下（passive tensionの上昇）と酸化ストレスに関与していることを報告した[10]。このpassive tensionの形成に最も寄与していると考えられているものが、心筋サルコメアタンパク質のひとつであるタイチンであり、PKGはタイチンのリン酸化を介してHFpEFと関連すると考えられている。

そもそもタイチンはサルコメアのZ板とM線に結合するヒト生体内で最大のタンパク質であり、タイチンのI帯部分はIgドメイン、N2Bドメイン、N2Aドメイン、PEVKドメインで構成されている[18]（図9-6）。タイチンによりサルコメア、ひいては心筋の伸び縮みが制御されており、タイチンを除去したサルコメアではpassive tensionが生じないことが報告されている。

タイチンによるpassive tensionの強さを左右するものは、タイチンアイソフォームとリン酸化と考えられている。タイチンを構成するN2B、N2A、PEVKエレメントはいずれもリン酸化を受け、passive tension、すなわち拡張能を変化

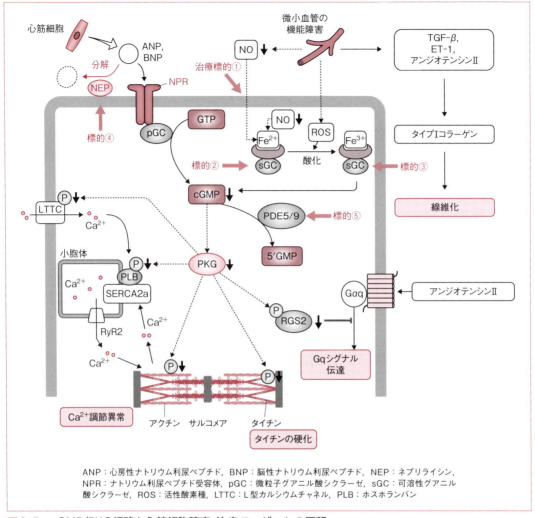

図9-5　cGMP/PKG経路と心筋細胞障害-治療ターゲットの展望
cGMPはNOから活性化されるsGCを介した経路とANP，BNPから活性化されるpGCを介した経路の2通りから産生される．これらの治療ターゲットとして，①NOドナー，②sGC刺激薬(stimulator，Fe^{2+}と結合したsGCのみを刺激)，③sGC活性化薬(activator，ROSによって酸化されたsGCも活性化)，④ネプリライシン阻害薬，⑤PDE阻害薬などが注目されている．

[Patel RB, Shah SJ：Annu. Rev. Pharmacol. Toxicol. 59：41-63, 2019 より一部改変]

させる．PKGはタイチンN2Bエレメントをリン酸化しpassive tensionを低下させ，拡張能上昇に寄与すると考えられている[19]（図9-7）．

3）治療標的の検索

先述したようにHFpEFではeNOSが障害され，cGMPが低下すると考えられているが，cGMPのもうひとつの賦活化経路であるナトリウム利尿ペプチド受容体A (NPR-A) も不全心で活性が低下しているといわれており，cGMP/PKGシグナルは，HFpEFではより低下していることが予想される[20]．これらNO-sGC，ANP (BNP) -pGCの2経路を介したcGMP/PKGシグナルが今後のHFpEFの治療標的として注目されている．

cGMP/PKGシグナルに注目したHFpEF治療

先述のようにHFpEFや進行したHFrEFにおいてcGMP/PKGシグナルが注目されてお

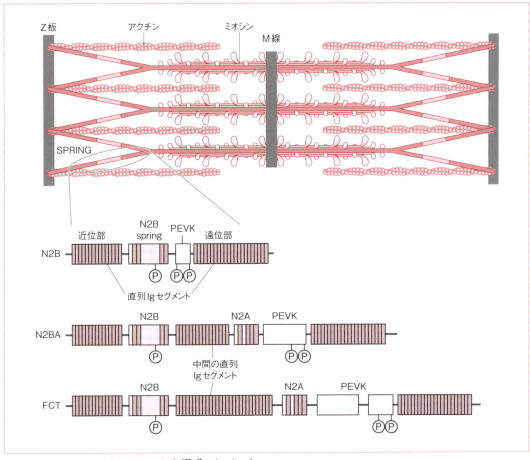

図9-6 タイチンアイソフォームと構成エレメント
タイチンはサルコメアのZ板とM線に結合しているヒトの生体内で最大のタンパク質（約3,500 kDa）であり，太いフィラメントの長さの維持，静止張力（passive tension）の形成に重要な役割を果たしている．タイチンのI帯部分はIgドメイン，N2Bドメイン，N2Aドメイン，PEVKドメインで構成される．心筋タイチンには3種類のアイソフォーム（N2B，N2BA，FCT）が知られているが，FCTは出生後徐々に減少する．成体ではN2BとN2BAが発現し，その比率がpassive tensionに関係すると考えられている．N2BAはN2Bと比較してIgドメインが長く，コンプライアンス（伸展性）も大きいためにpassive tensionは小さい．

[LeWinter MM, Granzier H：Circulation, 121：2137-2145, 2010より一部改変]

り[8]（図9-5）．このシグナルをターゲットとした治療が研究されている．

はじめに注目されたものはNO-sGC経路から活性化されるcGMPに関連したPDE5阻害薬であるシルデナフィルであるが，シルデナフィルのランダム化比較試験（RELAX試験）ではHFpEF患者における運動耐容能の改善を示すことができなかった[21]．この理由のひとつとしてRELAX試験の対象患者には高齢女性が多く含まれていることが考えられる．シルデナフィルの効果には性差があり，女性においてはエストロゲンがシルデナフィルの効果発現に不可欠であることをTakimotoらはマウスモデルで報告している[22]．

一方でcGMPを直接刺激するsGC刺激薬であるvericiguatは第Ⅱ相試験でHFpEF患者の運動耐容能の改善を示している[23]．さらに，ネプリライシン阻害薬はNPR-Aを介してpGC上昇からcGMP/PKGを上昇させるが，ARBであるバルサルタンとネプリライシン阻害薬の合剤であるLCZ696は，第Ⅱ相試験においてHFpEF患者のNT-proBNPを改善させることが報告さ

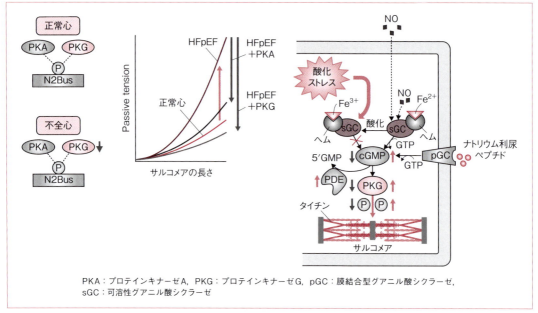

図9-7 タイチンのリン酸化とcGMP/PKGシグナル
HFpEFではPKG活性が低下しており，PKGを活性化させることによりpassive tensionの低下が得られる．
[Linke WA, Hamdani N：Circ. Res, 114：1052-1068, 2014より一部改変]

れており[24]，現在，予後改善効果の評価目的に大規模臨床試験が進行中である．また近年，PDE9阻害薬はアルツハイマー型認知症の治療薬として報告されており[25]，今後HFpEFへの適用が期待されている．

HFrEF，HFpEF治療のこれから

進行したHFrEF，HFpEFに対する治療はいまだ不十分であるが，cGMP/PKGシグナルを中心とした治療が今後の心不全治療の中心となることが期待されている．

〈文献〉

1) Karsner HT, Saphir O, et al：Am. J. Pathol, 1：351-372, 1925.
2) Fishberg AM：Heart failure. p.272, Lea Febiger, 1937.
3) Schirone L, Forte M, et al：Oxid. Med. Cell. Longev, 2017：3920195, 2017.
4) Nakamura M, Sadoshima J：Nat. Rev. Cardiol, 15：387-407, 2018.
5) Owan TE, Hodge DO, et al：N. Engl. J. Med, 355：251-259, 2006.
6) Hamdani N, Paulus WJ, et al：Eur. Heart. J, 30：1863-1872, 2009.
7) Lam CSP, Voors AA, et al：Eur. Heart. J, 39：2780-2792, 2018.
8) Patel RB, Shah SJ：Annu. Rev. Pharmacol. Toxicol, 59：41-63, 2019.
9) van Heerebeek L, Borbély A, et al：Circulation, 113：1966-1973, 2006.
10) van Heerebeek L, Hamdani N, et al：Circulation, 126：830-839, 2012.
11) Paulus WJ, Tschöpe C：J. Am. Coll. Cardiol, 62：263-271, 2013.
12) Westermann D, Lindner D, et al：Circ. Heart. Fail, 4：44-52, 2011.
13) Franssen C, Chen S, et al：JACC Heart. Fail, 4：312-324, 2016.
14) Takimoto E, Champion HC, et al：Nat. Med, 11：214-222, 2005.
15) Takimoto E, Koitabashi N, et al：J. Clin. Invest, 119：408-420, 2009.

16) Kranias EG, Hajjar RJ：Circ. Res, 110：1646-1660, 2012.
17) Lee DI, Zhu G, et al：Nature, 519：472-476, 2015.
18) LeWinter MM, Granzier H：Circulation, 121：2137-2145, 2010.
19) Linke WA, Hamdani N：Circ. Res, 114：1052-1068, 2014.
20) Volpe M, Carnovali M, et al：Clin. Sci, 130：57-77, 2016.
21) Redfield MM, Chen HH, et al：JAMA, 309：1268-1277, 2013.
22) Sasaki H, Nagayama T, et al：J. Clin. Invest, 124：2464-2471, 2014
23) Pieske B, Maggioni AP, et al：Eur. Heart. J, 38：1119-1127, 2017.
24) Solomon SD, Zile M, et al：Lancet, 380：1387-1395, 2012.
25) Su T, Zhang T, et al：Sci. Rep, 6：21826, 2016.

10 栄養・エネルギー代謝から考える心不全

佐野元昭，山本恒久，遠藤　仁

要旨

心筋梗塞などによる心臓組織の一次的傷害だけでなく，過食や運動不足など心臓を取り巻く環境の変化が複合的にかかわりあって心臓に負荷を与え，器質的・機能的リモデリングが進行していく．食事として摂取する脂肪酸の質が生体機能に影響を与えることも知られている．同じ高脂肪食（総カロリー中の60％が脂肪）でも，脂肪としてラードを使用した高脂肪食（飽和脂肪酸/単価不飽和脂肪酸比率の高い高脂肪食）でマウスを飼育した場合は，心肥大・線維化を伴う拡張機能低下は顕著であるが，脂肪としてオリーブオイルを使用した高脂肪食（飽和脂肪酸/単価不飽和脂肪酸比率の低い高脂肪食）で飼育した場合には，これらの変化は目立たない．心臓における脂肪酸β酸化，脂肪滴として蓄積される中性脂肪含量は両群間で差はなく，両群間で差が認められたのは，膜リン脂質を構成する脂肪酸組成であった．すなわち，ラードを食べさせたマウスでは，膜の飽和脂肪酸/単価不飽和脂肪酸比率が上昇（膜の流動性が低下）し，小胞体ストレス応答遺伝子が強く誘導されていた．さらに，microRNAで制御されている心筋Sirt1/AMPKの発現も低下しており，その下流で発現が制御されている脂肪酸不飽和化酵素SCD1の発現低下も膜の飽和脂肪酸/単価不飽和脂肪酸比率の上昇（膜の流動性の低下）に拍車をかけていることもわかってきた．

Clinical Question

国内では，心不全で入院した患者数が2016年には26万人にのぼり，毎年1万人のペースで増え続けている．拡張機能低下に対しては一次予防が重要であり，無症状の壮年期にいかにリスク因子に介入して，老後の拡張機能低下型心不全の発症を防ぐかが重要である．

油（脂肪酸）には，①エネルギー源，②シグナル分子，③生体膜成分としての3つの役割がある．これまで，メタボローム解析，安定同位体を用いたフラクソーム解析，MALDI-イメージング質量分析技術を用いて，心臓における，①エネルギー源，②シグナル分子としての脂肪酸の役割に関する研究は進んできた．しかし，③生体膜成分としての脂肪酸の役割，とくに，膜リン脂質を構成する脂肪酸組成が心機能に及ぼす影響については，世界的にみてもこれまでほとんど検討されてこなかった．

心臓における脂肪酸の役割

心臓における脂肪酸の役割を細胞レベルで明らかにするため，これまでにさまざまな条件で心筋細胞を培養した研究が行われている．培養上清中にパルミチン酸（飽和脂肪酸，16:0）を添加すると，濃度依存性に細胞死が誘導される．一方で，培養上清中にオレイン酸（単価不飽和脂肪酸，18:1）を添加しても細胞死は誘導されず，致死量のパルミチン酸とともにオレイン酸を共添加するとパルミチン酸による細胞死は抑制される（図10-1）．

飽和脂肪酸 saturated fatty acid（SFA）と単価不飽和脂肪酸 monounsaturated fatty acid（MUFA）の比率をSFA/MUFA比とよぶ．筆者らの研究グループは，培養上清中にパルミチン酸を添加すると，細胞の膜リン脂質の脂肪酸組成に占めるSFA/MUFA比が上昇して小胞体ストレスが誘導されることと，オレイン酸を

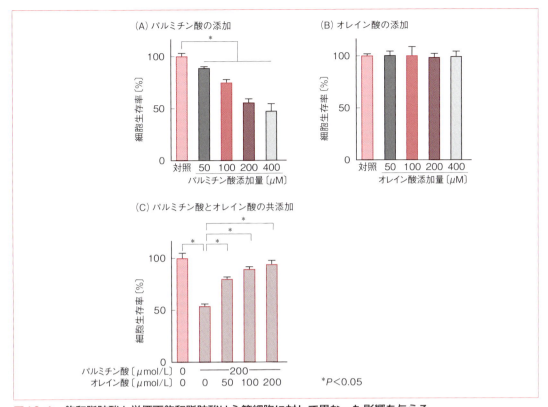

図10-1　飽和脂肪酸と単価不飽和脂肪酸は心筋細胞に対して異なった影響を与える
心筋細胞の培養上清中に脂肪酸を添加し，24時間後の細胞生存率を調べた．培養上清中にパルミチン酸（飽和脂肪酸）を添加すると，濃度依存性に細胞死を誘導する．一方で，培養上清中にオレイン酸（単価不飽和脂肪酸）を添加しても，細胞死は誘導されない．致死量のパルミチン酸にオレイン酸を共添加させるとパルミチン酸による細胞死が抑制される．

共添加した場合はパルミチン酸添加によるSFA/MUFA比の上昇と小胞体ストレス応答の誘導が抑制される現象を確認した．

生体内の脂肪酸には，①エネルギー源，②シグナル分子，③生体膜成分としての役割が想定されているが，筆者らはここまでの観察結果に基づいて，食する油（脂肪酸）の質が変わると，③生体膜成分が変化することによって生体機能（ここでは心機能）に影響を及ぼすのではないかと仮説を立てて検証するに至った．

■ 脂肪毒性

過食や加齢に伴う運動不足は，心臓への脂肪酸の取り込み量を増加させる一方で，脂肪酸のβ酸化（脂肪酸をエネルギー源とするための代謝反応）を減少させる結果，脂肪酸の取り込みとβ酸化のミスマッチを生み，心筋脂肪症 myocardial steatosis を引き起こす．心筋の中性脂肪含量については，耐糖能障害から糖尿病へと糖代謝異常が進行するに従って増加していること[1]，また，高齢者では若年者と比べて高値であり，心筋中性脂肪含量は拡張機能と負に相関すること[2] が報告されている．脂肪毒性 lipotoxicity とは，非脂肪組織に過剰な脂肪が蓄積した結果，細胞機能障害や細胞死を引き起こす現象である．脂肪毒性は心不全の病態形成にとって重要な役割を果たしている．

脂肪酸の取り込みとβ酸化のミスマッチが心機能障害を引き起こすことは，心筋細胞に特異的な長鎖アシルCoA合成酵素1[3]，リポタンパク質リパーゼ[4]，脂肪酸トランスポーター1[5]を

過剰発現させたマウス，あるいは代謝にかかわる転写因子PPARαを過剰発現させたマウスを用いて証明されている[6〜8]．その背景にある分子機序としては，有毒な脂質中間代謝産物（セラミドやジアシルグリセロール）の蓄積，ミトコンドリアへの過負荷による活性酸素の産生，脂肪酸を燃焼させるためには（糖と比べて）より多くの酸素を消費することなどが想定されてきた．

食として摂取する油（脂肪酸）の質

食として摂取する油（脂肪酸）の質 lipoquality が生体機能に大きな影響を与えることが知られている．SFAの摂取を減らして，MUFAや，多価不飽和脂肪酸 polyunsaturated fatty acid（PUFA）の摂取を増やすと，心血管イベントの発生リスクを下げられることが知られている．SFAであるパルミチン酸（16:0）は常温で個体，一方で，MUFAであるオレイン酸（18:1）は常温で液体と，物性が大きく異なる．

A 細胞レベルでみる脂肪酸の質の作用

すでに述べたとおり，心筋細胞の培養上清中にパルミチン酸（SFA，16:0）を添加すると，濃度依存性に細胞死を誘導することが知られていた（図10-1）．機序としては，ミトコンドリアに存在するリン脂質であるカルジオリピンの合成が低下すること，細胞膜に含まれるスフィンゴ脂質であるセラミドの合成が増えること，小胞体ストレスが誘導されること，ミトコンドリアダイナミックスが変化すること（融合→分裂）などが提唱されている．一方で，培養上清中にオレイン酸（MUFA，18:1）を添加しても細胞死は誘導されず，致死量のパルミチン酸にオレイン酸を共添加させるとパルミチン酸による細胞死が抑制される（図10-1）．

筆者らの研究グループは，心筋細胞の培養上清中にパルミチン酸を添加すると，膜リン脂質の脂肪酸組成に占めるSFA/MUFA比が上昇して（膜の流動性が低下して）小胞体ストレスが誘導されること，オレイン酸を共添加するとパルミチン酸添加によるSFA/MUFA比の上昇と小胞体ストレス応答誘導がキャンセルされる現象を確認した．これらの観察に基づいて，食する油（脂肪酸）の質が変われば生体膜成分が変化することによって生体機能（ここでは心機能）に影響を及ぼすのではないかと仮説を立てて検証するに至った．

B 食する脂肪酸の質が生体機能に与える影響

マウスを2種類の高脂肪食（60 kcal% fat）で4週齢から20週齢まで飼育した（図10-2）．一方は，脂肪としてラードを使用し（高ラード食：SFA 32%，MUFA 36%），他方は，脂肪としてオリーブオイルを用いた（高オリーブ食：SFA 14%，MUFA 68%）．また，対照群（コントロール）として普通食（10 kcal% fat）で飼育したマウスを用いた．

高ラード食と高オリーブ食は，同程度の体重増加，肝重量増加（脂肪肝），内臓脂肪重量増加を引き起こしたが，高ラード食群では高オリーブ食群と比較して，心臓は肥大し，拡張機能が障害されていた．加えて，高ラード食と高オリーブ食はともにミトコンドリア機能関連遺伝子（$Tfam$, $Ppar\alpha$, $Pgc1\alpha$, $Nrf1$），中性脂肪のターンオーバー関連遺伝子（$Pnpla2/Atgl$, $Dgat1$），脂肪酸のエネルギー代謝関連遺伝子（$Cpt1$, $Cd36$, $Acox1$, $Acsl1$）の発現を上昇させていたが，その程度に差はなく，心筋細胞の中性脂肪酸含量，セラミドやジアシルグリセロール含量の上昇の程度にも差を認めなかった．したがって，脂肪酸が過剰に摂取されている条件下においては，脂肪酸β酸化の活性は，脂肪酸の量によって規定されており，脂肪酸の質には依存しないと考えられた．対照的に変化が認められたのが，膜リン脂質のSFA/MUFA比と小胞体ストレス応答遺伝子の発現であった．高ラード食群では，SFA/MUFA比が上昇

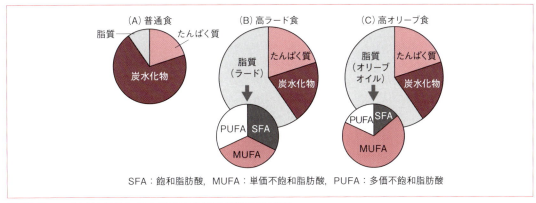

図10-2 マウスに与えたえさに含まれる各栄養素の比率
マウスを2種類の高脂肪食（60 kcal% fat）で4週齢から20週齢まで飼育した．一方は，脂肪としてラードを（高ラード食：飽和脂肪酸32％，単価不飽和脂肪酸36％），他方は，脂肪としてオリーブオイルを用いた（高オリーブ食：飽和脂肪酸14％，単価不飽和脂肪酸68％）．コントロールとしては普通食（10 kcal% fat）で飼育したマウスを用いた．

し，小胞体ストレス応答遺伝子が誘導されていたが，高オリーブ食群では，SFA/MUFA比の上昇や小胞体ストレス応答遺伝子の誘導は観察されなかった．

ここまでの結果より，「食する油（脂肪酸）の飽和脂肪酸比率が高いと，心筋膜リン脂質の脂肪酸におけるSFA/MUFA比を高めて，これが，拡張機能障害に関与している」という仮説が立てられた．機序としては，① 食する油（脂肪酸）の組成が直接的に心筋細胞膜成分に影響を与えている可能性と，② 食する油（脂肪酸）の組成が膜のリン脂質の組成を制御する膜脂肪酸リモデリング酵素に影響を及ぼして間接的に心筋細胞膜成分に影響を与えている可能性が考えられた．

C 脂肪酸の質が作用する分子メカニズム

高ラード食群と高オリーブ食群との比較から，高ラード食群では心臓のSirt1活性が低下していることが見いだされた．Sirt1は核内受容体LXRを介して膜脂肪酸リモデリング酵素であるステアロイルCoA不飽和酵素（SCD1．小胞体膜に局在して飽和脂肪酸を単価不飽和脂肪酸に変換する）の発現を制御していることが知られている．実際，Sirt1の発現・活性が低下している高ラード食群では心臓でのSCD1の発現も低下していた．これを受けて，食する油（脂肪酸）の質が膜脂肪酸リモデリング酵素の発現に影響を及ぼして，間接的に心筋細胞膜リン脂質のSFA/MUFA比に影響を与えている可能性についてさらに検討を進めた．

心筋細胞特異的にSirt1を欠失させたマウスでは，野生型のマウスと比べてSCD1の発現が低下していたが，通常食を食べさせている条件では，心臓に解剖学的異常・機能的異常を認めなかった．しかし，高ラード食を負荷すると，心筋細胞特異的にSirt1を欠失させたマウスでは，野生型マウスと比べて，心臓の膜リン脂質のSFA/MUFA比の上昇（流動性低下）の程度が大きく，拡張機能もより低下していた．一方，Sirt1を欠失させたマウスと野生型マウスで，高脂肪食を負荷した際のミトコンドリア機能関連遺伝子（*Tfam*，*Ppara*，*Pgc1α*，*Nrf1*）や，中性脂肪のターンオーバー関連遺伝子（*Pnpla2/Atgl*，*Dgat1*），脂肪酸のエネルギー代謝関連遺伝子（*Cpt1*，*Cd36*，*Acox1*，*Acsl1*）の発現上昇の程度に差はなく，心筋細胞の中性脂肪含量，セラミドやジアシルグリセロール含量の上昇の程度にも差を認めなかった．これらの結果から，心臓のSirt1は高飽和脂肪酸食を摂取した際のSFA/MUFA比の上昇に対して拮抗的に作用していることがわかった．

表10-1 食する油(脂肪酸)の質が代謝や心機能に与える影響

	高ラード食	高オリーブ食
インスリン抵抗性	＋＋＋	＋
内臓脂肪慢性炎症	＋＋＋	＋
心臓Sirt1発現・活性	↓	－
心臓膜リン脂質SFA/MUFA比	↑	－
小胞体ストレス	↑	－
拡張機能障害	＋＋	±

最後に，Sirt1の活性化が，高ラード食負荷に伴う心臓の膜リン脂質のSFA/MUFA比の上昇(流動性低下)や拡張機能障害を改善する可能性について検討した．14週にわたって高ラード食を負荷したマウスにおいて，最後の1週間にSirt1を活性化させるニコチンアミドモノヌクレオチド(NMN)を投与すると，膜リン脂質のSFA/MUFA比の上昇(流動性低下)や拡張機能の低下が改善することが明らかとなった．

D 脂肪酸の質と疾患発症の関連

高ラード食と高オリーブ食は，インスリン抵抗性や内臓脂肪慢性炎症に与える影響も異なる．心臓に目を向けると，Sirt1の発現と活性，膜リン脂質でのSFA/MUFA比，小胞体に与える影響も異なる(表10-1)．これらの因子がどのようにリンクして，拡張機能障害に発展するのか，さらなる検討が必要である．Sirt1の活性化が，膜リン脂質SFA/MUFA比や小胞体ストレスを緩和して，拡張機能障害を改善する結果は，これらの因子が深く関与している可能性を強く支持する．

脂肪酸の質の改善は心機能の低下を抑制できるか

過食や運動不足，肥満や加齢に伴う心臓脂肪酸の取り込みと代謝のミスマッチは，拡張機能障害の原因であるが，そこには，脂肪酸の量的なミスマッチだけでなく，脂肪酸の質のバランスのミスマッチも関与していることがわかった．飽和脂肪酸と不飽和脂肪酸(ここで紹介した研究では単価不飽和脂肪酸)をバランスよく摂取することが，拡張機能低下型心不全の発症を防ぐ鍵となっている可能性が示唆された．

〈文献〉

1) McGavock JM, Lingvay I, et al：Circulation, 116：1170-1175, 2007.
2) van der Meer RW, Rijzewijk LJ, et al：Eur. Heart. J, 29：1516-1522, 2008.
3) Chiu HC, Kovacs A, et al：J. Clin. Invest, 107：813-822, 2001.
4) Yagyu H, Chen G, et al：J. Clin. Invest, 111：419-426, 2003.
5) Chiu HC, Kovacs A, et al：Circ. Res, 96：225-233, 2005.
6) Finck BN, Lehman JJ, et al：J. Clin. Invest, 109：121-130, 2002.
7) Yang J, Sambandam N, et al：Circ. Res, 100：1208-1217, 2007.
8) Duncan JG, Bharadwaj KG, et al：Circulation, 121：426-435, 2010.

11 ミトコンドリア異常は心不全の原因か

星野　温，的場聖明

要旨　心不全心筋のミトコンドリアでは形態的，機能的に異常が観察されることはよく知られている．電子顕微鏡での観察では，内部構造の破壊，膨張，断片化などがみられ，エネルギー産生能は低下，活性酸素を放出し，炎症や細胞死を引き起こしている．これだけの負の作用があるため，心不全におけるミトコンドリアの変化は単に発症に付随して生じているだけでなく，心不全の原因にもなっていると考えられているが，これまでミトコンドリア機能改善による心不全治療は成功していない．また，ミトコンドリアの機能に異常を生じる機序については，従来の酸化ストレスやミトコンドリア生合成の低下に加え，近年明らかになったミトコンドリアダイナミクスも重要な役割を果たしており，有望な治療標的となる．とくに，異常ミトコンドリアをオートファジーで分解処理するマイトファジーは，ミトコンドリア生合成とも密接に関係しており，分解と生合成の協調的制御機構の背景となるミトコンドリア-核間ネットワークの解明は次世代心不全治療として新たな治療標的となることが期待される．

Clinical Question

心不全の進行に伴い，心筋のミトコンドリアに機能異常が生じることはよく知られている．機能が障害されたミトコンドリアでは，エネルギー産生が低下するだけでなく，酸化ストレス応答や心筋細胞死が誘導されるほか，また近年では，ミトコンドリアDNAが放出され，それに伴う自然免疫反応から慢性炎症が誘導されることがわかっている．では，このミトコンドリアの異常は心不全の進行にどの程度寄与しているのだろうか．また，ミトコンドリア機能を回復させることがどの程度心不全治療につながるのか．次世代心不全治療の標的として期待されるミトコンドリア機能異常の最前線を解説する．

心不全におけるミトコンドリア異常の古典的原因

A　ミトコンドリア異常と炎症・細胞死

心不全ではミトコンドリアに形態的変化・機能的変化が認められる．心筋のミトコンドリアは他の臓器のものに比べミトコンドリア内膜の折り畳み構造であるクリステが密に発達し，エネルギー源であるATPを産生する呼吸鎖タンパク質の発現が多い特徴がある．胎児期には比較的疎であるクリステは，生後，心臓のはたらきが本格化するに伴い密に発達してくる．それが，心不全に至ると逆にクリステの密度は低下し，呼吸鎖タンパク質の発現量も低下する．さらにクリステの構造が崩れ，ミトコンドリア自体が膨張したような形態変化が認められる（図11-1）．機能的には，呼吸鎖によるATP産生能の低下と活性酸素産生の亢進がみられ，また，アポトーシス経路の活性化とそれによる心筋細胞死がみられる．さらに近年では，異常ミトコンドリアから放出されるミトコンドリアDNAがダメージ関連分子パターン damage-associated molecular patterns（DAMPs）としてはたらき，自然免疫を介した慢性炎症を引き起こすことが心筋肥大や線維化の原因になっていることが明らかになっている．

ミトコンドリアは真核生物の細胞内に共生した他の好気性細菌に由来する器官と考えられ，

(A) 正常心筋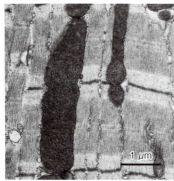

(B) 心不全心筋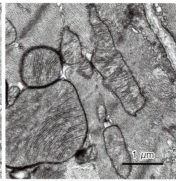

図11-1 心不全心筋ミトコンドリアの電子顕微鏡画像
心不全心筋のミトコンドリアではミトコンドリア内膜の折り畳み構造であるクリステの密度の低下や破壊像，ミトコンドリアの断片化や膨張が観察される．

その名残として独自のDNAを有している．そのDNA配列には細菌やウイルスに由来するCpGモチーフがあるため，細胞質に放出されるとTLR9（Toll様受容体9）やDNAセンサーであるcGAS（cGMP-AMP合成酵素）に認識され，NFκBやSTING（stimulator of interferon genes）の経路を経て炎症を誘導している[1]．

B 活性酸素

ミトコンドリア傷害の原因として，以前より活性酸素（ROS）の重要性が示されている．その活性酸素の発生源としては，ミトコンドリアのはたらきとNADPH酸化酵素が重要な役割を果たしている．

ミトコンドリアでは，電子伝達系でATPがつくられる際の副産物として，少量ではあるがつねに活性酸素が発生している．また，代償期心不全では心筋1細胞あたりのエネルギー産生要求が高まり，ミトコンドリアが多くのATPを産生するために活性酸素の発生も増える．一方，NADPH酸化酵素はNADPHを酸化してNADP$^+$とH$^+$に分解する．その際に発生する電子が酸素と結合することで活性酸素が発生する．心不全時には持続的交感神経刺激とレニン・アンジオテンシン系（RAS）の活性化によりNADPH酸化酵素のタンパク質発現が増えることで活性酸素の発生が増加する．さらに，この活性酸素はミトコンドリアDNAを傷害し，ミトコンドリアDNAがコードしている呼吸鎖タンパク質の機能が低下する．そのため，電子伝達系のATP産生が低下し，余剰の電子がより活性酸素発生に消費され，さらなる活性酸素を生む．加えて，ミトコンドリアから発生する活性酸素はNADPH酸化酵素の発現を亢進させるため，こちらも活性酸素の増加につながる．こうして形成された活性酸素産生の悪循環によりミトコンドリア障害が進んでいく．

C 胎児遺伝子発現

心不全では交感神経刺激やアンジオテンシンIIシグナル，酸化ストレスなど種々のストレスシグナルのほか，低酸素環境による転写調節，転写後調節，そしてエピゲノムの変化により，遺伝子発現パターンに変化がみられる．心不全が進行する際にみられるこの遺伝子発現の変化は，胎児期の心臓の発生過程でみられる遺伝子発現パターンと類似性が高いため，「胎児遺伝子発現」とよばれている．この胎児遺伝子発現により，筋線維の胎児化による収縮力低下，カルシウムハンドリング異常，エネルギー代謝変化をきたし，心不全非代償化が引き起こされている．

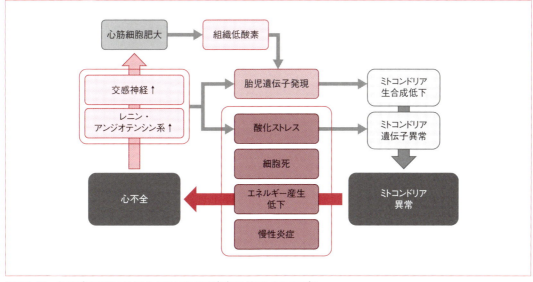

図11-2　心不全におけるミトコンドリア障害の分子メカニズム
心不全では神経液性因子活性化によりNADPH酸化酵素が誘導され活性酸素産生が増加する．さらに，神経液性因子や心筋肥大から生じる組織低酸素により，胎児遺伝子発現が誘導され，ミトコンドリアの生合成低下やミトコンドリアDNA傷害が生じることでミトコンドリアは機能低下をきたす．それにより活性酸素の産生量がさらに増加し，活性酸素-ミトコンドリア障害の悪循環を形成する．また，機能が低下した異常ミトコンドリアは，エネルギー産生能の低下に加え，細胞死シグナルによる心筋細胞の喪失，ミトコンドリアDNA放出による自然免疫・慢性炎症を引き起こすことにより心不全を進行させ，ミトコンドリア障害-心不全進行の悪循環の形成に至る．

心不全時の心筋のミトコンドリアにおいても，生合成の主要調節因子であるPGC-1αの発現が低下し，ミトコンドリアの量が減少するとともに，その形態も胎児期にみられるクリステが疎であった時期のものと類似している．また，呼吸鎖タンパク質の発現量が減少する．ミトコンドリアのエネルギー産生の低下に関しては，この胎児遺伝子発現が大きく影響している（図11-2）．

心不全におけるミトコンドリアダイナミクス

古くは，ミトコンドリアは静的なエネルギー産生器官と考えられてきたが，イメージング技術の発達とともに，とても動的なオルガネラであることが明らかにされた．ミトコンドリアは，分裂や融合を繰り返し，つねに形態を変化させ，細胞分裂や種々の細胞応答に応じてさまざまな形態を呈することがわかっている．この動的形態変化を「ミトコンドリアダイナミクス」とよぶ．

障害のあるミトコンドリアでは分裂が優位となる．断片化したミトコンドリアがさらに機能低下をきたすとオートファジー機構で分解される．これをマイトファジーとよぶ．ミトコンドリアのオートファジーによる分解には，非選択的にオートファゴソームに取り込まれて分解されるものと，ミトコンドリアが選択的にオートファゴソームに取り込まれるものがあり，厳密には後者をマイトファジーとよぶ．

マイトファジーは細胞の恒常性を脅かす異常ミトコンドリアを処理する重要な役割をもつ．マイトファジーが機能不全に陥り異常ミトコンドリアが蓄積すると，心不全をはじめ，パーキンソン病などの神経変性疾患や糖尿病の原因にもなりうる．近年の研究から，ミトコンドリアダイナミクスやマイトファジーに関係するタンパク質も同定され，分子生物学的なメカニズムも明らかになっている．

A ミトコンドリアの断片化

ミトコンドリアが強いストレスを受けると，分裂と融合のバランスが崩れ分裂が優位となり，断片化したミトコンドリア像を呈する．断片化したミトコンドリアではエネルギー産生能が低下するが，分裂を阻害する薬剤や遺伝学的手技を加えておけば，同じストレス刺激を与えてもミトコンドリアのエネルギー産生能は維持される．そのため，分裂と融合によってミトコンドリアの形態が変化することにより，あわせて機能も変化していることが示唆される．しかし現在のところ，なぜ分裂・融合の形態変化が必要なのか，また，分裂によりミトコンドリアの機能が低下するメカニズムや生物学的な意味合いは明らかになっていない．

断片化したミトコンドリアの機能がさらに低下し膜電位が低下するとマイトファジーが誘導され分解処理される．心筋細胞のミトコンドリアはもともと断片化した像を呈するが，心不全時にはよりミトコンドリアの断片化が進む．また，融合に関係するOPA1のタンパク質発現が低下し，分裂に関係するDrp1のタンパク質発現が増加しており，ミトコンドリアの断片化もミトコンドリア機能低下の一因と考えられる．

実際に分裂にかかわるDrp1のはたらきを阻害剤（Mdivi，P110）やドミナントネガティブ変異（機能阻害型の変異）の導入により抑制し，分裂を減少させると，ミトコンドリアの機能は改善するほか，心筋虚血モデルでは保護的効果があることも報告されている．このような分裂・融合に関係する遺伝子に関しては遺伝子変異マウスの解析も多くなされているが，Drp1をノックアウトしたマウスでは保護的な効果はなく，逆に致死的な異常を認めた．また，融合に関係するMfn1/2やOPA1のノックアウトマウスでは心不全を認めるため，心機能の維持にはただ分裂を抑制すればいいというわけではなく，バランスのとれた分裂・融合が重要と考えられる．

B マイトファジー誘導の分子メカニズム

マイトファジーにはこれまでにいくつかの誘導経路が報告されている．ミトコンドリアの膜電位低下で誘導される，家族性パーキンソン病の原因遺伝子PINK1やParkinが関与するもののほか，酸化ストレスによってBnip3が活性化することで誘導されるもの，低酸素刺激からFUNDC1を介するもの，また，ミトコンドリア外膜が破壊された際に表出するミトコンドリア内膜タンパク質Prohibin2を介するものなどが知られる．これらのマイトファジーはいずれも，オートファゴソームをリクルートするLC3相互作用領域（LIR）を含むタンパク質がミトコンドリア表面に蓄積することで誘導される．このなかでPINK1-Parkinを介したマイトファジーは分子メカニズムがとくにくわしく解明されている．

ミトコンドリアが傷害を受け膜電位が下がると，マイトファジーが誘導され分解処理される．膜電位が低下したミトコンドリアでは，まずPINK1がミトコンドリア外膜に蓄積する．つぎに，蓄積したPINK1がE3ユビキチンリガーゼであるParkinを細胞質からリクルートし，Parkinによるミトコンドリア外膜タンパク質のユビキチン化が起こる．このユビキチン化タンパク質を足場としてLC3受容体が蓄積し，これがLC3を介してオートファゴソームを引き寄せることで，ミトコンドリアがオートファゴソームに取り込まれマイトファジーが起こる．

C マイトファジーと心不全の進行

このように異常ミトコンドリアを分解処理するマイトファジーは心不全の進行過程と密接に関係する．マウスにおける圧負荷心不全モデルでは，代償期（肥大期）には一時的にマイトファジーが亢進するが，非代償期（拡張期）に移行するにつれてマイトファジーは減少し，ミトコンドリア障害を認めるようになる[2]（図11-3）．また，老化した心筋でも非代償期の心筋と同様

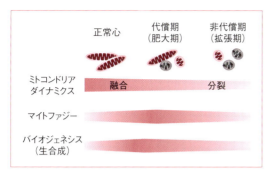

図11-3 心不全におけるミトコンドリアダイナミクスの変化

正常心筋ではミトコンドリアの分裂・融合バランスは融合優位で管状の形態をとるが、心不全の非代償期(拡張期)ではミトコンドリアストレスから分裂が優位となり、ミトコンドリアは断片化した形態となる。マイトファジーは心不全の代償期(肥大期)には一過性に亢進するがその後は低下する。マイトファジー低下に伴い、機能が低下した異常ミトコンドリアが増加する。肥大早期には生合成が亢進し一過性にミトコンドリアの量が増加するが、その後、生合成は低下し、ミトコンドリアプールの機能が低下する。

に、傷害を受けたミトコンドリアが認められるがマイトファジーは抑制されている。心不全心筋や老化心筋では老化関連タンパクであるp53が細胞質でParkinと結合し、Parkinのミトコンドリアへの移行を阻害するため、マイトファジーが抑制されている。このため、異常ミトコンドリアが取り除かれないことからミトコンドリア機能が低下し、これが心筋収縮予備能の低下の原因となっている。

このような心筋にParkinを過剰発現させ、マイトファジー誘導を活性化させると、ミトコンドリア機能の改善や心筋収縮予備能の回復が認められた。よって、マイトファジー活性化による心不全治療の可能性が示唆される[3]。

ミトコンドリア機能改善による次世代心不全治療

A ミトコンドリアを標的とした心不全治療

ミトコンドリアを標的とした心不全治療はこれまでに多くのものが試されてきたが、臨床応用され大きな効果を認めたものはまだない。

これまでに最もエビデンスが蓄積しているのは、酸化ストレスを標的とした治療である。マウスを使用した実験では、抗酸化タンパク質であるペルオキシレドキシン3やミトコンドリア標的化したカタラーゼ(過酸化水素の除去を行う酵素)の過剰発現が、心筋梗塞モデルや圧負荷心不全モデルにおいて心不全抑制を認めたため、治療薬への応用が期待されたが、抗酸化薬の臨床試験は失敗に終わっている。とくに、ビタミンEの長期投与では、逆に心不全の発症が増える結果となった臨床試験もある。

ミトコンドリア生合成の活性化を標的とした治療としては、細胞ストレス応答性のAMP活性化キナーゼ(AMPK)や、内皮型NO合成酵素(eNOS)を介した、PGC-1αの活性化が期待されている。長寿薬として話題となったレスベラトロールもSIRT1やAMPKの活性化を介してミトコンドリア生合成の活性化に寄与することが期待される[4]。また、胎児遺伝子発現によるPGC-1α発現低下のメカニズムに関しても、ヒストンアセチル化などのエピジェネティックな変化やノンコーディングRNAによる発現制御の仕組みが解明されつつあり、これらの知見を活用した治療薬の開発が期待される。ミトコンドリアダイナミクスに対しては、心不全で認められる分裂・断片化傾向を正常化する薬剤の臨床開発が期待される。

B マイトファジーを標的とした心不全治療

マイトファジーの活性化は、活性酸素やDAMPsを放出しアポトーシスを誘導しうる異常ミトコンドリアを除去するため、直接的で有望な治療標的である。マイトファジーの主要な分子メカニズムはすでに明らかになっているため、そのなかからマイトファジー誘導の閾値を低下させるような薬剤の開発が期待される。

また、心不全におけるマイトファジーの抑制は、ミトコンドリア生合成の抑制と密接に関連している。つまり、マイトファジーによるミトコンドリア分解が減少するため、分解後の物質を再利用した生合成も減少し、ミトコンドリア

のターンオーバーの延長により機能の低下したミトコンドリアが細胞内に長期間存在するようになり，ミトコンドリアプール（細胞内のミトコンドリア全体）の品質がより低下している．マイトファジーの活性化によりミトコンドリア分解が亢進すると，ミトコンドリア量の減少を補うように生合成も活性化し，ターンオーバーが短縮することで，ミトコンドリアプールの質も改善すると考えられる．

これまでの心不全サンプルを使った研究ではミトコンドリアの分解と生合成の協調的制御機構は明らかにされず，これまでと異なる研究アプローチが必要とされている．筆者らの研究グループでは，遺伝学的にマイトファジーを亢進させたマウスを独自に開発し，ミトコンドリアのターンオーバーを亢進させたサンプルを心不全サンプルとあわせて解析することで，分解と生合成の協調的制御の分子基盤となるミトコンドリア-核間ネットワークを明らかにし，新たな治療戦略の展開に取り組んでいる．

〈文献〉
1) Brown DA, Perry JB, et al：Nat. Rev. Cardiol, 14：238-250, 2017.
2) Shirakabe A, Zhai P, et al：Circulation, 133：1249-1263, 2016.
3) Hoshino A, Mita Y, et al：Nat. Commun, 4：2308：2013.
4) Bayeva M, Gheorghiade M, et al：J. Am. Coll. Cardiol, 61：599-610, 2013.

12 心不全における酸化ストレスの役割

井手友美

> **要旨** 心不全増悪に関与する心筋リモデリングにおいて，酸化ストレスが重要な役割を果たしている．不全心筋では酸化ストレスが増加しており，その主要な産生源としてのミトコンドリアは，呼吸鎖の機能低下をはじめとし，さまざまな細胞内機能にかかわっている．さらに，不全心筋でのミトコンドリアDNA（mtDNA）の量的変化は，心筋細胞内外のリモデリングに関与する．したがって，転写因子Tfamなどを用いた量的介入は，酸化ストレス低下を伴って心筋リモデリングを抑制する．一方で，生体内のレドックス制御（酸化還元反応を介した生命現象の制御）には多くの因子がかかわるなかで，レドックスへの介入が心不全の予後改善につながるという臨床的なエビデンスは得られていないのが現状であり，さらなる分子機序の解明が必要である．

Clinical Questions

心不全はあらゆる心疾患の末期像であり，生命予後は不良である．その不全心筋の病態形成・リモデリングに，酸化ストレスは重要な役割を有していると考えられる．しかし一方で，酸化ストレスを直接的なターゲットとした治療についてはいまだ臨床的エビデンスが得られておらず，さらに掘り下げた議論が必要な分野と考えられる．

本テーマについては，おもに次の3つのClinical Questionsがあげられる．

- 酸化ストレスはどのような産生機序で増加するのか
- 酸化ストレスによりどのような細胞内分子機序で不全心に至るのか．
- 酸化ストレスの制御は心不全治療のターゲットとなるのか．

心不全における酸化ストレス産生機序

A 心筋リモデリングと酸化ストレス

心不全の病態形成には，レニン-アンジオテンシン，アルドステロンなどの液性因子が関与し，それらが増悪因子となって心肥大・心筋リモデリングが進行し，最終的には非代償的に心筋の破綻が生じることが明らかにされている．また，酸化ストレスは種々の慢性疾患の病態形成と増悪機転に関与しており，あらゆる心疾患の終末像である心不全においても心筋リモデリングにおいて酸化ストレスが増加していることが知られている．このような心筋リモデリングの進展による心不全の増悪機転において，酸化ストレスが少なからず重要な役割を果たしていることが知られている．

心不全の病態の根本には心筋リモデリングが存在することが知られ，現在では，心筋のリモデリング抑制がつねに治療ターゲットの主役とされている．この心筋リモデリングはそもそも，生体内のシステムの一部としての心臓において，さまざまな循環動態や機械的負荷に対する代償機転として生じるミクロ・マクロの形態変化反応の総称であり，成長や妊娠，スポーツ選手でみられる心臓の成長や拡大は，生理的リモデリングとよぶこともある．収縮力が低下した心筋が拡大したり，収縮期に圧負荷を生じた心筋が肥大する反応も，本来はこの生理的リモ

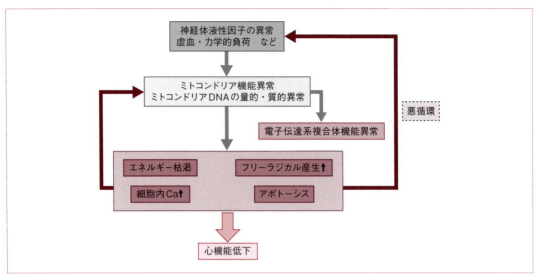

図12-1　不全心筋における酸化ストレス増大と心機能低下の悪循環
さまざまな酸化ストレス産生源のなかでも，ミトコンドリアの機能低下は，さまざまな細胞内の生体活動に関与し，さらなる機能低下をきたす悪循環を形成する．

デリングに基づくものの，これがさまざまな分子的機序により，過剰な適応状態とされるmaladaptive remodelingとして，最終的には血行動態が破綻する収縮力低下，線維化の増大につながるとされている．この心不全の病態，とくに心筋においては，酸化ストレスが増加している．この事実は，酸化ストレスが種々の病態に深く関与していることが明らかになるなかで，過去15年ほどのあいだに，おもに基礎研究によって確立された概念といえる．

B 不全心筋における酸化ストレスの産生源

慢性心不全の不全心筋においても酸化ストレスが増大していることを，ヒトで最初に証明したのは，Mallatら[1]である．心不全重症度に従って心不全患者の心嚢液中の8-イソプロスタグランジンF2α（酸化ストレスの指標のひとつ）が増加していることを明らかにした．そのほか，複数の研究によって，心不全モデル動物の不全心筋で脂質過酸化物が増加していることが示されている．

また，酸化ストレスの産生源としては，NADPH酸化酵素（NOX），キサンチンオキシダーゼ（X/XO），およびミトコンドリア電子伝達系があげられる．心筋細胞はその収縮というはたらきのために膨大なエネルギー産生を必要とするが，なかでも，ミトコンドリアはそのためのパワープラント（発電所）であり，当然ながら心筋細胞にはミトコンドリアが豊富に存在する．一方で，エネルギーとなるATP産生のためにミトコンドリアは大量の酸素を代謝しており，それに伴って微量（酸素代謝の1～5％）のスーパーオキシド（$O_2^{·-}$）が産生される．増加したスーパーオキシドは，ミトコンドリア内のマンガンイオン型スーパーオキシドジスムターゼ（Mn-SOD）によって過酸化水素に変換され，Haber-Weiss反応またはFenton反応によりヒドロキシラジカル（活性酸素種の1種）が産生される．加えて，ミトコンドリアにはNADPH酸化酵素4（NOX4）が存在し，これが圧負荷モデルの心不全において活性化し，心機能低下に寄与していることが示されている．いずれにせよ，不全心筋においてその活性酸素の主たる産生源はミトコンドリアであり，その制御が病態の少なくとも増悪機転に寄与していると考えられる（図12-1）．

心不全におけるミトコンドリアの役割と酸化ストレス

A アポトーシスを制御するミトコンドリアとその異常

　先述のとおり，とくにミトコンドリアで産生された酸化ストレスは，生体にさまざまな影響を与えることが知られている．なかでも，近年の精力的な研究により，活性酸素とアポトーシスについてシグナル伝達機構の解明が進んできた．アポトーシスには複数の経路があり，いわゆる細胞死受容体(death receptor)にTNFα，Fasリガンドが結合することで，カスパーゼを活性化する外因経路(extrinsic pathway)，および，ミトコンドリアを介した内因経路(intrinsic pathway)が知られている．

1) アポトーシスの外因経路

　カスパーゼは，活性部位にシステイン残基をもつタンパク質分解酵素であるシステインプロテアーゼの一種であり，他のカスパーゼを開裂し活性化するというカスケード(連鎖的増幅反応)のかたちで機能する．ミトコンドリア由来の過酸化水素(H_2O_2)は，JNK1，MAPKシグナリングを介してBcl-2の低下を引き起こすと同時に，カスパーゼの活性化によって，Bcl-2やBax，MEKKといった調節タンパク質のアスパラギン酸残基後部を開裂させ，ミトコンドリアの膜電位を変化させ，ミトコンドリアからチトクロムcおよびAPAF-1が漏出(translocate)する．これらが，カスパーゼ9と結合してアポトソームとよばれる集合体を形成し，つぎつぎと下流のエフェクターを活性化していくことで，アポトーシスを生じる．

2) アポトーシスの内因経路

　アポトーシスの内因経路は，アポトーシス促進因子として，ミトコンドリア由来の酸化ストレスと深く関連していることが知られている．アポトーシス促進因子であるp53は酸化ストレスを増加させるタンパク質合成を調節するレドックス関連遺伝子の発現にかかわっている．また，細胞内のCa^{2+}レベルの増加は細胞障害やミトコンドリア膜透過性遷移孔(mPTP)の開口に関連し，酸化ストレスを介したミトコンドリア由来のアポトーシスの調節に関与している．

　さらに，酸化ストレスに加えて，一酸化窒素(NO)もアポトーシス経路に関与している．NOは，ミトコンドリア膜電位の喪失を介して，またはチロシンのニトロ化を介して，直接チトクロムcを放出させる．NOドナーや内因性NOは，JNK/SAPK，p38 MAPK，カスパーゼ3の活性化，NF-κBの不活化などを介してアポトーシスを誘導する．一方，NOは，ミトコンドリア内で発生したスーパーオキシドと反応し，ペルオキシナイトライト($ONOO^-$)となり，ともに種々の細胞内シグナル伝達に関与している．がん細胞におけるNOや$ONOO^-$の増加はDNAを傷害し，その結果，p53の蓄積からBaxの増加，Bcl-2の低下をきたすことでp21を介して細胞周期に作用する．ミトコンドリア由来のNOもまた両刃の剣として細胞の条件によってその作用は異なり，最近では，これらの経路にさらに複雑にニトロ化合物が相互作用していることが示され，NOとその化合物・代謝物による種々のレドックスを介した複雑なシグナル制御が明らかにされつつある．

B 心筋症に伴うミトコンドリア機能異常

　心不全においては，ミトコンドリア機能異常が，心筋のリモデリングの進行と心不全の増悪に関与していることが示されている．しかし，ミトコンドリア機能異常がどのように心不全の病態に関与しているかには，いまだ不明な点が多い．その理由として，ミトコンドリアはその機能が多様であると同時に，その機能異常もまた多様であるために，臨床的には"ミトコンドリア機能"そのものを一元的に定義することがしばしば困難であることがあげられる．

　ミトコンドリア機能異常により，酸化ストレスの増大を介して，細胞内カルシウム過負荷，

アポトーシスの亢進などの種々の細胞内シグナリングを巻き込み，さらに，レニン-アンジオテンシン系（RAS）の活性化や，交感神経の亢進，サイトカインの上昇などが，悪循環を形成している．

C ミトコンドリアにおけるフリーラジカル産生

　生理的状態においてもミトコンドリアは1〜5％程度のスーパーオキシドを産生することが知られているが，不全心筋では，ミトコンドリアでのスーパーオキシドの産生が亢進している．心不全モデル動物の左室心筋から抽出したミトコンドリアでは，電子伝達系酵素活性は低下していることがわかっており，その活性低下はさらなるミトコンドリア内でのフリーラジカル産生につながる．また，心不全において増加しているTNFαをはじめとする種々のサイトカインが，重要な役割を果たしていることも知られている．ミトコンドリアでの過剰な活性酸素の産生が心機能低下を引き起こすことは既知のことであり，たとえば，ミトコンドリア内のスーパーオキシドジスムターゼ（SOD）を欠損したマウスは，生後数日で拡張型心筋症を生じて死亡し，グルタチオンペルオキシダーゼやペルオキシレドキシンの過剰発現マウスでは，心筋梗塞後マウスの予後を改善する．

D ミトコンドリアDNAの量的・質的異常と活性酸素産生制御

　ミトコンドリア内の活性酸素の産生には，先に述べたミトコンドリアの呼吸鎖やマトリックス内に存在するSODなどの抗酸化酵素のみならず，ミトコンドリアDNA（mtDNA）が重要な役割を担っている．

　mtDNAは，約16kbの環状DNAで，酸化的リン酸化に関与する複合体サブユニットおよびrRNA，tRNAをコードしている．核DNAと異なり，酸化傷害に対する十分な修復機構をもたないことなどから，ミトコンドリア内膜で産生された活性酸素は，その近傍に存在するmtDNAを傷害すると考えられる．あわせて，mtDNAがコードしている電子伝達系酵素の活性も低下する．

　ミトコンドリア内には，核DNAにみられるヌクレオソーム構造を形成するヒストンタンパク質が存在しない．一方，mtDNAには，ミトコンドリア転写因子A mitochondrial transcription factor A（Tfam）が結合して存在し，その量的維持を担っている[2]．実際，Tfamを過剰発現させたマウスでは，mtDNAのコピー数は増加し，心筋梗塞後の予後を著しく改善した．またTfamと同程度にmtDNAを増加させるTwinkle（mtDNAヘリカーゼ）過剰発現マウスでも，Tfamマウスと同様に，心筋梗塞後心不全モデル，圧負荷モデル，容量負荷モデルいずれにおいても，心筋リモデリングを抑制する結果が得られた．

　興味深いことに，Tfamの過剰発現時にはmtDNAの転写はむしろ抑制されているが，Twinkleの過剰発現では転写が亢進しており，異なる機序でmtDNAコピー数が増加しているといえる[3〜5]．いずれの方法によるmtDNA増加でも，細胞内酸化ストレスは著しく減少していることから，mtDNAのコピー数そのものがレドックス制御に関与していることが示唆された（図12-2）．

酸化ストレスをターゲットとした心不全治療の将来的展望

　この30年ほどのあいだに，心不全における酸化ストレスの役割についての研究では多くの知見が得られた．酸化ストレスそのものは，生体内のきわめて複雑なレドックス制御機構のなかで，過剰になった活性酸素により生じるものではあるが，一連の酸化還元反応は細胞の生命活動そのものである．結果として，漠然と酸化ストレスをターゲットとして行われた抗酸化剤を用いた心不全治療では，いまだ臨床的な有効

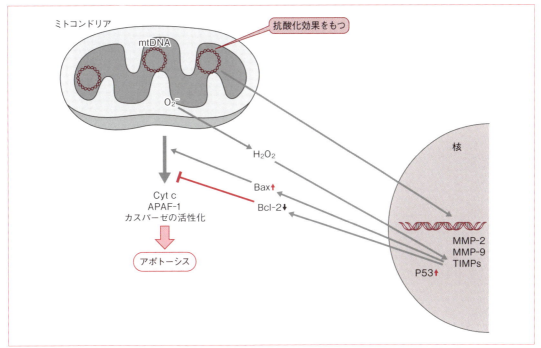

図12-2 ミトコンドリア-核のシグナル伝達とアポトーシス
ミトコンドリア由来の酸化ストレスはアポトーシスカスケードを活性化し細胞死を誘導する．またミトコンドリア内では，mtDNAのコピー数がミトコンドリアでの酸化ストレス産生と関連し，さまざまなリモデリングシグナルを制御する．

性は確立されるに至っていない．より特異的に，機能低下に直接かかわる酸化ストレスの本体およびターゲットを明らかにすることで，ミトコンドリア由来の酸化ストレスの制御が可能となるであろう．今後のさらなる研究の発展に期待する．

〈文献〉

1) Mallat Z, Philip I, et al：Circulation, 97：1536-1539, 1998.
2) Kanki T, Ohgaki K, et al：Mol. Cell. Biol, 24：9823-9834, 2004.
3) Ikeuchi M, Matsusaka H, et al：Circulation, 112：683-690, 2005.
4) Ikeda M, Ide T, et al：PLoS. One, 10：e0119687, 2015.
5) Tanaka A, Ide T, et al：PLoS. One, 8：e67642, 2013.

13 循環器疾患発症・進展における小胞体ストレス応答の役割

富 海英，南野哲男

要旨

小胞体は，細胞内小器官のひとつであり，タンパク質の折りたたみ，カルシウム代謝，および脂質合成をつかさどる．酸化ストレス，虚血，カルシウム代謝障害などの刺激を受けると，折りたたみが異常な不良タンパク質が小胞体内に蓄積する．この状態を小胞体ストレスとよぶ．小胞体ストレスを感知した細胞は小胞体内の恒常性を維持するために，小胞体シャペロンの増加，タンパク質翻訳の阻害，不良タンパク質の分解を促進することによって，小胞体ストレスを改善しようとする．しかし，不良タンパク質を取り除くことができない場合，小胞体よりアポトーシスシグナルが発信される．このように小胞体は，細胞の生死を決定する細胞内小器官であり，小胞体ストレス応答は循環器疾患の発症・進展に重要な役割を果たすことが明らかになりつつある．今後は，小胞体ストレス応答関連分子を標的とした新たな治療法の開発が期待される．

Clinical Question

循環器疾患の発症・進展を抑制するため，さまざまな薬物療法・非薬物療法が確立されているが，それらの治療効果はいまだ十分ではない．近年，タンパク質の折りたたみの場と考えられてきた小胞体が，細胞の生死を決定する細胞内小器官であることが明らかになった．酸化ストレス，虚血，カルシウム代謝障害などは，循環器疾患の発症・進展に重要な役割を果たすが，同時に，小胞体ストレスも誘導することが知られている．循環器疾患の発症・進展における小胞体ストレス応答の役割を解明し，その成果に基づく新たな治療法の開発が期待されている．

小胞体ストレス応答

A 小胞体ストレス応答の発見

1980年代後半，分泌系タンパク質は小胞体で高次構造を形成し，正しく折りたたまれたタンパク質のみが分泌経路に進んでいくことが報告された[1]．小胞体ストレスとは，タンパク質の折りたたみが正常に行われなかったタンパク質（不良タンパク質）が小胞体内で蓄積している状態である[2]．さらに，この折りたたみが異常な不良タンパク質が蓄積すると小胞体シャペロンが誘導されることも証明され，ここで初めて小胞体ストレスに対する適応反応として，小胞体ストレス応答という概念が提唱された[3]．小胞体ストレス応答は，① 小胞体シャペロンの増加によるタンパク質の折りたたみ機能の改善，② 新規のタンパク質翻訳の阻害によるタンパク質の蓄積の抑制，③ 蓄積した不良タンパク質の分解によって，小胞体ストレスを軽減し，細胞を保護しようとはたらく．

その後，刺激が一定範囲を超えた場合，小胞体ストレス応答として，細胞保護シグナルのみならず，細胞死のシグナルも誘導されることが明らかになった．近年では，循環器疾患，神経変性疾患，糖尿病，肝疾患，肥満，ならびに，がん細胞の増殖や転移などに小胞体ストレス応答が重要な役割を果たすことが明らかになり，小胞体ストレス応答関連分子を標的にした治療法の開発が注目されている．

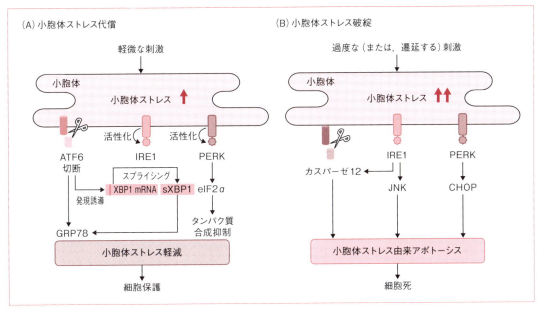

図13-1　小胞体ストレス応答
(A) 不良タンパクが小胞体内に蓄積すると小胞体ストレスセンサーであるATF6, IRE1およびPERKが活性化する. 小胞体ストレスが軽微な場合, 小胞体シャペロンGRP78の発現誘導やタンパク質の合成抑制を介し, 小胞体ストレスを軽減する. (B) 小胞体ストレスが過度または遷延した場合, カスパーゼ12, JNKおよびCHOPを介して, 細胞のアポトーシスが誘導される.

B 小胞体ストレス応答の分子機構

　ATF6 (activating transcription factor 6), IRE1 (inositol-requiring enzyme 1), ならびにPERK (PKR-like ER kinase) は小胞体膜上に存在する3つの貫通型タンパク質である. これらのタンパク質は, ストレスによって小胞体内に蓄積した不良タンパク質を感知して, 細胞保護または細胞死のシグナルを発信する.

　小胞体ストレスが生じると小胞体膜上に存在するATF6が切断される. 切断されたATF6は核内に入り, XBP1 (X-box binding protein) やGRP78 (78-kDa glucose-regulated protein) など, 小胞体ストレス関連遺伝子の発現を誘導する. 一方, IRE1は小胞体ストレスを感知すると, 自己リン酸化によって活性化する. 活性化したIRE1はRNase作用をもち, XBP1 mRNAをスプライシングする. スプライシングされたsXBP1は核内でGRP78など小胞体ストレス関連遺伝子の発現を誘導する. PERKもIRE1と同様に, 自己リン酸化によって活性化する. 活性化したPERKがeIF2αをリン酸化し, タンパク質合成を減少させ, 小胞体ストレスを軽減する (図13-1 A).

　しかし, 小胞体ストレスが過度な場合や遷延した場合, IRE1やPERKを介して, 小胞体ストレス由来アポトーシスシグナル分子であるカスパーゼ12, JNK (c-Jun N-terminal kinase), およびCHOP (C/EBP homologous protein) が活性化され, 細胞死 (アポトーシス) が誘導される (図13-1 B).

循環器疾患と小胞体ストレス応答

　ヒト不全心では, 小胞体拡大などの形態異常に加え, 小胞体ストレス指標であるGRP78発現の増加が認められる. したがって, 不全心において小胞体ストレス応答が活性化していることが示唆される[4~6]. また, 動脈硬化部位におけるマクロファージ, 血管内皮細胞, 血管平滑筋細胞でも, 小胞体ストレス応答関連分子の発現増加・活性化が報告されている[7]. 近年, 循環器疾患の発症・進展において, 小胞体ストレ

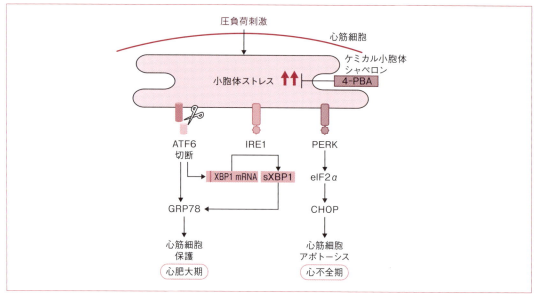

図13-2 心不全と小胞体ストレス応答
マウス圧負荷モデルでは，心肥大期を経て，心不全に至る．心肥大期には，小胞体シャペロンGRP78の発現が増加する．心不全期には，心肥大時に増加したGRP78に加え，CHOP発現が誘導される．ケミカル小胞体シャペロン4-PBAは小胞体ストレスを軽減し，高血圧による心不全を改善する．

ス応答の果たす役割が分子レベルで明らかになってきた[8]．

A 心不全と小胞体ストレス応答

筆者らは，ヒト不全心サンプルを用いた研究により，心不全時に小胞体シャペロンGRP78，小胞体ストレス応答関連分子XBP1やCHOPなどの増加が認められることを示した[5,6,9]．また，心肥大期を経て心不全に至るマウス圧負荷モデルを用いて検討したところ，心肥大期（代償期）には，小胞体シャペロンGRP78発現の増加が認められることがわかった．しかし，持続する圧負荷によって心不全期に移行すると，GRP78の発現増加に加え，小胞体発信アポトーシスシグナル分子であるCHOPが誘導されていた[5]．さらに，野生型マウスに比べ，CHOP遺伝子欠損マウスでは圧負荷による心機能低下が軽減していた[9]．これらの結果より，圧負荷に対する心臓の代償・破綻に小胞体ストレス応答が関与することが示唆された．つまり，小胞体発信アポトーシスシグナルCHOPの抑制や，小胞体ストレスを軽減する作用をもつケミカル小胞体シャペロン4-PBA（4-phenylbutyric acid）の投与には，高血圧などによる圧負荷誘導性心不全の発症や進展を抑制する効果が期待される（図13-2）．

B 虚血性心疾患と小胞体ストレス応答

心筋梗塞モデルでは，GRP78やCHOPなどの小胞体ストレス応答にかかわる分子の活性化が認められる[10]．また，ケミカル小胞体シャペロンである4-PBAの投与により，梗塞後心破裂の頻度が低下し，梗塞後の心機能低下が軽減された[10]．さらに，野生型マウスと比べ，小胞体ストレスセンサーである*ATF6*遺伝子欠損マウスでは，虚血再灌流後の心機能低下が増強することが報告されている[11]．一方，*ATF6*遺伝子過剰発現マウスでは，その下流にある小胞体シャペロンGRP78の発現が誘導され，虚血再灌流障害が抑制されることが報告されている[12]．また，心筋虚血時に産生される活性酸素はカルシウム制御タンパク質の機能異常をもた

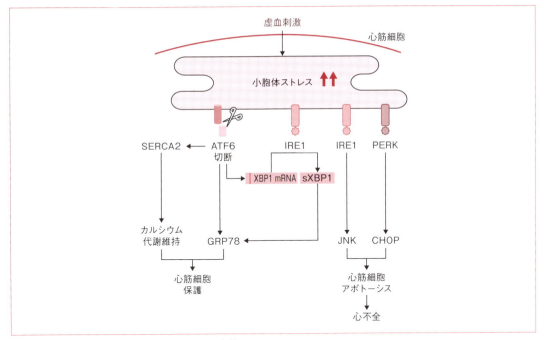

図13-3 虚血性心疾患と小胞体ストレス応答
虚血再灌流刺激により，小胞体ストレス応答が活性化し，小胞体シャペロンGRP78の発現が誘導される．ATF6の活性化はSERCA2を誘導し，心筋細胞内カルシウム代謝の恒常性を維持することによって，小胞体ストレスを軽減する．しかし，虚血刺激が長期に及ぶ場合，心筋細胞では，IRE1-JNKおよびPERK-CHOPシグナルを介したアポトーシスが生じ，心不全が誘導される．

らし，小胞体から細胞質へのカルシウム放出が増加し，カルシウム過負荷による心筋細胞死を誘導する．ATF6はCa^{2+}-ATPase（SERCA2）の発現を誘導し，細胞内カルシウムの恒常性維持に貢献し，心筋細胞を保護する[13]．これらの結果より，虚血性心疾患に対して，XBP1や小胞体シャペロンGRP78を含むATF6シグナル伝達路が虚血性心疾患に対する新たな治療標的として期待される．

一方，心筋梗塞部位にはATF6のみならず，IRE1やPERKの活性化も確認されている[14,15]．IRE1活性化は初め，XBP1および小胞体シャペロンGRP78を誘導し，心筋保護作用を示す．しかし，長期間に及ぶIRE1活性化は，小胞体発信アポトーシスシグナルJNKを活性化するため，心筋細胞死が誘導される．IRE1と同様に，PERKの活性化はeIF2αを介して細胞内タンパク質合成を抑制することによって小胞体ストレスを軽減するが，長期間に及ぶPERK活性化は小胞体発信アポトーシスシグナルCHOPを誘導することによって，心筋細胞死を引き起こす[13]．IRE1とPERKは，活性化の持続時間や刺激の種類によって心筋細胞に対して保護作用と傷害作用の全く異なる作用を有するが，その機序については不明な点が多く，両分子に関する制御機構についてはさらなる解明が待たれる（図13-3）．

C 動脈硬化と小胞体ストレス応答

高血圧自然発症ラットモデルでは，血管平滑筋の収縮を促進するMLC20（20 kDaミオシン軽鎖）のリン酸化とともに小胞体ストレス応答関連分子の活性化が認められる．一方，ケミカル小胞体シャペロン4-PBAの投与により，小胞体ストレスが軽減され，同時に，MLC20リン酸化が抑制され，高血圧発症が抑制された[16,17]．

筆者らは，ヒト冠動脈サンプルを用いて，薄

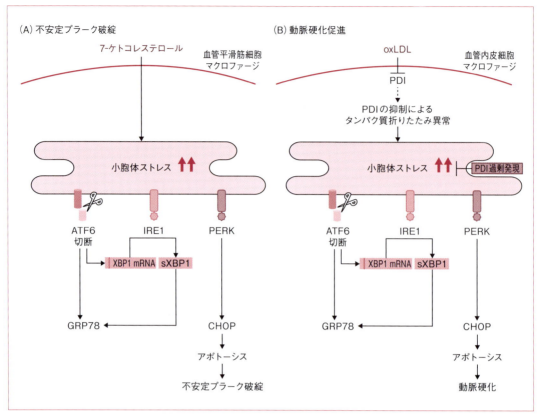

図13-4　動脈硬化と小胞体ストレス応答
(A) 7-ケトコレステロールが血管平滑筋細胞やマクロファージにおいて, GRP78およびCHOPを誘導し, 不安定プラークの破綻に関与する. (B) 酸化LDL (oxLDL) は血管内皮細胞およびマクロファージにおいて, PDIを抑制することによって小胞体ストレスを引き起こす. さらに, oxLDLはPERK-CHOPシグナルを介した細胞アポトーシス誘導し, 動脈硬化を促進する. PDIの過剰発現によって, oxLDLによる小胞体ストレスは軽減し, 細胞死が抑制される.

い線維性被膜を伴う不安定プラークおよび破綻プラークにおいて, 小胞体シャペロンGRP78や小胞体発信アポトーシスシグナルCHOPの発現が増強することを見いだした. 薄い線維性被膜をもつプラークには7-ケトコレステロールが多く発現するが, 血管平滑筋細胞やマクロファージにおいてこの7-ケトコレステロールがCHOPを介して細胞死を誘導することから, 7-ケトコレステロールによる小胞体ストレス応答活性化が不安定プラークの破綻に関与することが示唆された[7] (図13-4 A). また, *CHOP*遺伝子欠損マウスと, 動脈硬化モデルマウスである*ApoE*(またはLDL受容体)遺伝子欠損マウスを掛けあわせて得られた仔では, 動脈硬化の進展が抑制されたと報告されており, この結果からはCHOPの欠損が動脈硬化に抑制性にはたらくことが示唆される[18].

さらに, ヒト微小血管内皮細胞において, 酸化LDL (oxLDL. 酸化された低比重リポ蛋白) が小胞体ストレスおよびアポトーシスを誘導することが報告された. oxLDLは, 小胞体内に存在するジスルフィド結合に重要なジスルフィドイソメラーゼ (PDI) を不活性化させ, 不良タンパク質の蓄積を引き起こして, 小胞体ストレスを誘導する. 反対に, PDIを過剰発現させると, oxLDLによる小胞体ストレスを軽減し, 細胞死を抑制した[19] (図13-4 B).

これらの結果より, 不安定プラーク破綻や動脈硬化の発症・進展において, 小胞体ストレス応答が重要な役割を果たすことが示された.

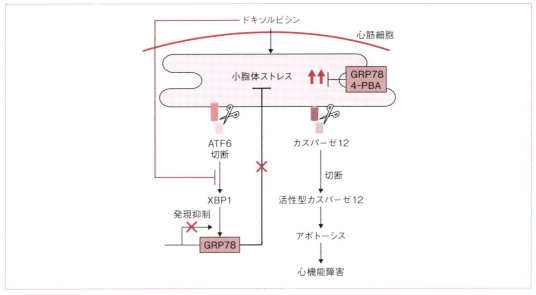

図13-5　ドキソルビシン心筋症と小胞体ストレス応答
ドキソルビシンは心筋細胞において小胞体ストレスを誘導するとともに，小胞体シャペロンGRP78の発現を抑制する．そして，カスパーゼ12シグナルを介して，心筋細胞アポトーシスを誘導する．なお，心筋特異的GRP78の強制発現や，ケミカル小胞体シャペロン4-PBAの補充がドキソルビシンによる心機能障害を改善する．

D 抗がん剤治療による心機能障害と小胞体ストレス応答

抗がん剤による心機能障害の発症・進展に小胞体ストレス応答が重要な役割を果たしていることが報告されている[20]．チロシンキナーゼ阻害薬イマチニブや，プロテアソーム阻害薬ボルテゾミブは，小胞体ストレス由来アポトーシスシグナルJNKやCHOPを介して，心筋細胞死を誘導し，心機能障害を引き起こすことがわかっている[21,22]．

さらに，筆者らは，アントラサイクリン系抗がん剤ドキソルビシンによる心機能障害に小胞体ストレスが関与することを報告した[23]．ドキソルビシンは心筋細胞において，小胞体ストレスを誘発し，小胞体ストレスセンサーATF6を活性化したが，ATF6の下流にあるXBP1や小胞体シャペロンGRP78の誘導を抑制した．すなわち，ドキソルビシンは小胞体ストレスを誘導すると同時に，保護作用を示す小胞体シャペロンGRP78の発現を抑制する．このとき，小胞体シャペロンGRP78の心筋特異的強制発現またはケミカル小胞体シャペロン4-PBAの投与を行うと，小胞体ストレス由来アポトーシスシグナル分子であるカスパーゼ12の活性化が抑制され，ドキソルビシンによる心筋細胞死および心機能低下が改善された．つまり，小胞体シャペロン補充治療はドキソルビシン心筋症に有効であることが示唆された[23]（図13-5）．したがって，小胞体ストレスを標的にした治療法は抗がん剤治療による心不全の予防または治療への応用が期待できる．

小胞体ストレス応答を標的とした循環器疾患治療法の開発

小胞体ストレス応答は循環器疾患の発症・進展において重要な役割を果たすため，小胞体ストレス応答関連分子を標的とした循環器疾患治療法の開発が期待できる．とくに，ケミカル小胞体シャペロン4-PBAは尿素サイクル異常症に対してすでに臨床使用されているため，臨床上の安全性などの情報が既知のものであること

から，小胞体ストレス応答の活性化が認められる循環器疾患の発症・進展抑制薬としての早期の臨床応用が期待できる．また，PERK阻害剤であるGSK2606414，ATF6賦活剤compound 147やIRE1のRNaseドメイン阻害剤トヨカマイシン（toyocamycin）などが開発されている[24〜26]．

一方で，刺激の種類，程度，持続時間や細胞種によって，活性化する小胞体ストレス応答シグナルが異なるため，さらなる小胞体ストレス応答の制御メカニズムの解明が必要である．また，小胞体ストレス応答は心血管系臓器のみならず，他の臓器においても重要な役割を果たしているため，小胞体ストレス応答分子を標的した治療を開発する際には，併存疾患の有無や臓器特異性を十分に考慮する必要がある．

今後，循環器疾患における小胞体ストレス応答分子の役割がさらに解明されることにより，小胞体ストレス応答を標的とした化合物が循環器疾患の発症・進展を抑制する新たな治療薬として開発されることを願う．

〈文献〉

1) Copeland CS, Doms RW, et al：J. Cell. Biol, 103：1179-1191, 1986.
2) Walter P, Ron D：Science, 334：1081-1086, 2011.
3) Kozutsumi Y, Segal M, et al：Nature, 332：462-464, 1988.
4) Maron BJ, Ferrans VJ, et al：Am. J. Pathol, 79：387-434, 1975.
5) Okada K, Minamino T, et al：Circulation, 110：705-712, 2004.
6) Sawada T, Minamino T, et al：J. Mol. Cell. Cardiol, 48：1280-1289, 2010.
7) Myoishi M, Hao H, et al：Circulation, 116：1226-1233, 2007.
8) Minamino T, Komuro I, et al：Circ. Res, 107：1071-1082, 2010.
9) Fu HY, Okada K, et al：Circulation, 122：361-369, 2010.
10) Luo T, Kim JK, et al：Chem. Biol. Interact, 225：90-98, 2015.
11) Ortega A, Roselló-Lletí E, et al：PLoS. One, 9：e107635, 2014.
12) Jin JK, Blackwood EA, et al：Circ. Res, 120：862-875, 2017.
13) Wang X, Xu L, et al：J. Mol. Cell. Cardiol, 117：19-25, 2018.
14) Wang ZV, Deng Y, et al：Cell, 156：1179-1192, 2014.
15) Miyazaki Y, Kaikita K, et al：Arterioscler. Thromb. Vasc. Biol, 31：1124-1132, 2011.
16) Carlisle RE, Werner KE, et al：J. Hypertens, 34：1556-1569, 2016.
17) Choi SK, Lim M, et al：Sci. Rep, 6：31925, 2016.
18) Thorp E, Li G, et al：Cell. Metab, 9：474-481, 2009.
19) Muller C, Bandemer J, et al：Antioxid. Redox. Signal, 18：731-742, 2013.
20) Fu HY, Mukai M, et al：Cardiovasc. Drugs. Ther, 31：109-117, 2017.
21) Kerkelä R, Grazette L, et al：Nat. Med, 12：908-916, 2006.
22) Tang M, Li J, et al：Cardiovasc. Res, 88：424-433, 2010.
23) Fu HY, Sanada S, et al：Circ. Res, 118：798-809, 2016.
24) Celardo I, Costa AC, et al：Cell. Death. Dis, 7：e2271, 2016.
25) Plate L, Cooley CB, et al：Elife, 5. pii：e15550, 2016.
26) Ri M, Tashiro E, et al：Blood. Cancer. J, 2：e79, 2012.

14 虚血コンディショニングと心筋保護

三木隆幸, 矢野俊之

要旨

虚血プレコンディショニング (IPC) は, 心筋を短時間の一過性虚血にあらかじめ曝露しておくことで, その後の虚血・再灌流障害が顕著に抑制される現象で, 1986年にMurryらにより報告された[1]. それ以降のIPCの機序解明に向けた多くの研究結果から, 虚血・再灌流障害による心筋細胞死の機序や心筋保護シグナルの分子機構が明らかとなってきた. さらに, 虚血・再灌流を再灌流直後に繰り返すことによっても心筋保護効果が認められるという, 虚血ポストコンディショニング (IPost) や, 先行する短時間虚血を心臓以外の臓器で行っても心筋保護効果が認められる遠隔虚血プレコンディショニング (RIPC) の発見も続き, 臨床試験が数多く行われている. このようなIPC, IPost, RIPCを総括して, 虚血コンディショニング ischemic conditioning とよぶ. 心筋保護の機序解明から臨床応用へと進んだ虚血コンディショニングは, まさに循環器領域における "bench to bedside" の概念を体現した代表例といえる.

Clinical Question

虚血プレコンディショニング (IPC) は, あらかじめ虚血状態に曝露しておくというプロトコールの性質上, 急性心筋梗塞には応用できないため, その臨床的意義は限られている. ただし, 臓器を短時間虚血に曝露して保護シグナルを "prime" することにより, その後の虚血耐性を増強させるという概念は, 心臓のみならず, 脳, 腎臓, 肝臓などの他の臓器を保護する研究, 臨床応用へと発展している. さらには, 幹細胞をプレコンディショニングすることでその機能を高めて治療効果を向上させるという, 再生医療分野や移植臓器の保護にも応用されている.

また, 再灌流時に施行できる虚血ポストコンディショニング (IPost) や他臓器の虚血が心保護をもたらす遠隔虚血プレコンディショニング (RIPC) の発見は, 臨床応用への道を拓き, 多くの臨床試験が行われている. 加えて, 心筋細胞保護シグナルの解明により, 薬理学的な応用 (pharmacological conditioning) についての研究も多くなされ, その一部は日常診療においても利用されている.

虚血・再灌流障害ならびに虚血コンディショニングの機序

A 虚血・再灌流障害の機序

虚血・再灌流障害における心筋細胞死の機序としては, 虚血および再灌流時のCa^{2+}過負荷, 活性酸素 (ROS) の産生亢進, 細胞膜の脆弱化, ミトコンドリア膜透過性遷移孔 mitochondrial permeability transition pore (mPTP) の開口によるネクローシスが主体であり, アポトーシスやオートファジー, no reflow現象の寄与は小さいと考えられている[2] (図14-1).

1) 虚血

虚血時にはミトコンドリア呼吸が停止してミトコンドリアの膜電位が消失するとともに高エネルギーリン酸の産生低下が起きる. また, 嫌気性代謝の亢進と異化産物の蓄積により細胞内pHが低下する. 細胞内に蓄積したH^+はNa^+/H^+交換輸送体により排出されるが, 代わりに

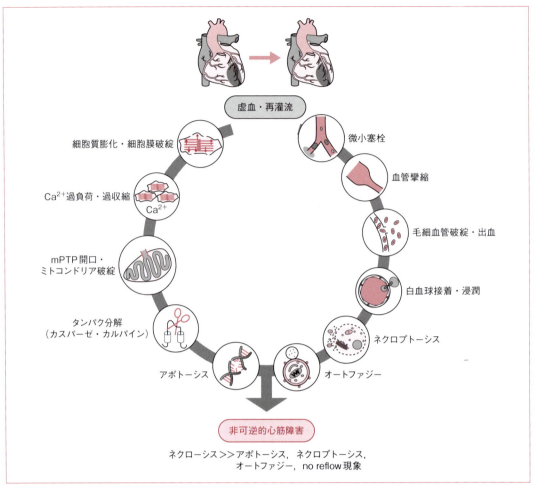

図14-1 虚血・再灌流障害の機序

[Heusch G, Gersh BJ：Eur. Heart. J. 38：774-784, 2017より一部改変]

Na^+が多量に細胞内に流入する．ATP産生の低下によってNa^+/K^+ATPaseやATP依存性Ca^{2+}チャネルのはたらきは抑制され，さらに細胞内外のpH低下でNa^+/Ca^{2+}交換輸送体およびNa^+/H^+交換輸送体の活性が低下して，細胞質内にCa^{2+}が蓄積し，筋原線維化収縮が起きて細胞内構造の分解をもたらす．

2）再灌流

再灌流によってpHが回復すると，Na^+/H^+交換輸送体により早期に細胞内の過剰なH^+の汲み出しとNa^+の細胞内へ流入が生じ，その結果Na^+/Ca^{2+}交換輸送体のCa^{2+}流入モード（reverse mode）を介した急激なCa^{2+}過負荷が起こる．また，細胞内pHの正常化と酸素供給の再開で好気性代謝が回復するためにミトコンドリアにおけるROS産生が増加する．Ca^{2+}過負荷はカルパインを活性化して細胞膜の脆弱性をもたらすとともに，過収縮を引き起こして脆弱化した細胞膜を破綻させる．

mPTPはミトコンドリア内膜に存在する1.5 kDa以下の物質を非選択的に透過させるチャネルであり，生理的条件下では閉鎖している．しかし，再灌流によりアシドーシスが解除されるとともに，産生されたROSやCa^{2+}過負荷によってmPTPは開口する．mPTPの持続的な開口は，ミトコンドリアの膜電位を消失さ

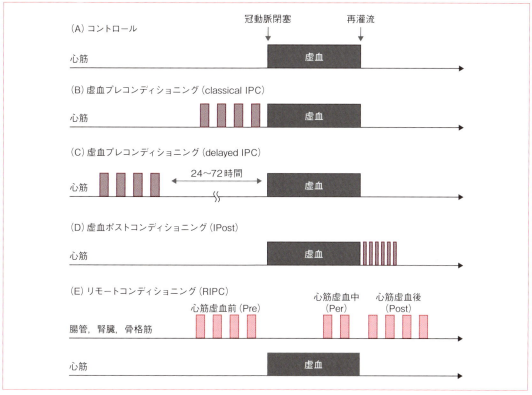

図14-2　虚血コンディショニングのプロトコール
心筋保護をもたらすための，短時間の虚血・再灌流の反復回数（コンディショニングプロトコール）は，モデルにより異なる．

せ，エネルギー産生機能が廃絶して細胞死がもたらされる．mPTPの開口には前述のように，Ca^{2+}過負荷，ROS産生，ATPの減少やリン酸（Pi）の蓄積が，閉鎖にはpH低下が寄与しているが，細胞質からミトコンドリアへのGSK-3β（glycogen synthase kinase-3β）の移行も重要な役割を担っている．

さらに，毛細血管の構造的破壊，細小動脈への塞栓や血管内皮障害による冠微小循環障害（no reflow現象）のほか，ギャップ結合を介した細胞障害の伝播が心筋壊死の拡大に寄与していることも知られている．

B 虚血プレコンディショニング（IPC）による心保護の機序

虚血プレコンディショニング ischemic preconditioning（IPC）の心筋保護効果は二相性であることが知られ，先行する短時間の虚血・再灌流の直後から現れて約1時間で消失するが，24〜72時間後に再度効果が認められる．前者をclassical preconditioning，後者をdelayed preconditioning，あるいはsecond window of protectionとよぶが，その保護効果は圧倒的にclassical preconditioningの方が強いことが知られている（図14-2）．

IPCによる心筋保護は，前述の虚血・再灌流障害の機序を抑制することによるが，その過程には多くの分子が関与している．基本的には，先行するIPCが引き起こす虚血（・再灌流）によって，①心筋細胞膜受容体が活性化し，②細胞内シグナルを作動させることで保護システムが準備された状況となり（"prime state"），引き続く虚血・再灌流においては，③RISK経路（reperfusion injury salvage kinase pathway）やSAFE経路（survivor activating factor enhancement pathway）が作動し，④mPTP

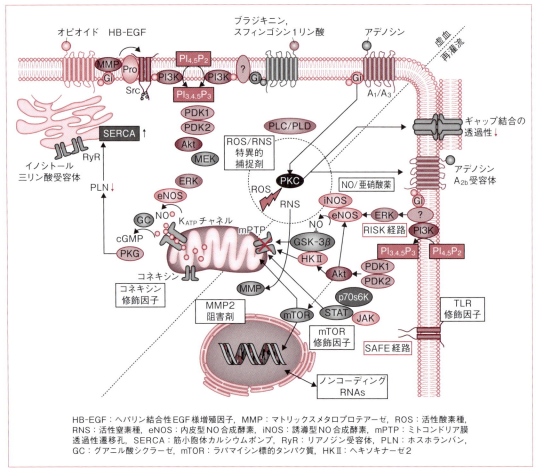

図14-3 虚血コンディショニングにより起動される細胞保護シグナル

[Hausenloy DJ, Garcia-Dorado D, et al：Cardiovasc. Res, 113：564-585, 2017 より一部改変]

開口抑制などの細胞保護シグナルを活性化させて障害を抑制するというステップからなっている[3]（図14-3）．

1）RISK経路，SAFE経路

IPCによる細胞保護シグナルを起動するリガンドとして，Gタンパク質共役型受容体に対する作動物質である，アデノシン，ブラジキニン，オピオイド，スフィンゴシン1リン酸が知られている．これらの活性化はミトコンドリアK_{ATP}チャネルを開口し，IPCプロトコール中の再灌流によりミトコンドリアからROSの産生をもたらす．ROSはPKCεを介してアデノシンA_{2b}受容体を活性化させて，Akt，ERKなどのRISK経路を作動させる．さらに，サイトカイン受容体のリガンドとしてはTNF-αやインターロイキン6，10（IL-6，IL-10）が知られており，これらの活性化はJAK-STATなどのSAFE経路を作動させる．

IPCの機序として，これらのどのシグナルが最も重要な役割を担っているかはIPCのプロトコールによって異なるが，IPCの虚血・再灌流の回数を増やすことによって，関与するリガンドが増加して心筋保護効果の発現や効果がより確実となると考えられている．

2）mPTP

再灌流によって作動するRISK経路やSAFE経路の下流にある細胞保護シグナルの標的のひとつがmPTPであり，その制御が虚血・再灌

流障害の抑制に最も重要な役割を果たしている．RISK経路で活性化されたAktやERKはGSK-3βのSer9をリン酸化してその活性を低下させるとともに，VDAC2とのタンパク質間相互作用を介してミトコンドリア内に移行し，mPTP開口閾値を低下させる．さらに，AktはヘキソキナーゼⅡ（HKⅡ）をリン酸化してミトコンドリアに移行させることで，また，SAFE経路で活性化されたSTAT3もミトコンドリアに移行して，mPTP開口閾値を低下させる．

3）その他

mPTP開口抑制以外の細胞保護効果シグナルとして，PKCεやPKGはギャップ結合タンパク質であるコネキシン43（Cx43）をリン酸化させることでギャップ結合を介した細胞障害の伝播を抑制する．また，Cx43はミトコンドリアに移行してミトコンドリア機能を調整して細胞保護にはたらく．さらに，PKGはホスホランバン（PLN）の抑制を介して筋小胞体へのCa^{2+}取り込みを増加させ，細胞内のCa^{2+}過負荷を軽減することも報告されている[3,4]（図14-3）．

C 虚血ポストコンディショニング（IPost）による心保護効果

2003年にZhaoらによって報告された虚血ポストコンディショニング ischemic postconditioning（IPost）は，心筋梗塞の再灌流後に，虚血と再灌流を短時間に繰り返すことにより心筋障害が軽減される現象であり，虚血が生じたのちでもその効果を見いだせることに特徴がある[5]．一方で，IPostが効果を示す期間（time window）は短く，再灌流後10分以内に消失する．

IPostの心筋保護の機序としては，IPCと同様にRISK経路やSAFE経路などのシグナルを作動させてmPTP開口抑制をもたらすことによると考えられている．また，再灌流時の急激なpH上昇の抑制が細胞障害を軽減することがstaged reperfusionやacidotic reperfusionとして報告されていたが，IPostにおいては，アシドーシスの解除が緩徐であることが知られている．したがって，mPTP開口抑制のみならず，Na^+/H^+交換輸送体が抑制されてNa^+/Ca^{2+}交換輸送体によるCa^{2+}排出が促進されCa^{2+}過負荷が軽減することも寄与していると考えられる．

D RIPCによる心保護効果

1993年にPrzyklenkらが，イヌモデルで冠動脈の左回旋枝にIPCを行い左前下行枝に心筋梗塞を作製した場合に，左前下行枝にIPCを行った場合（classical IPC）と同等の心筋梗塞抑制効果が得られることを報告し，この現象は遠隔虚血プレコンディショニング remote ischemic preconditioning（RIPC）と名づけられた[6]．その後，腸管や腎臓，四肢の骨格筋でIPCを行っても心筋保護効果が認められることや，心臓以外の臓器においても保護作用が認められることが明らかにされた．

RIPCの効果が神経節遮断薬でキャンセルされたことから，神経系を介するメカニズムと推測されたが，その後の研究では，神経節遮断薬では完全には効果が消失しないことや，RIPCを行ったドナー動物の血液を投与することでレシピエント動物でも心保護効果が観察されたことより，液性因子の関与も示唆されている．虚血により刺激を与えた臓器から放出される心保護物質が，流血中ではエキソソーム exosomeやマイクロパーティクル microparticle に含まれているとの報告や，ストロマ細胞由来因子1（SDF-1），microRNAなどが関与しているとの報告もあり，さらなる検討が期待されている．

併存疾患による虚血コンディショニングへの修飾

虚血コンディショニングならびに心筋・虚血再灌流の機序の基礎研究においては，若い正常動物を用いることが多かった．一方で，虚血性心疾患を発症する患者は，比較的高齢で，糖尿

病，高血圧，脂質異常症，慢性腎臓病（CKD）などの冠危険因子や，梗塞後の心室リモデリングを合併している頻度が高い．したがって，ヒトでの臨床応用を考えるならば，これらの病態が虚血コンディショニングに及ぼす影響を検討することが重要である．実際，筆者らを含めた検討により，これらの病態が細胞保護シグナルを修飾して心筋梗塞サイズを増大させるほか，虚血コンディショニング効果を減弱させていることが明らかとなった[7,8]．

梗塞後のリモデリング心では，IPCによるPKCの活性化が障害されるため心保護効果が減弱するが，アンジオテンシン受容体II拮抗薬（ARB）を用いて梗塞後のリモデリングを抑制するとIPCの効果が温存される．糖尿病は，そのタイプと罹病期間によって梗塞サイズに及ぼす影響は異なるが，糖尿病患者において虚血コンディショニングへの応答性は低下しているとの報告が多い[8]．一方で，慢性腎臓病は梗塞サイズを増大させるものの，虚血コンディショニングへの影響はないと報告されている．このように，併存する病態によって，それぞれに特徴的な細胞保護シグナルへの影響があることが，動物実験で示されている．虚血コンディショニングの臨床応用の結果（詳細は後述する）が報告によって異なり，かならずしも成功に導けていない要因のひとつとして，対象患者にこれらの病態が併存し，かつその病態が個々で異なっていることが考えられる．

虚血コンディショニングの臨床応用

IPCがヒトにおいても認められることは，梗塞前狭心症がある場合に急性心筋梗塞の死亡率や心不全発症率が低下すること，冠動脈バイパス術の術前にIPCを行うことで虚血中の心筋ATPの低下を抑制することなどからも明らかとなった．しかし，IPCはプロトコールの性質上，その臨床応用の範囲は限られている．

A IPost

IPostは，急性心筋梗塞に対する経皮的冠動脈インターベンション（PCI）時に併用することが可能であり，再灌流に用いたバルーンでinflationとdeflationを数回繰り返すプロトコールが用いられている．

2005年にStaatらは，急性心筋梗塞患者にPCIを行う際に，再灌流1分後から，1分間のバルーンinflationによる虚血と1分間の再灌流を4回繰り返すIPostを行うことによって，心筋blush gradeの改善とクレアチンキナーゼ（CK）値の上昇で評価した梗塞サイズの有意な減少（−36％）がもたらされることを報告した．その後の少数例での検討では有効性を示す成績が示されたため，臨床応用が期待されたが，これまでに行われた20超の臨床試験のメタ解析では，保護効果は相反しており，個々の症例の臨床背景に応じた至適なIPostプロトコールが確立していないこともあって，臨床応用には至っていない．なお，大規模なランダム化試験であるDANAMI 3-iPOST（1,252症例）が終了しており，その結果に期待したい[9]．

B RIPC

RIPCによる心保護効果を臨床応用する試みも数多くなされている．その多くは，急性心筋梗塞に対するPCI，待機的PCIや心臓手術に際して，上腕または下腿をマンシェットで加圧することで虚血を誘発する手技（3〜5分間）を3〜4回繰り返して，心筋障害に及ぼす影響を検討したものである．

急性心筋梗塞に対して再灌流前にRIPCを行った試験では心筋保護効果が示されているが，ほとんどが少数例での報告であり，4,000症例を超えたランダム化比較試験のCONDI2/ERIC-PPCIの結果が待たれる．一方で，待機的PCIに対してのRIPCの10数例の報告では，心保護効果ありと効果なしとする結果がほぼ半々である．最近報告されたEURO-CRIPS試験においては，RIPCによりPCI後の造影剤腎

症の発症（プライマリーエンドポイント）が有意に抑制されたが，心筋障害に対する保護効果（セカンダリーエンドポイント）は傾向がみられる程度にとどまった．

RIPCの心臓手術に対する効果の検討は数多く報告されており，少数例の対象では心保護効果を認めるとの結果が多かったが，最近報告された比較的大規模な試験では有効性が追認できていない．Hongらは1,280人の患者を，心臓および大血管の手術前後にそれぞれ4回の上腕での虚血（5分）と再灌流（5分）を行った群と施行しない群にランダム化して比較したが，死亡率や心筋梗塞，脳卒中，腎不全の発生率などに差を認めなかった．さらに，人工心肺を使用した開心術に対する試験（RIPHeart study，1,385人），冠動脈バイパス術に対する試験（ERICCA trial，1,612人）においても，心血管死亡や心筋梗塞を含む複合エンドポイントに差を見いだすことはできなかった．

C 薬剤による疑似虚血コンディショニング

虚血コンディショニングの機序解明が進むとともに，心筋保護シグナルを疑似的に活性化する薬剤の効果についても臨床試験で検討されてきた．薬剤としては，アデノシン，エリスロポエチン，PKC阻害薬，GLP-1アナログ，ニコランジルやmPTP阻害薬などが試され，少数例の検討では有効性が報告された．mPTP阻害薬の効果も最初に行われた少数例の検討では有効との報告であったが，MITOCARE study（168人），CIRCUS trial（970人）では効果が確認できなかった．

このように，薬理学的なコンディショニングの効果も期待されたが，臨床的に有意義なレベルの心保護効果は証明されていないか，大規模臨床試験で検証されていないのが現状である．

虚血コンディショニングの将来展望

心筋保護シグナルは，併存する病態や種々の薬剤により修飾されることから，個々の症例に応じた至適なコンディショニングプロトコールの確立が必要になると思われる．また，虚血・再灌流障害の機序としてmPTP依存性のネクローシスが主体と考えられているが，オートファジーやネクロプトーシス，小胞体ストレスなどと細胞死の関連も明らかにされつつあり，これらのmPTP非依存性細胞死の機序解明と対策が重要である．さらには心臓と他臓器との連関（脳心腎連関，心肝連関，心腸連関）を考慮した対応や薬剤の開発も重要である．このような複合的な対応により臨床的な応用がなされ，虚血コンディショニングがまさに"bench"から"bedside"においても確立されることを期待したい．

〈文献〉

1) Murry CE, Jennings RB, et al：Circulation, 74：1124-1136, 1986.
2) Heusch G, Gersh BJ：Eur. Heart. J, 38：774-784, 2017.
3) Hausenloy DJ, Barrabes JA, et al：Basic. Res. Cardiol, 111：70, 2016.
4) Miura T, Tanno M：Cardiovasc. Res, 94：181-189, 2012.
5) Zhao ZQ, Corvera JS, et al：Am. J. Physiol. Heart. Circ. Physiol, 285：H579-H588, 2003.
6) Przyklenk K, Bauer B, et al：Circulation, 87：893-899, 1993.
7) Ferdinandy P, Hausenloy DJ, et al：Pharmacol. Rev, 66：1142-1174, 2014.
8) Miki T, Itoh T, et al：Cardiovasc. Diabetol, 11：67, 2012.
9) Heusch G, Rassaf T：Circ. Res, 119：676-695, 2016.

15 オートファジー性分解の心臓における役割

山口 修

要旨　2016年大隅博士がノーベル生理学・医学賞を受賞し一躍話題となったオートファジーは，ユビキチン・プロテアソーム系と同じく，細胞内分解機構のひとつである．ユビキチン・プロテアソーム系が選択的分解系であるのに対し，オートファジーは長らく非特異的分解系であると考えられてきたが，近年，さまざまな選択的オートファジーの存在とその分子機構についても報告が相次いでいる．オートファジーは心不全などの心臓疾患において観察されることが古くから知られていたが，その意義は不明であった．酵母オートファジー関連遺伝子の同定に端を発し，哺乳類細胞でもその分子機構が解明された結果，オートファジーの役割が飢餓応答，細胞内恒常性維持，傷害オルガネラ除去など，非常に多岐にわたっていることが明らかにされてきた．循環器領域においても，この10年で心臓におけるオートファジーの機能解明が大きく進み，その心臓保護的機能が次々と報告されている．

Clinical Question

　心不全において心筋細胞内で観察されるオートファジーの役割は何であろうか．心臓保護的な作用をもつのか，心不全の原因であるのか，もしくは単なる随伴現象にすぎないのだろうか？　また，オートファジーは心筋細胞内で何を分解しているのか？　あるいは，近年報告されているミトコンドリア選択的分解機構であるマイトファジーの役割は何であろうか？　オートファジーの多面的な役割が報告されているなかで，オートファジーが果たしている（であろう）機能や，これからの臨床応用へ向けての課題もまだまだ多い．本章ではオートファジーについてこれまでの研究成果に基づいて概説する．

オートファジー概論

A オートファジーの発見

　オートファジーの"オート"とは「自分」，"ファジー"は「食べる」を意味することから，「自食作用」と表される．1860年出版の論文にもすでに「オートファジー」という単語の記載があるようだが，概念としての提唱は，1974年のノーベル賞受賞者であるChristian de Duve博士が，リソソームの機能として，細胞外からの基質を分解するheterophagyと，細胞内の基質を分解するautophagyが存在すると，1963年ロンドンで開催されたCiba Foundation Symposium on Lysosomeにおいて提唱したことに始まるとされるのが一般的である．オートファジーは，ユビキチン・プロテアソーム系と同様に細胞内分解機構の一種であり，細胞質のタンパク質やミトコンドリアなどの細胞内小器官を分解する．ユビキチン・プロテアソーム系の解明に対しても，2004年にノーベル化学賞が授与されており，細胞内分解系全般の科学的重要性を示す証左と言える．

　オートファジーは酵母，哺乳類や鳥類，魚類，昆虫，植物細胞など，非常に幅広い種で認められ，真核生物における普遍的な細胞内現象である．大隅博士による酵母を用いたオートファジー不能株の研究によってオートファジー関連遺伝子がつぎつぎと発見され，現在では30種以上が同定されている．酵母で発見されたオートファジーの基本的な分子機構は，先に

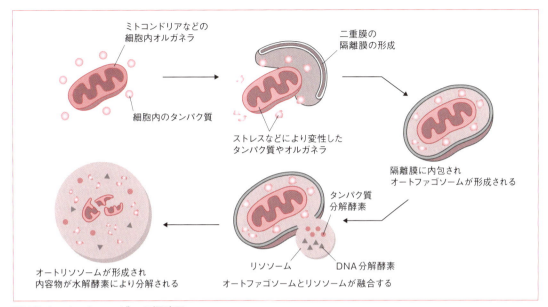

図15-1　オートファジーの概略図
細胞質タンパク質やミトコンドリアなどのオルガネラが，二重膜構造体である隔離膜の伸長によって隔離されオートファゴソームを形成したのちリソソームと融合し，オートリソソームとなり内包された基質が分解される．
〔岡 崇史，山口 修：心不全ON-SITE，NO.9，p.12-13，2014を一部改変〕

述べたさまざまな種で保存されている．したがって，オートファジーは真核生物の生存において根幹にかかわる現象である可能性が高い．細胞生存において合成系が重要であることは当然ながら，近年，オートファジー研究を中心とした細胞内分解系の重要性とその意義にも強い関心が寄せられている．

細胞内小器官のひとつに，種々の水解酵素を内包するリソソームが存在する．リソソームへの分解基質の輸送方法によって，マクロオートファジー，ミクロオートファジー，シャペロン介在性オートファジーの3つのオートファジー経路が知られている．そのなかでも分子機序の解明が進んでいるのはマクロオートファジーであり，本章ではマクロオートファジーをオートファジーとよぶことにする．

B オートファジーによる分解機構

オートファジー形成過程においては，まず隔離膜とよばれる二重膜構造が形成，伸長し約0.5～2μm程度の球体（オートファゴソーム）が完成する．オートファゴソームによって細胞質タンパク質や細胞内オルガネラが周囲の細胞質から隔離される．この時点では，隔離されているのみであり，電子顕微鏡による観察でも隔離膜内外に差は認められない．その後，オートファゴソームはリソソームと融合してオートリソソームとなる．隔離されていた基質はリソソーム内の水解酵素などによって分解され，エネルギー源，もしくはタンパク質合成などの材料に供される（図15-1）．

個体や培養細胞などが栄養飢餓状態に置かれると，すみやかにオートファジーが誘導される．ほかにも，さまざまなストレスによっても，オートファジーは誘導される．基底状態におけるオートファジーは，細胞内浄化を介した細胞内恒常性の維持に機能しているとされる．

ユビキチン・プロテアソーム系がユビキチンをマーカーとしてタンパク質を選択的に分解する機構であるのに対し，オートファジーは細胞内基質をランダムに分解する非特異的分解系であると考えられてきた．近年，ミトコンドリア

やペルオキシソームを含めた種々のオルガネラや，外部からの細菌などに対する選択的オートファジーについて多数の報告がなされている．

哺乳類においては，東京大学の水島昇博士らにより，オートファジー必須因子Atg5（autophagy-related 5）欠損マウスが作製・解析されたのを皮切りに，多数の報告がなされてきた．オートファジーの役割は，初期胚発生，神経細胞の機能維持，恒常性維持，抗腫瘍発生，細胞内侵入細菌の除去，抗原提示など，多岐にわたることが報告されている．オートファジーは，神経変性疾患，糖尿病，腎症，感染症，心不全など，さまざまな疾患発症において，臓器保護的機能を有することが明らかにされてきた．

心臓におけるオートファジーの役割

心臓におけるオートファジー現象そのものは，分子機構の解明以前より電子顕微鏡によって観察されていた．ただし，ヒトの心筋症や心筋症自然発症ハムスターなどの心不全モデル動物の心筋組織においてオートファジー形成の増加が報告されていたものの，その意義は不明であった．

心筋細胞特異的Atg5欠損マウスの解析によって，心臓における恒常的オートファジーや，圧負荷やβ刺激などのストレス応答時のオートファジーが，心臓保護機能を有していることが明らかにされた[1]．また，加齢においてもオートファジーは心保護的役割を果たしていた[2]．オートファジー不全が生じると，心筋細胞内には大小不同のミトコンドリアや，内部クリステ構造が崩壊した異常ミトコンドリアが蓄積することがわかっており，呼吸鎖機能の低下や酸化ストレスの増加が認められた．そこで，心臓におけるオートファジーの臓器保護的機能はミトコンドリアの品質管理によるものと考えられた．

A ミトコンドリア品質管理

心臓はきわめてエネルギー需要が高く，1心筋細胞あたり約1,000個と多数のミトコンドリアを有する．また，心筋細胞のミトコンドリアは，圧負荷や心筋梗塞，弁膜症などの血行力学的ストレスにより傷害変性を受ける．不全心において変性ミトコンドリアが観察されることは古くから知られている．

変性ミトコンドリアでは，プロトン濃度勾配によって形成されたミトコンドリア内膜に生じている膜電位が喪失しており，酸化的リン酸化機能の低下からATP合成能が低下する．変性ミトコンドリアによって，内包した酸化ストレスの放出やアポトーシス誘導，ATP産生低下などが心筋細胞で引き起こされる．心筋細胞は終末分化細胞であり，細胞分裂による希釈が行えないため，オートファジーなどの細胞内分解機構がとくに重要なはたらきをするものと考えられる．心不全においても，オートファジーはミトコンドリア品質管理を介して心筋細胞保護的に機能しようとしているものの，その活性誘導が不十分であるためにその役割を果たし切れていないと考えられる．

B マイトファジーにかかわる分子メカニズム

傷害を受けて膜電位の低下したミトコンドリアはミトコンドリア特異的オートファジーであるマイトファジーによって分解されることが明らかとなり，その分子機構がつぎつぎと報告されている．出芽酵母において，遺伝的スクリーニングによってマイトファジー必須因子Atg32が発見された[3]．Atg32はミトコンドリア外膜上に存在し，LC3との結合を介してマイトファジー受容体として機能する．マイトファジー必須因子として報告されているタンパク質は酵母におけるAtg32のみである．

Atg32の分子構造に着目した網羅的検索によってBCL2L13が，哺乳類細胞におけるAtg32の機能的ホモログであることが報告されたが，心臓における機能は未解明である[4]．哺乳類細

胞におけるマイトファジー必須因子は報告されていない．その理由としては，哺乳類細胞におけるミトコンドリアは，細胞種に応じてさまざまな形態を示すとともに，細胞ごとにその重要性が異なるため，それぞれの細胞組織で分解にかかわる分子機構が異なっている可能性があげられよう．

これまでに，遺伝性パーキンソン病の原因遺伝子として知られているE3ユビキチンリガーゼであるPINK1/Parkin依存性マイトファジー経路の研究が最も進んでいる．これは膜電位低下ミトコンドリアを認識し排除する系であり，ミトコンドリアの品質管理に重要な役割を果たしている．正常なミトコンドリアの分解では，PINK1はミトコンドリア内膜に移行したのちに切断され，細胞質で分解される．しかし，膜電位低下ミトコンドリアを分解する際には，PINK1は外膜にとどまり，自己リン酸化を受けて活性化される．またミトコンドリアに誘導されたParkinがPINK1によってリン酸化を介して活性化される．こうして活性型PINK1とParkinにより，膜電位が低下した変性ミトコンドリアではユビキチン化が進み，オートファジーアダプター分子を介してLC3と結合することでマイトファジーを受ける．また，Parkinによる胎児性ミトコンドリア除去が，心筋における炭水化物から脂肪酸への代謝変化に必須である．

C マイトファジー独自の役割

心筋細胞においてマイトファジーで分解されるミトコンドリア独自のDNA（mtDNA）が分解不全をきたした際に，炎症反応を介して心不全を引き起こしうることが報告されている．mtDNAはリソソーム内の核酸分解酵素による分解を受ける．ミトコンドリアは真核細胞内への細菌の細胞内共生体がその由縁であると考えられているとおり（細胞内共生説），マイトファジーの分解基質であるミトコンドリアの特殊性が高く，細胞内で異物と認識されやすいことから，内容物の完全な分解が心臓保護的に重要である．

オートファジーの臨床への応用と残された課題，将来展望

オートファジーが心臓において細胞・臓器保護的機能を有していることについては，世界的にもおおむねコンセンサスが得られている．ただし，一部の遺伝子改変動物などで，著しく過剰なオートファジーが誘導された場合は，細胞質タンパク質やミトコンドリアなどのオルガネラが必要以上に分解されることで細胞傷害や臓器機能障害が誘導されうるとの知見も報告されている．したがって，あくまでも"適切な"オートファジー誘導が，臓器保護的な機能を発揮しうると考えられる．

A オートファジー評価法

そのなかにあって，今後の臨床応用へ向けての最大の課題は，ヒトの各臓器におけるオートファジー評価法である．マウスや培養細胞においてすら，オートファジー活性の絶対的なゴールドスタンダードたる評価法は存在せず，オートファジーモニタリングに関するガイドライン論文にも，複数の検出法を用いるべきであると記載されている．実際には，電子顕微鏡観察，蛍光免疫染色，LC3に対するウエスタンブロッティングが頻用されているが，いずれにおいてもオートファジーの一断面を切り取っているのみである．たとえば，電子顕微鏡および蛍光免疫染色でのオートファゴソーム数増加や，ウエスタンブロッティングでのLC3-IIの発現量増加が観察されたとしても，それがオートファジー活性の亢進によるものなのか，もしくはオートファゴソームとリソソームの融合が低下した結果によるものなのかは判断できない．バフィロマイシンA1によるオートファゴソームとリソソームの融合阻害や，リソソーム内水解酵素の阻害薬などを用いて，さらなるオート

ファゴソーム蓄積やLC3-Ⅱ発現量増加がみられるかを確認する方法もあるが，正確にオートファジーのフラックス（flux）を評価する方法は存在していない．

なお，マイトファジーについては，ミトコンドリア分解を検出可能な遺伝子改変レポーターマウスが開発されたことで，生体における検討がさらに進むと期待されている．しかし，こうした方法をヒトへ応用することは困難であるため，さまざまな病態における，ヒト組織内のオートファジー，マイトファジーの正確な評価は現時点では実質的に不可能である．旧態依然であるが，代替的にオートファゴソームの形成を定量的に評価するしかない．また，臨床応用を考慮した場合，組織を採取することなく，血清などから間接的にオートファジー活性を評価する方法も必須と考えられる．オートファジーやマイトファジーを創薬治療標的にするためにも，ヒト病態における新たな解析技術の開発が待たれる．

B オートファジー誘導薬

オートファジー誘導可能な薬剤の開発状況についてはどうであろうか．既存薬剤のオートファジー誘導能・抑制能の有無について，新たなスクリーニング法の開発と，それに基づく検討が行われている．その結果，数種類の循環器系薬剤がオートファジー誘導能をもつことが示された．心不全治療薬として使用されるカルベジロールもそのひとつであり，オートファジーの誘導がすでに心不全治療における心保護作用の一部を担っている可能性が示唆されている．

近年，スペルミジンとよばれる豆類や全粒穀物などのさまざまな食物に含まれている物質が，心臓や腎臓におけるオートファジー誘導を介してマウスの心保護機能を発揮しうることが報告された．同時に，ヒトにおいてもスペルミジン摂取量が多い食生活習慣によって，心血管疾患発症リスクが低下することも同論文で報告されており，オートファジーを作用機転とした今後の臨床応用に期待が集まる[5]．

〈文献〉

1) Nakai A, Yamaguchi O, et al：Nat. Med, 13：619-624, 2007.
2) Taneike M, Yamaguchi O, et al：Autophagy, 6：600-606, 2010.
3) Okamoto K, Kondo-Okamoto N, et al：Dev. Cell, 17：87-97, 2009.
4) Murakawa T, Yamaguchi O, et al：Nat. Commun, 6：7527, 2015.
5) Eisenberg T, Abdellatif M, et al：Nat. Med, 22：1428-1438, 2016.

16 循環器疾患に炎症・免疫応答はどうかかわるか

安斉俊久

要旨

心血管疾患の発症・進展には，炎症と線維化が重要な役割を果たしている．C反応性タンパク質（CRP）をはじめとした炎症マーカーが急性冠症候群（ACS）の発症を予測するマーカーとなることが明らかにされ，炎症を標的にした新規治療法が開発されている．また，心筋梗塞後の炎症反応亢進は，心破裂や心室瘤形成，左室リモデリングの増悪に関連する．本来，炎症は，組織障害や感染後に線維化による治癒をもたらすための生理的な反応であるが，単球・マクロファージを主体とした過剰な炎症が生じると，修復性線維化の障害に伴い病的リモデリングをきたす．一方，Tリンパ球を主体とした慢性炎症は，反応性線維化の亢進をもたらし，心筋症や弁膜症の進展などに関与する．このように，炎症は時相によって線維化を抑制する方向にも促進する方向にも向かう．炎症と線維化の制御機構が明らかになれば，心血管疾患の新規治療法開発につながるものと期待される．

Clinical Question

近年，冠動脈に対する経皮的冠動脈インターベンション（PCI），大動脈弁狭窄症に対する経カテーテル大動脈弁置換術（TAVR），心房細動をはじめとした不整脈に対するカテーテルアブレーション，心不全に対する神経体液性因子抑制を主体とした薬物療法などが発達し，多くのエビデンスが構築されてきたが，いずれも対症療法であり，根本的な病態に対する治療介入には至っていない．また，心筋梗塞，弁膜症，不整脈，心筋症のいずれも，心血管リモデリングに伴って進行性に病態が悪化し，たとえPCIが施行されても心筋梗塞の再発や心不全をきたす症例，TAVR実施後にも心不全を発症する症例，アブレーション後に心房細動の再発を認める症例は，高齢化が進むほど増加している．これらの治療に対する反応性を改善するうえで，心血管リモデリングの病態に対する治療介入は欠かせないものであり，加齢とともに亢進するといわれる炎症反応は治療標的の有力な候補と考えられる．

治療標的としての炎症と心血管リモデリング

炎症，変性，腫瘍は，さまざまな疾患の病態を構成する三大要素であるが，良性疾患とされる心血管疾患においては，変性や炎症が病態の主座をなす．このなかでも治療介入が可能な病態として炎症は重要な標的と考えられる．筆者らは1997年に，心筋梗塞後の血清C反応性タンパク質（CRP）上昇が，亜急性期心破裂や不良な予後の予測因子となることを報告したが，その後，高感度CRP（hsCRP）をバイオマーカーとして微細な炎症も評価できるようになり，梗塞発症前における冠動脈粥腫の炎症が検出可能となった．これを契機に，冠動脈粥腫の破綻に先行する血管リモデリングに炎症が重要なはたらきをしていることが明らかにされ，急性冠症候群 acute coronary syndrome（ACS）という概念が成立するに至った．さらに，組織傷害後の炎症は，本来，治癒過程において必須の生理的な反応であるが，炎症が過剰になると修復性線維化が阻害され，梗塞後の左室リモデリング悪化に関与することが明らかにされた．

また，炎症が慢性化した場合には，むしろ反応性線維化が促進され，組織の線維化により病的リモデリングが生じ，心筋症や弁膜症の進展にも関与することが明らかにされた．

近年，高齢化社会の進行とともに，心不全患者数が急増し，大きな社会問題にもなっている．心血管リモデリングは，心筋梗塞，弁膜症，不整脈，心筋症など，心不全の原因となる疾患のいずれの病態においても関与している．炎症は，これらの多くの疾患の発症機転において，重要な役割を果たしているのみならず，病態の進行にも関与しており，疾患の一次・二次予防において重要な治療標的と考えられる．本章では，炎症の関与するさまざまな心血管リモデリングの病態について概説し，今後の治療戦略について考察する．

冠動脈リモデリングと炎症

かつては，動脈硬化粥腫（アテローム）は徐々に成長して，狭心症から心筋梗塞に至ると考えられていた．しかしながら，1990年代に入り，心筋梗塞を発症する症例の約半数は，心筋梗塞前に狭心症を認めず突然発症し，狭心症が先行する場合でもその多くは新規発症の不安定狭心症であることが明らかにされた[1~3]．そして，急性心筋梗塞症例の約70％は，発症前の冠動脈狭窄度が50％未満であるという事実が明らかになった[4]．あわせて，心筋梗塞は血管外膜側に向かって進展する，いわゆる陽性血管リモデリングをきたした粥腫の破綻とそれに引き続く血栓形成による急激な冠動脈閉塞によって生じることがわかり，ACSという概念が定着するに至った[5,6]．粥腫破綻の背景には，炎症に伴う細胞外マトリックス（ECM）分解酵素であるマトリックスメタロプロテアーゼ（MMP）の活性化と膠原線維（コラーゲン線維）の産生低下による線維性被膜の菲薄化が存在していることが明らかにされ[5,7]，炎症マーカーであるhsCRPがACS予測因子として有用であること

が，その後，数多く報告されるに至った[8,9]．

Ridkerらは，hsCRPが総コレステロール，HDLコレステロール値などよりも強力な冠動脈疾患のリスク因子であることを明らかにした[10]．健常な成人女性27,939人を対象にしたコホート研究では，hsCRP値が中央値以上を示すとLDLコレステロール値の高低にかかわらず，心筋梗塞などの心血管イベントを高率に発生することも報告されている[11]．また，メタボリック症候群（メタボリックシンドローム）においては，診断基準のなかの該当項目数が増加すればするほどhsCRP値の上昇を認め[12]，内臓脂肪蓄積に伴うアディポサイトカインの変化が炎症を引き起こすことでACS発症のリスクとなっている可能性が考えられている．実際に，メタボリック症候群の症例における心血管イベントフリー曲線（イベントが発生しなかった患者数の継時変化）は，hsCRP値が3 mg/L以上を示す症例のイベントフリー曲線とほぼ一致していることも示されている[13]．また，近年，ACSのリスク因子として着目されている慢性腎臓病（CKD）の患者においても，炎症性メディエーター，酸化ストレス物質，終末糖化産物などのクリアランス低下や神経体液性因子の賦活化に伴ってhsCRP値の上昇が認められ，これがCKDにおける心血管イベント増加，すなわち心腎連関の一要因となっている可能性が考えられている[14]．同様に，慢性閉塞性肺疾患（COPD）においても，気道における慢性炎症によってhsCRP値が上昇することが報告され，これがCOPD患者における心血管イベント増大に関与している可能性も指摘されている[15]．

さらに，スタチン[16,17]，アスピリン[18]など，ACS予防に対する効果が認められている薬剤にはhsCRP値を低下させる作用があることが明らかになった．よって，これらの薬剤が単に脂質代謝や血小板凝集に作用しているだけでなく，抗炎症作用を介して効果をもたらしていると考えられている．

ACS予測因子としてのhsCRPの意義

A 冠動脈イベントの予測

　ACS発症後には，冠動脈粥腫内の炎症に加え，心筋壊死後の炎症を反映して血清CRP値の上昇が生じる．FRISC Study groupは，不安定狭心症917人を対象にしてhsCRP値とトロポニンT値を測定し，入院後24時間以内のhsCRP値が10 mg/L以上に達した場合，長期予後は不良であることを明らかにした[19]．このhsCRPは，トロポニンT値が高いほど高値を示したものの，トロポニンT値とは独立して長期予後と関連したため，CRP値が冠動脈硬化粥腫の炎症を反映することにより予後の予測因子となっていることが示唆された．また，冠動脈内ステント留置術後の再狭窄や心事故に関してもhsCRP値が独立した予測因子になることが報告されている[20]．これらの結果により，心筋壊死を伴う不安定狭心症においても，炎症反応は冠動脈硬化粥腫における炎症を反映し，冠動脈イベントの予測に有用であると考えられる．

B 冠動脈イベントの予防

　ACSの予防には，スタチンによる脂質コントロールが重要とされているが，JUPITER試験の結果からは，LDLコレステロール値は正常ながらhsCRP値が高い症例において，ロスバスタチンの投与が主要心血管イベントの発生を有意に抑制することが示された[17]．しかしながら，スタチン投与後にも炎症反応亢進を認める症例に対して，どのように対応すべきかが問題として残されていた．

　近年発表されたCANTOS試験では，心筋梗塞の既往があり，hsCRP値が2 mg/L以上の炎症性アテローム性動脈硬化症患者に，ACZ885（カナキヌマブ：ヒト型抗IL-1β抗体）を3カ月に1回投与した際の効果が検証された．被験者は，プラセボ群，または異なる3用量のACZ885を標準治療に追加して投与された群に分けられ，全体の91％の症例にはスタチンが投与されていた．ACZ885を150 mg投与した群ではプラセボ群と比較して，主要心血管イベント（MACE；非致死性心筋梗塞，非致死性脳卒中，心血管死をあわせたもの）のリスクが15％低下した（$P=0.021$）．ACZ885を300 mg投与した群においても同様の傾向が認められた[21]．この結果より，炎症を標的にした治療戦略がACSの二次予防に有用であることが示唆された．

梗塞後左室リモデリングと炎症

　心筋梗塞後には，梗塞部伸展をトリガーとして，非梗塞部の代償性肥大と線維化が生じ，進行性の左室容積増大と左室駆出率（EF）の低下をきたす場合がある．この慢性心不全へ移行する病態を左室リモデリングとよぶ．

　梗塞部伸展は，壊死に陥った脆弱な心筋が壁応力によって伸展される現象であり，梗塞サイズ，壁応力，梗塞後治癒過程が三大規定因子として知られている[22]．梗塞サイズは，PCIによって縮小することができ，壁応力もβ遮断薬などによって軽減することが可能であるが，梗塞後治癒過程に対する介入法は現時点では確立されていない．壊死に陥った心筋では，好中球に引き続いて単球・マクロファージなどの炎症細胞が浸潤し，壊死組織を貪食するとともに炎症細胞から発現されるMMPによって，不要なタンパク質が融解される．この際，炎症反応が過剰になると梗塞部の脆弱化が進み，膠原線維による置換や血管新生といった治癒過程が障害される可能性が考えられる．

A CRP値と予後

　筆者らは，心筋梗塞後の血清CRP値の上昇が，亜急性期の心破裂や心室瘤ならびに梗塞後1年間の心臓死に対する予測因子となることを報告した[23]．また，緊急PCIが施行された初回

前壁梗塞のみを対象にして，心筋梗塞後の最大CRP値を中央値で2群に分けて，左室リモデリングの推移を前向きに検討したところ，2群間で入院時の左室容積・機能に差はないものの，高CRP値群では低CRP値群に比較し，心筋梗塞後2週，および6カ月後における左室拡張末期容積係数（LVEDVI）ならびに左室収縮末期容積係数（LVESVI）が高値で，EFは低値であり，左室リモデリングの悪化を認めることが明らかになった[24]．さらに，心筋梗塞後24時間以内にβ遮断薬が投与されている症例ではCRP値の上昇が抑制されるとともに心破裂の合併が少ないこと，70歳以上の高齢者やCKD合併症例では，CRP値の上昇が高度となり，梗塞後2週間における左室リモデリングが増悪することも明らかになった[25〜27]．

B 左室リモデリングと炎症の制御

CRPは，おもに梗塞部に浸潤した単球・マクロファージから産生される炎症性サイトカインの刺激を受けて肝臓で産生されるが，単球・マクロファージの浸潤に先行して，末梢血中では，梗塞後2〜3日をピークに単球数の増加を認める．最大単球数が900/mm³以上の場合には，長期における心臓死，心不全による入院，再梗塞といった主要心血管イベントが高率に発現し，不良な予後をたどることを筆者らは過去に報告している[28]．ラット梗塞モデルに顆粒球・マクロファージコロニー刺激因子（GM-CSF）を投与すると，梗塞部心筋における単球走化活性因子（MCP-1）の発現上昇に伴い，マクロファージの浸潤が増加し，梗塞部の修復性線維化が抑制されることで左室リモデリングが増悪することもその後，明らかになった[29]．

先に述べた所見より，単球・マクロファージを介した過剰な炎症反応が梗塞後左室リモデリングを増悪させることは明らかとなったが，梗塞後に炎症を抑制するステロイドを投与すると，むしろ心破裂は増加することが過去に報告されており[30]，炎症は両刃の剣であると考えられている[31]．また，核内DNA結合タンパク質であり，細胞壊死に伴い受動的に放出され，同時に炎症細胞などからも能動的に分泌される炎症性メディエーターとして知られるHMGB1（high mobility group box-1）タンパク質がある．このタンパク質は梗塞後の不良な予後のマーカーとなるが，HMGB1タンパク質に対する中和抗体をラット心筋梗塞モデルに梗塞作製後1週間にわたって投与すると，梗塞部へのマクロファージの浸潤は抑制されるものの，梗塞後2週における左室リモデリングを増悪させることも明らかになっている[32]．したがって，梗塞後の炎症を治療標的とするには，過剰な炎症を制御すると同時に治癒を促進することが重要である．筆者らは，免疫応答の司令塔ともいわれる樹状細胞（DC）が，このような炎症の制御と治癒への移行に重要なはたらきをしていることを明らかにした[33,34]．

梗塞後治癒過程ならびに左室リモデリングにおける樹状細胞の役割

A 樹状細胞除去マウスにおける左室リモデリングの評価

DCは，強力な抗原提示能を有し，免疫応答ならびに免疫寛容の誘導に関与するほか，肝臓の虚血再灌流のモデルにおいては，抗炎症性サイトカインであるインターロイキン10（IL-10）の発現を介して，過剰な炎症反応を制御し，臓器保護的にはたらいていることが報告されている[35]．そこで，DCが梗塞後左室リモデリングに及ぼす影響を明らかにするため，骨髄由来樹状細胞だけを選択的に除去するモデルを作製した．実際の手順では，まずDCのマーカーであるCD11cのプロモーター下流にヒトのジフテリア毒素受容体（DTR）と緑色蛍光タンパク質（GFP）を組み込んだCD11c-DTR-GFP遺伝子改変マウスを作製し，その骨髄を放射線照射後の野生型マウスに移植したのち，マウスにジフテリア毒素（DT）を投与することで骨髄由来樹

状細胞だけを選択的に除去した．このマウスで心筋梗塞を作製したところ，コントロールマウスでの心筋梗塞モデルに比較し，生命予後は悪化の傾向を認めた．梗塞後28日目の病理像では，DC除去群において，梗塞部が伸展され，左室リモデリングの悪化をきたしていることが明らかになった[34]．

梗塞後7日目の心筋に対して免疫組織染色を行うと，DC除去群でMac-3陽性マクロファージの浸潤が増加しており，その浸潤増加は，梗塞後14日目にも遷延していることが明らかになった．つぎに，梗塞部に浸潤したマクロファージを抽出し，どのようなタイプのマクロファージが含まれるかをフローサイトメトリー（細胞集団の特性を解析する手法）により検討したところ，DC除去群では，いわゆる古典的なマクロファージである炎症性のM1マクロファージが増加していた．一方で，組織修復にかかわる抗炎症性のM2マクロファージは，むしろ減少していることが明らかになった[34]．

心筋梗塞後には，まず炎症性単球，M1マクロファージが浸潤し，壊死に陥った組織を貪食するとともに不要なタンパク質を融解する．その後，抗炎症性単球，M2マクロファージが浸潤し，膠原線維による置換や血管新生が生じ，治癒が進んでいくと考えられている[31]．この際，単球・マクロファージと同じ前駆細胞から分化誘導されるDCが，梗塞後7日目をピークに浸潤し，抗炎症性サイトカインであるIL-10の発現を介して過剰な炎症を制御し，治癒にかかわる細胞の動員を促進していることが，その後の検討により明らかになった．

B ヒトの左室リモデリングと樹状細胞

このような現象がヒトの心筋梗塞で実際に生じているのかどうかを明らかにするため，剖検心を用いた検討を行った[36]．梗塞後に亜急性期の心破裂で死亡した症例と，それ以外の要因で発症後ほぼ同時期に死亡した症例で，梗塞部の修復性線維化をマッソン・トリクローム染色（膠原線維と細胞質を染め分ける染色法）により評価したところ，梗塞部心筋における線維化面積比は，心破裂群で有意に低下しており，修復性線維化の抑制が示唆された．一方，CD68陽性のマクロファージの浸潤は，心破裂群において著明に増加しており，同じ切片上でCD209陽性のDCの浸潤を検討すると，心破裂群で有意に減少していることが明らかになった．つまり，何らかの要因によってDCの浸潤が減少する，あるいは機能が低下するような病態に陥ると，炎症の制御機構が失われ，過剰な炎症とともに治癒が障害され，心破裂，心室瘤，左室リモデリングといった病態を引き起こすのではないかと推測された[36]．実際に，CKD症例においては，単球からDCを誘導した場合に，DC成熟マーカーの発現が低下していることも報告されており[37]，CKDや急性腎障害（AKI）を合併した梗塞患者における高度な炎症反応と不良な予後に関連している可能性が考えられる[27,38]．

本来，組織壊死や感染に伴う炎症は，その後の線維化を介して治癒もたらすための生理的な反応であるが，ここに機械的な負荷や自己免疫，遺伝子変異，神経体液性因子の賦活化，酸化ストレス，加齢などさまざまな要因が加わることで，炎症は過剰となり，MMPの活性化などによって，病的リモデリングが進んでいくと考えられる（図16-1）．

拡張型心筋症における炎症の関与

拡張型心筋症（DCM）の病態においてもウイルス感染や自己免疫性機序などを介した炎症の関与が，近年，指摘されている．DCMの臨床像を呈する症例のなかに，心筋生検において持続的炎症細胞浸潤を認める症例が少なくないことがわかり，心機能低下に関連する可能性があることが報告されている[39,40]．具体的には，リンパ球あるいはマクロファージの心筋への浸潤が，$14/mm^2$以上認められる場合，炎症性DCM（DCMI）と定義することが提唱されている[41]．

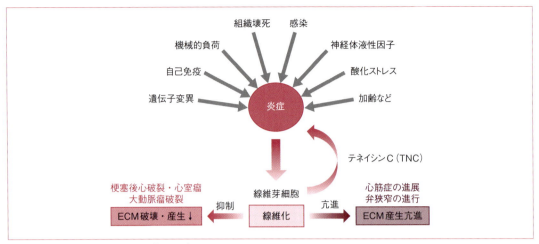

図16-1 炎症と心血管リモデリング
心血管系臓器における組織障害後の過剰な炎症に伴う細胞外マトリックス（ECM）の分解ならびに修復性線維化の障害は，梗塞後心破裂・心室瘤だけでなく，腹部大動脈瘤の進展・破裂にも関与していると考えられる．一方，慢性炎症ににおいては，細胞外マトリックスの産生が増加し，なかでもテネイシンC（TNC）の発現亢進は，反応性線維化の促進を介して心筋症の進展や弁狭窄の進行に関与する．

筆者らは，過去に心筋生検が施行されたDCM患者182例を対象として，CD3陽性Tリンパ球ならびにCD68陽性マクロファージの浸潤について検討した．その結果，DCMIと診断された症例は，全体の46％にも及び，その長期予後（死亡率または心移植率）は有意に不良であることが明らかになった[42]．

DCMIに認められるような慢性炎症においては，組織に浸潤する炎症細胞としてはTリンパ球が主体となり，リンパ球から発現されるサイトカインなどの刺激によって線維芽細胞からECMが産生される．ECMのなかでもテネイシンC（TNC）は，炎症をさらに引き起こすとともに線維化を亢進させ，心血管系において病的なリモデリングを引き起こすと考えられている[43]．そこで，筆者らはDCMの心筋生検標本において，TNCの発現を調べたところ，TNCの発現が高度な群では，各種治療を行った際のEFの改善度が有意に低く，生命予後が不良であることが示された[44]．また，興味深いことに，TNCの発現は糖尿病を合併したDCMで合併していない場合に比べ，有意に高度であり，糖尿病の存在が心筋線維化に関与している可能性も示唆された[44]．

大動脈弁狭窄症における弁の線維化とテネイシンCの発現

最近，筆者らは，TNCを介した慢性炎症と線維化は大動脈弁狭窄症 aortic valve stenosis（AS）の進展にも関与していることを報告した[45]．大動脈弁狭窄症ならびに大動脈弁閉鎖不全症に対して大動脈弁置換術が施行された症例の弁の切除標本を用いて検討を行ったところ，動脈硬化性あるいは先天性二尖弁により大動脈弁狭窄症をきたした症例では，二尖弁による大動脈弁閉鎖不全をきたした症例と比べ，いずれもTリンパ球を主体とした炎症細胞浸潤が高度に認められた．また，先天性二尖弁の狭窄症において，TNCの発現がとくに高度であり，これに伴い弁の線維化による肥厚が最も著明であることが明らかにされた．動脈硬化性の三尖の大動脈弁狭窄症においては，弁の石灰化がおもな狭窄の機序であるのに対して，先天性二尖弁では，TNCの発現上昇に伴う慢性炎症と線維化の亢進によって弁の肥厚が生じ，狭窄に至る可

能性が示唆された[45]．

今後の展望

　炎症と線維化はさまざまな心血管疾患の病態に関与している．動脈硬化粥腫における炎症は，ACSの発症に関与し，最近の大規模臨床試験により炎症を標的とした新規治療法の有効性が示された．また，心血管系臓器における組織障害後の過剰な炎症に伴う修復性線維化の抑制は，梗塞後心破裂・心室瘤だけでなく，腹部大動脈瘤の進展・破裂の病態にも関与している[46〜48]．一方，慢性炎症に伴う線維化の亢進は，心筋症の進展や弁狭窄に関与する．炎症と線維化の制御機構が明らかになれば，これら多くの心血管疾患に対する新規治療法の開発につながるものとおおいに期待される．

〈文献〉

1) Anzai T, Yoshikawa T, et al：Am. J. Cardiol, 74：755-759, 1994.
2) Anzai T, Yoshikawa T, et al：J. Am. Coll. Cardiol, 26：319-327, 1995.
3) Shiraki H, Yoshikawa T, et al：N. Engl. J. Med, 338：941-947, 1998.
4) Falk E, Shah PK, et al：Circulation, 92：657-671, 1995.
5) Libby P：Circulation, 104：365-372, 2001.
6) Varnava AM, Mills PG, et al：Circulation, 105：939-943, 2002.
7) Shah PK：J. Am. Coll. Cardiol, 41：15S-22S, 2003.
8) Koenig W, Sund M, et al：Circulation, 99：237-242, 1999.
9) Ridker PM, Hennekens CH, et al：N. Engl. J. Med, 342：836-843, 2000.
10) Ridker PM, Stampfer MJ, et al：JAMA. 285：2481-2485, 2001.
11) Ridker PM, Rifai N, et al：N. Engl. J. Med, 347：1557-1565, 2002.
12) Ridker PM, Buring JE, et al：Circulation, 107：391-397, 2003.
13) Ridker PM：Am. J. Cardiol, 92：17K-22K, 2003.
14) Goicoechea M, de Vinuesa SG, et al：J. Am. Soc. Nephrol, 17：S231-S235, 2006.
15) Staszewsky L, Wong M, et al：J. Card. Fail, 13：797-804, 2007.
16) Ridker PM, Rifai N, et al：Circulation, 98：839-844, 1998.
17) Ridker PM, Danielson E, et al：N. Engl. J. Med, 359：2195-2207, 2008.
18) Ridker PM, Cushman M, et al：N. Engl. J. Med, 336：973-979, 1997.
19) Lindahl B, Toss H, et al：N. Engl. J. Med, 343：1139-1147, 2000.
20) Walter DH, Fichtlscherer S, et al：J. Am. Coll. Cardiol, 37：839-846, 2001.
21) Ridker PM, Everett BM, et al：N. Engl. J. Med, 377：1119-1131, 2017.
22) Pfeffer MA, Braunwald E：Circulation, 81：1161-1172, 1990.
23) Anzai T, Yoshikawa T, et al：Circulation, 96：778-784, 1997.
24) Takahashi T, Anzai T, et al：Int. J. Cardiol, 88：257-265, 2003.
25) Anzai T, Yoshikawa T, et al：Cardiology, 99：47-53, 2003.
26) Mahara K, Anzai T, et al：Cardiology, 105：67-74, 2006.
27) Naito K, Anzai T, et al：J. Card. Fail, 14：831-838, 2008.
28) Maekawa Y, Anzai T, et al：J. Am. Coll. Cardiol, 39：241-246, 2002.
29) Maekawa Y, Anzai T, et al：J. Am. Coll. Cardiol, 44：1510-1520, 2004.
30) Silverman HS, Pfeifer MP：Am. J. Cardiol, 59：363-364, 1987.
31) Anzai T：Circ. J, 77：580-587, 2013.
32) Kohno T, Anzai T, et al：Cardiovasc. Res, 81：565-573, 2009.
33) Naito K1, Anzai T, et al：J. Immunol, 181：5691-5701, 2008.
34) Anzai A, Anzai T, et al：Circulation, 125：1234-1245, 2012.
35) Bamboat ZM, Ocuin LM, et al：J. Clin. Invest, 120：559-569, 2010.
36) Nagai T, Honda S, et al：J. Am. Heart. Assoc, 3：e000839, 2014.

37) Verkade MA, van Druningen CJ, et al：Nephrol Dial Transplant. 22：128-138, 2007.
38) Anzai A, Anzai T, et al：J. Card. Fail, 16：381-389, 2010.
39) Kühl U, Seeberg B, et al：Eur. Heart. J, ：62-67, 1994.
40) Wojnicz R, Nowalany-Kozielska E, et al：Circulation, 104：39-45, 2001.
41) Maisch B, Richter A, et al：Herz, 30：535-544, 2005.
42) Nakayama T, Sugano Y, et al：Eur. J. Heart. Fail, 19：490-498, 2017.
43) Imanaka-Yoshida K：Circ. J, 76：2513-2520, 2012.
44) Yokokawa T, Sugano Y, et al：Eur. J. Heart. Fail, 18：375-385, 2016.
45) Hamatani Y, Ishibashi-Ueda H, et al：PLoS. One, 11：e0160208, 2016.
46) Kaneko H, Anzai T, et al：Cardiovasc. Res, 91：358-367, 2011.
47) Kaneko H, Anzai T, et al：Atherosclerosis, 218：470-478, 2011.
48) Kohno T, Anzai T, et al：J. Cardiol, 59：299-306, 2012.

17 アディポサイトカインと循環器病

柴田 玲, 室原豊明

要旨 肥満に伴う循環器病の病態には，種々のアディポサイトカインの産生異常がかかわっている．とくにアディポネクチンは，循環器病に保護的に作用するものとして，最もよく知られたアディポサイトカインである．近年，アディポネクチンのほか，循環器病に保護的作用を有している可能性が高いと思われるアディポサイトカインがいくつか見いだされた．CTRP9やオメンチンもその例である．これらのアディポサイトカインは，血管リモデリングへの抑制作用や心筋梗塞縮小効果などを発揮する．今後，CTRP9やオメンチンのさらなる機能解析や調節機構の解明が，循環器病の病態解明や治療開発へのアプローチにつながると考えられる．

Clinical Question

肥満症は，高率に糖尿病や脂質異常症，高血圧を合併する生活習慣病の発症基盤である．これらのリスク因子が蓄積することで，重篤な循環器病をまねくことが知られている．つまり，「太ると循環器病になりやすい」ということである．では，なぜ肥満の状態では，さまざまな生活習慣病を発症するのか？ 重篤な循環器疾患をまねいてしまうのか？ この点に関し，詳細な機序はいまだ明らかでない．本章では，この疑問に対して，脂肪組織より分泌されるホルモン（アディポサイトカイン）の観点から考えたい．

アディポサイトカイン

過去には，脂肪組織は単にエネルギーを備蓄する臓器であると認識されてきたが，近年の研究により，アディポサイトカインと総称される生理活性物質を分泌する内分泌臓器であることが明らかとなっている．現在では，アディポネクチンやレプチン，TNF-αをはじめとする，数多くのアディポサイトカインと病態との関連が明らかになりつつある．また，肥満（内臓脂肪蓄積）状態では，アディポサイトカインの産生異常を引き起こすことが知られている．TNF-αなどの炎症惹起性のアディポサイトカインの産生が増加し，一方で，アディポネクチンなどの生活習慣病に防御的にはたらくアディポサイトカインの産生が低下する．このようなアディポサイトカインの産生異常は，インスリン抵抗性，動脈硬化，高血圧などの増悪をもたらし悪循環を形成することから，生活習慣病の病態において，中心的役割を果たしていると考えられる．

とくにアディポネクチンは，循環器病に防御的に作用する点で，最もよく知られたアディポサイトカインである．その血中濃度は，肥満や糖尿病，冠動脈疾患の患者において低下している．また，多くの研究結果から，抗糖尿病，抗動脈硬化作用，抗炎症作用を有することが知られている．筆者らもアディポネクチンの循環器疾患における役割について検討を行ってきた．マウスやブタ虚血再灌流傷害モデルを用いた検討では，アディポネクチンが心筋梗塞サイズの縮小効果を有した．さらに，心筋梗塞発症患者では，発症時のアディポネクチン濃度高値群で，経皮的冠動脈形成術（PCI）後の梗塞サイズ縮小率や心機能回復が良好であった．多施設共

同前向き研究（JAPAN-ACS）においても，PCI後に測定したアディポネクチン値がその後の主要心血管イベント発症の独立した規定因子であった．加えて，アディポネクチンは心肥大抑制作用や血管新生促進作用など多彩な作用を有していることが明らかとなっている[1]．

近年，アディポネクチンに加え，生活習慣病や循環器疾患に対し保護的作用を有している可能性が高いと思われるアディポサイトカインがいくつか見いだされている．筆者らも機能未知であるアディポサイトカインの同定と機能解析にかかわる研究を行い，内臓脂肪の発現遺伝子の解析過程で，アディポネクチンパラログのひとつであるCTRP9（C1q/TNF-related protein 9）やレクチンの一種であるオメンチンなどを同定し，その機能解析を行っている．

循環器疾患にかかわるアディポサイトカインの機能解析

A CTRP9

CTRPファミリータンパク質は，補体C1qに構造が類似したC1q様ドメインとコラーゲンドメインを有し，アディポネクチンと構造的に類似していることからアディポネクチンパラログに分類されている（図17-1 A）．なかでもCTRP9は，アディポネクチンとアミノ酸配列の相同性が最も高いタンパク質で，脂肪組織に高発現している[2]．肥満マウスへのCTRP9の投与は，血糖値を低下させることが報告されている．CTRP9は培養骨格筋細胞に作用し，糖取り込みにかかわるリン酸化シグナルを促進することから，骨格筋を標的臓器としての血糖降下作用を有すると考えられている．

血管内皮機能に関する検討では，CTRP9が内皮依存性の血管拡張作用を有することが報告されている．また，CTRP9は，マウス血管傷害後の平滑筋細胞に対する増殖抑制作用や内皮細胞脱落後の修復促進作用を示す．その結果，血管再狭窄の原因である内膜肥厚を有意に抑制する．これらの機序には，平滑筋細胞の増殖やERKのリン酸化の抑制作用やcAMP産生促進作用が関与する[3]．

心疾患に関する検討では，マウス心筋虚血後の再灌流傷害モデルにおいて，脂肪組織でのCTRP9発現と血中CTRP9濃度の低下が認められる．この際，血中遊離脂肪酸濃度の上昇や脂肪組織での酸化ストレスマーカーの発現増加も伴っており，3T3L-1脂肪細胞を用いた in vitro の系では，遊離脂肪酸添加や酸化ストレス負荷にて，CTRP9の発現低下が確認された．このように，心筋虚血後にCTRP9の産生は低下すると考えられる．また，CTRP9遺伝子欠損（CTRP9ノックアウト）マウスに対して心筋虚血再灌流傷害を行ったところ，野生型（コントロール）マウスと比較して，心筋梗塞サイズが有意に増大し，TNF-αやIL-6などの炎症性サイトカインが増加した[4]（巻頭 p.vii 写真8，図17-1 B）．マウス心筋梗塞モデルにおいても，CTRP9の投与が梗塞後の心収縮能を保持し，生存率を改善することが報告されている．このように，CTRP9は心血管保護作用を有していると考えられる．

B オメンチン

オメンチンは，インテレクチン-1としても知られており，ガラクトフラノースに結合するレクチンのひとつである．マウスでは小腸に特異的に発現しているが，ヒトにおいては内臓脂肪組織，とくに大網脂肪組織に多く発現している．ヒトでのオメンチンの血中濃度は，肥満や糖尿病患者にて，低値を示すことが報告されている．

筆者らは，日本人健常成人男性でオメンチン血中濃度の測定を行った．その結果，メタボリックシンドロームの構成因子の数が多いほどオメンチン血中濃度が減少していた．また，オメンチンの血中濃度は，動脈硬化のサロゲートマーカー（代用マーカー）である頸動脈内膜中膜複合体厚度（IMT）と逆相関関係を示していた．

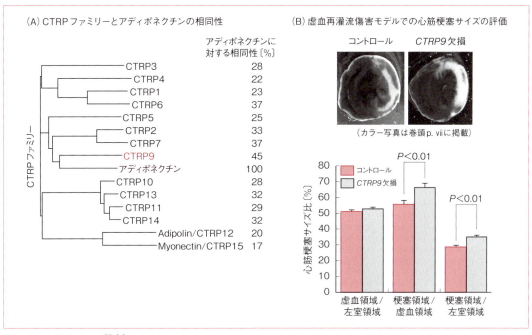

図17-1 CTRP9の役割
(A) CTRPファミリーの分子系統樹とそれぞれのCTRPタンパク質のアディポネクチンに対する相同性を示す．相同性計算は全長アミノ酸配列とC1q様ドメイン配列の比較による．(B) CTRP9遺伝子欠損(CTRP9ノックアウト)マウスは梗塞サイズが有意に増大．上段はEvans Blue/TTC染色後の心臓，下段は定量化グラフ．

[Shibata R, Ouchi N, et al：J Cardiol, 70：329-334, 2017；
Kambara T, Shibata R, et al：Mol Cell Biol, 35：2173-2185, 2015を一部改変]

冠動脈疾患や急性冠症候群においてもオメンチン濃度は低下していた[3]．このように，オメンチン濃度は動脈硬化関連疾患のバイオマーカーとなりうる可能性がある．

血管内皮細胞では，オメンチンの添加が管腔形成能促進を引き起こし，オメンチンの過剰発現が，マウス下肢虚血モデル作製後の血管新生増強作用を示した．血管平滑筋細胞では，オメンチンは平滑筋細胞の増殖や遊走能抑制作用を有することが示されている．aP2プロモーターを用いた脂肪組織特異的なヒトオメンチン過剰発現マウスでは，コントロールマウスと比し，血管傷害後の新生内膜増生が有意に抑制されていた[3]．ヒトオメンチン過剰発現マウスを動脈硬化モデルであるアポリポ蛋白E欠損マウスと交配させ，アポリポ蛋白E欠損オメンチントランスジェニックマウス(apoE-KO/OMT-Tgマウス)を作製し，動脈硬化モデルにおけるオメンチンの過剰発現の影響を調べたところ，オメンチンの過剰発現は，アポリポ蛋白E欠損マウスの動脈硬化巣の形成を有意に抑制した．あわせて，動脈硬化巣におけるマクロファージの発現が抑制され，大動脈における炎症関連遺伝子 *TNF-α*，*IL-6*，*MCP-1*，*VCAM-1*，*ICAM-1* の発現も減弱していた[3]．

心疾患に関する検討では，ヒトオメンチン過剰発現マウスに対する虚血再灌流傷害後の心筋梗塞サイズを有意に縮小した[3,5](図17-2 A，巻頭p.vii 写真9)．この機序として，AMPKやAkt依存性のシグナルを介した，オメンチンの抗アポトーシス作用が考えられた(図17-2 B)．また，ヒトオメンチン過剰発現マウスでは，大動脈縮窄による心肥大がコントロールマウスと比し抑制され，死亡率も低下していた[3]．このようにオメンチンも，心血管保護作用を有するアディポサイトカインのひとつと示唆される．

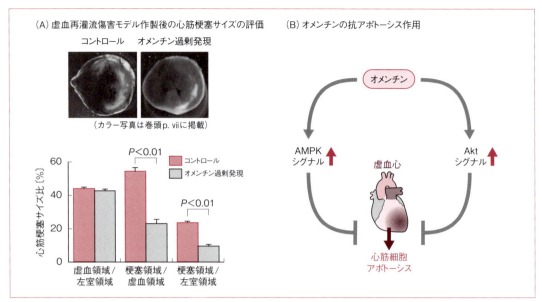

図17-2　オメンチンの役割
(A) オメンチン過剰発現マウスは梗塞サイズを有意に縮小した．上段はEvans Blue/TTC染色後の心臓，下段は定量化グラフ．
(B) オメンチンは虚血心において，AMPKやAkt依存性のシグナルを介して，抗アポトーシス作用を発揮し，心筋梗塞サイズを縮小しうると考えられる．

［Shibata R, Ouchi N, et al：J Cardiol, 70：329-334, 2017；
Kataoka Y, Shibata R, et al：J Am Coll Cardiol, 63：2722-2733, 2014を一部改変］

おわりに

　肥満を中心とした生活習慣病や循環器疾患の病態には，さまざまなアディポサイトカインの産生異常がかかわっている．とくにアディポネクチンは抗動脈硬化作用や心保護作用を有していることから，今後，循環器疾患への治療応用が期待される．アディポネクチン補充療法や受容体の活性化薬は，そのひとつの可能性と考えられる．また，アディポネクチンパラログのひとつとして注目されているCTRP9や，レクチンの一種であるオメンチンも，生活習慣病や心血管病に保護的作用を有している可能性の高いアディポサイトカインである．その作用の一部は，アディポネクチンと異なる独自の作用でもある．今後，種々のアディポサイトカインのさらなる機能解析，発現作用調節機構が明らかになることで，「太るとなぜ循環器病になりやすいのか？」という本章のQuestionに対する答えが明確となり，肥満に伴う循環器病の包括的理解と治療法の開発につながると考えられる．

〈文献〉

1) Shibata R, Ouchi N, et al：Circ J, 73：608-614, 2009.
2) Ouchi N, Walsh K：Circulation, 125：3066-3068, 2012.
3) Shibata R, Ouchi N, et al：J Cardiol, 70：329-334, 2017.
4) Kambara T, Shibata R, et al：Mol Cell Biol, 35：2173-2185, 2015.
5) Kataoka Y, Shibata R, et al：J Am Coll Cardiol, 63：2722-2733, 2014.

18 多臓器連関・多細胞連関から考える循環器病

藤生克仁

> **要旨**
> 心臓ストレスに対して心臓・脳・腎臓が神経・免疫細胞のネットワークを介して連携し，心臓を保護することによって心不全の発症を抑制する，新しい心臓恒常性維持機構を同定した．さらにこの臓器間ネットワークが心臓を保護する最終段階の機序は，心臓内の組織マクロファージと心筋細胞の異種細胞間相互作用によってなされることを明らかにした．心臓病は全身疾患であるが，実際に，複数臓器，複数細胞を横断的に解析した研究は少ない．今回，臓器間連携，細胞間相互作用に着目した心臓研究の1例として筆者らの最近の報告を紹介する．

Clinical Question

　心不全死と心臓突然死から構成される心臓死は，多臓器が関連した多臓器疾患あるいは全身疾患であるとされており，これには異論はないと思われる．実際これまで心臓死の生命予後を改善した治療は，LVAD (left ventricular assist device) やCRTD (cardiac resynchronization therapy defibrillator) などのメカニカルデバイスを除けば，利尿薬，RAS阻害薬，β遮断薬など，全身の複数の臓器に作用する薬剤しかない．ただし昨今，心血管疾患による死亡が減少していないことを考えると，無論，新しい治療法，治療薬の開発が必要である．そのためには，心臓死の病態を考えるにあたって，そもそも生理的状態において複数臓器がどのように連携して循環動態を調整しているのか，それがどのように破綻し心臓死が生じるのか，またそのような複数臓器に同時アプローチするような薬剤が心臓死の予後を改善する薬剤になるのではないかという疑問と予測が立つ．レニン・アンジオテンシン系(RAS)や交感神経系が生理的状態および心臓のストレス時にどのような役割を果たしているかについて多くの研究が行われ，心臓病患者の予後を改善する薬剤の開発に結び付いたと考えると，新しい臓器間連携による心臓恒常性維持機構の発見は新たな生命予後の予測，改善につながるとともに，新たな循環動態，心臓病の理解につながると思われる．

これまでの研究の歴史・先行研究

　生体内で臓器が会話をするように生体を調整して恒常性を維持しているということが多数報告されている．たとえば，酸素が不足したときに，腎臓がそれを感知し，エリスロポエチンを産生することで，赤血球が増加し，恒常性を維持していることのほか，食事摂取においても，腸管，膵臓，脂肪，脳が連携し，エネルギー摂取・蓄積をコントロールしていることなどである．循環器領域においては，心臓，血管，肺，副腎，腎臓が連携し，レニン・アンジオテンシン・アルドステロン系(RAAS)をドライブすることによって，循環血液量を調節している．さらに，これらの臓器は交感神経の制御を受けており，交感神経とRAASもクロストークをしている．これらの経路に対する介入が心臓病の予後を改善していることを考慮すると，筆者らは同様の新しい経路の発見が新しい治療に結び付く可能性が高いと考えた．

　加齢は最大の心臓病のリスク因子であるが，疾患としては，高血圧や糖尿病を抑えて腎機能

の悪化が心疾患による生命予後に強く関与していることや，心血管イベントの予後予測因子として，慢性腎臓病（CKD）が非常に高いリスク因子であることなどが臨床試験の結果から報告されている．このような先行研究から，腎臓が心臓を保護するこれまでに報告のない経路があるのではないかと予測した．よって，心臓と腎臓，さらに他の臓器を含んだ多臓器を同時に扱う非常にマクロな視点の研究の必要性が予想された．

一方で，心臓というひとつの臓器をとってみても，心筋細胞は心臓を構成する細胞の約半分にすぎず，その他たくさんの種類の細胞で心臓は構成されている．近年の分子生物学的アプローチによって，非心筋細胞と心筋細胞の細胞間相互作用を詳細に検討できるようになってきたほか，このような心筋細胞以外の細胞にも着目した研究が行われてきており，非心筋細胞の心臓機能への影響の検討が盛んに行われている[1,2]．このように，多臓器間の経路の検討をするとともに，技術的に可能となった複数種の細胞間相互作用にも着目して研究を進める必要があることも予想された．

最新の研究成果

A 心臓と腎臓をつなぐKLF5

もし，心臓ストレス応答において，腎臓が心臓に対して保護的な作用を有しているとすれば，心臓に圧負荷ストレスがかかった際に，腎臓で何らかの変化が生じるのではないかと考えた．マウスモデルを用いて，心臓に圧負荷ストレスがかかった際の，腎臓の遺伝子発現変化を検討すると，ストレス応答遺伝子である転写因子KLF5が著明に増加していることを見いだした．このKLF5は，定常状態の腎臓では，腎臓集合管上皮細胞に特異的に発現していた．まず，腎臓集合管上皮細胞におけるKLF5のはたらきを検討したところ，腎臓集合管上皮細胞の既知の機能である水の再吸収にはまったく関与していなかった．しかし，腎障害モデルを用いて腎臓の炎症惹起・炎症収束におけるはたらきを検討したところ，腎臓集合管上皮細胞は，腎臓の炎症惹起・炎症収束というストレス応答および腎疾患発症に，KLF5を介して関与していることを見いだした[3]．このことは，腎臓集合管上皮細胞は水の再吸収をしているのみならず，ストレス応答を行う細胞であることを意味する．

B 腎臓におけるKLF5発現を介した心臓保護作用

先に述べたとおり，心臓へのストレス時に，腎臓の集合管上皮細胞のストレス応答遺伝子KLF5が反応することから，腎臓集合管上皮細胞が心負荷時に腎臓が心臓を保護する起点となっている可能性を仮説に立てた．実際，腎臓集合管上皮細胞特異的にKLF5をノックアウトし，腎臓のストレス応答を消失させたマウスを作製し，心臓に圧負荷ストレスを加えると，高頻度で心不全を発症し心臓死することを見いだした[4]．

さらに詳細に解析すると，心臓への圧負荷ストレスは，迷走神経求心路，痛覚神経の2経路によって心臓から脳に伝わり，その後交感神経遠心路を介して腎臓に伝わり，アドレナリンβ_2受容体を介して，集合管上皮細胞のKLF5が活性化し，その下流遺伝子から翻訳されたS100A8，S100A9が腎臓内に分泌される．分泌されたこれらの下流因子は，腎臓組織マクロファージを活性化させ，腫瘍壊死因子（TNF）を分泌させる．TNFは腎臓血管内皮細胞からコロニー刺激因子2（CSF2）を血中に分泌させ，このCSF2が静脈内を腎臓から心臓に運ばれ，心臓内の組織マクロファージを増殖，活性化させる．この活性化した心臓組織マクロファージの存在は，圧負荷に対して代償性肥大を引き起こすことより，心臓が圧負荷を乗り切るために必須であることが明らかとなった[4]（図18-1）．

さらに，心臓組織マクロファージと心筋細胞

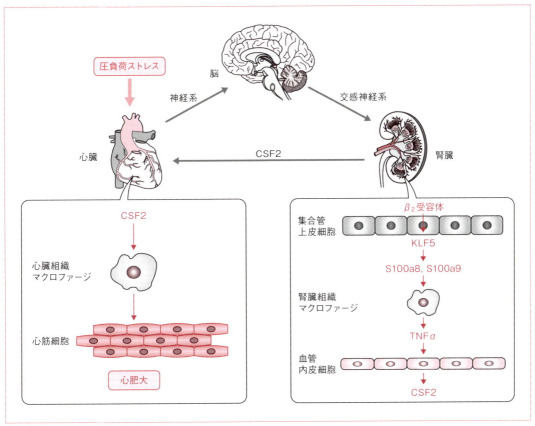

図18-1 新しい多臓器間連携によって心臓の恒常性が保たれる
心臓への圧負荷ストレスが迷走神経求心路および痛覚神経の両者を経由して，心臓から脳に心臓ストレスの存在が伝達され，その後交感神経遠心路によって腎臓に伝達される．腎臓内では，アドレナリンβ_2受容体を介して，腎臓集合管上皮細胞がKLF5-S100A8/S100A9を活性化する．分泌されたS100A8/S100A9は腎臓組織マクロファージを活性化し，腫瘍壊死因子（TNF）を分泌させ，TNFは腎臓内の血管内皮細胞に作用して，コロニー刺激因子2（CSF2）を血中に一過性に分泌する．このCSF2によって心臓マクロファージが比較的選択的に活性化し，代償性心肥大が生じることで，心ストレスを乗り切ることができる．

[Fujiu K, Shibata M, et al：Nat. Med, 23：611-622, 2017より一部改変]

との細胞間相互作用を詳細に検討すると，心臓組織マクロファージが発現しているアンフィレグリン（AREG）が心臓組織マクロファージ活性化に伴って上昇し分泌されることがわかった．分泌されたアンフィレグリンはその受容体である心筋細胞表面の上皮成長因子受容体（EGFR）を介して，代償性心肥大を生じることを明らかにした[4]（図18-2）．

このように，腎臓と心臓のあいだにはRAASのような多臓器・多細胞間を経由する新たなシステムが存在しており，それらの経路のいずれかを遮断すると心不全発症・心不全死に直結することが明らかとなった．

残された課題と将来展望

今回，新しい心臓・脳・腎臓を含む臓器間ネットワークの存在が明らかとなったが，この経路については，まだ生理的な心臓恒常性維持機構を解明したにすぎない．そのため，多くの疑問とこれから解決しないといけない課題も同時に与えられている．すなわち，この経路の機能低下によって引き起こされる心不全が存在するか？このネットワークに含まれる腎機能や脳機能の悪化によって，このネットワークに破綻が生じるか？また，心不全は高齢者に多いが，老化に伴ってこのネットワークはどのよう

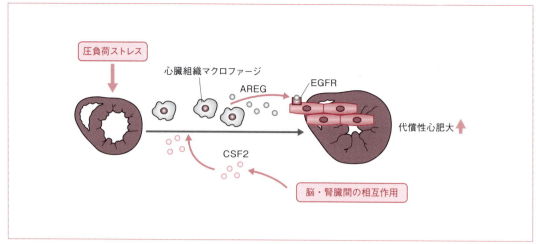

図18-2 新しい異種細胞間連携によって心臓の恒常性が保たれる
心臓への圧負荷によって，その心臓ストレスが脳・腎臓を経由し心臓マクロファージが活性化する．心臓組織内ではマクロファージだけに発現し，全身のマクロファージ・ミクログリアのなかでも心臓組織マクロファージに特異的に発現しているタンパク質としてアンフィレグリン (AREG) を同定した．アンフィレグリンは心臓圧負荷時に心臓マクロファージから分泌され，心筋細胞に作用し，代償性心肥大を引き起こし，心臓恒常性維持に必須である．

[Fujiu K, Shibata M, et al：Nat. Med, 23：611-622, 2017 より一部改変]

に変遷するか？ もしこのネットワークの機能低下で生じる心不全が存在するならば，このネットワークを人工的に活性化した場合，あるいは，アンフィレグリンを補充投与するなど部分的なレスキューを行った場合，心不全の治療が可能なのか？ などといったものである．

筆者らは，このネットワークに含まれている脳神経系が新たな心不全治療の標的となりうるのではないかと考えている．これまでに，重症心不全症例において，脊髄神経刺激デバイスを植込んで心不全に対する効果を検討したところ，心機能の回復と心不全症状の改善を認めた[5]．この機序は現時点では明らかでないが，多臓器のネットワークをつくる神経ネットワークに対する直接な介入が心不全を改善させた例であると考えており，今後，臓器間連携を神経がどのようにコントロールしているのか，および，どのように破綻していくのかを検討したいと考えている．

また，今回臓器間連携が神経と免疫細胞のネットワークで構成されていることを明らかにした．とくに，免疫細胞とは組織内に存在するマクロファージが主体であり，重要なはたらきをしていると考えている．組織マクロファージは各組織内で臓器特異的な教育を受けて，その臓器特有の機能を獲得すると考えられている[6,7]．心臓の組織マクロファージにおいては，筆者らはアンフィレグリンを介して心臓の圧負荷に対するストレス応答を行っていることを突き止めたが[4]，さらに最近，米国のグループから，房室結節付近の心臓組織マクロファージは房室結節の刺激伝導系と直接ギャップジャンクションを形成して，房室結節の伝導を調節していることが報告された[8]．これらに限らず，さらに，未知の別の機能も存在していると予想される．心臓組織マクロファージがもつ臓器別機能が心筋細胞や心臓線維芽細胞，血管などと，どのように細胞間相互作用をして心臓機能を制御しているかなども，今後の検討課題と思われる．

〈文献〉

1) Fujiu K, Wang J, et al：Cardiovasc. Res, 102：232-239, 2014.
2) Fujiu K, Nagai R：J. Mol. Cell. Cardiol, 70：64-73, 2014.
3) Fujiu K, Manabe I, et al：J. Clin. Invest, 121：3425-3441, 2011.
4) Fujiu K, Shibata M, et al：Nat. Med, 23：611-622, 2017.
5) Tse HF, Turner S, et al：Heart. Rhythm, 12：588-595, 2015.
6) Varol C, Mildner A, et al：Annu. Rev. Immunol, 33：643-675, 2015.
7) Epelman S, Lavine KJ, et al：Immunity, 41：21-35, 2014.
8) Hulsmans M, Clauss S, et al：Cell, 169：510-522. e20, 2017.

19 心腎連関の実行分子は何か

尾上健児

要旨 慢性腎臓病（CKD）患者の予後を規定する合併症として心血管疾患（CVD）が重要な位置を占める．逆にCVD最大の要因はCKDである．この関係は心腎連関とよばれており，原因療法を行うためにはその実行分子の詳細な解明が必要である．本章では心腎連関のタイプ別に先行研究を概説し，筆者らのグループが取り組んできた胎盤増殖因子とその内因性阻害分子である可溶型Flt-1に着目した分子機序および治療ターゲットとしての可能性を最新の知見とともに解説する．

Clinical Question

慢性腎臓病（CKD）患者では予後を規定する合併症として心血管疾患（CVD）が重要な位置を占める．GFR（glomerular filtration rate）が低下している進行期だけでなく，GFRが保たれていてごく軽微なアルブミン尿を呈するのみの初期の段階でも，CVD罹患率が増大することが示されている．またCKD患者は末期腎不全に至るよりもCVDで死亡するリスクの方が高いと報告されている．一方で，推算GFR（eGFR）が60 mL/分未満の腎機能障害は古典的リスク因子である，糖尿病，高血圧や脂質異常症よりもCVD発症のハザード比が高値である．これらの関係は"心腎連関"または心腎症候群 cardio-renal syndrome（CRS）とよばれ，低左心機能や静脈還流に影響する血行動態変化，交感神経系 sympathetic nervous system（SNS）やレニン・アンジオテンシン・アルドステロン系といった神経体液性因子などが原因と考えられているが，分子機序に立脚した，より効果的な治療を行うために，相互作用を引き起こす実行分子の詳細な解明が望まれている．

先行研究

心腎症候群（CRS）は，いずれの臓器に端を発するか，および発症の時間経過により，大きく5つに分類される[1]．ここでは，これら5つの分類に沿って先行研究を概説する（表19-1，図19-1）．なお，本章では心腎連関の実行分子と考えられるものには下線を付した．

A CRSタイプ1（acute cardio-renal syndrome）

急性冠症候群などにより急性心不全を呈し，急性腎障害（AKI）を続発するものを指す．AKIは主として低左心機能による心拍出力低下または中心静脈圧上昇による腎への灌流低下が原因となる．また，急性心不全に伴う交感神経系（SNS）やレニン・アンジオテンシン・アルドステロン系（RAAS）の亢進，インターロイキン6（IL-6）などの炎症性サイトカインや活性酸素種（ROS）の増加など，血行動態以外の要素も腎機能悪化に関与する．なお，AKIが生じた際の血中・尿中のマーカーとしてクレアチニンよりも早期に高値となるNGAL（neutrophil gelatinase-associated lipocalin）が有用とされる．

B CRSタイプ2（chronic cardio-renal syndrome）

慢性心不全により進行性にCKDに至るものを指す．慢性心不全ではSNSやRAASが亢進

表19-1 心腎症候群（CRS）の分類

CRSタイプ	種類	概要
1	急性心腎症候群（acute cardio-renal syndrome）	急性心不全に伴い急性腎障害をきたすもの
2	慢性心腎症候群（chronic cardio-renal syndrome）	慢性心不全により進行性にCKDに至るもの
3	急性腎心症候群（acute reno-cardiac syndrome）	急性腎障害により急性心不全を生じるもの
4	慢性腎心症候群（chronic reno-cardiac syndrome）	CKDにより慢性心不全をきたすもの
5	二次性心腎症候群（secondary cardio-renal syndrome）	全身疾患により心および腎機能双方が同時に障害を受けるもの

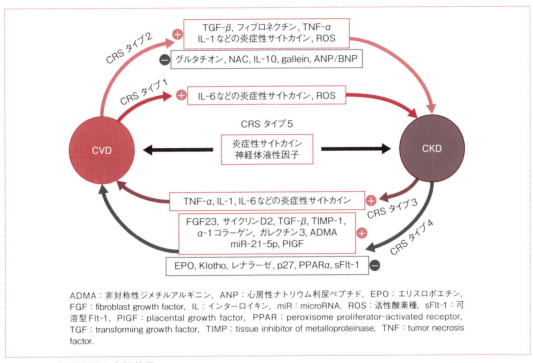

図19-1 心腎連関の実行分子
プラスは促進的に，マイナスは保護的にはたらく分子．

し，最終的にアルドステロン値が上昇すると，TGF-β（transforming growth factor-β）およびフィブロネクチンの分泌亢進を介し，腎糸球体の線維化をきたす．一方，心房性ナトリウム利尿ペプチド atrial natriuretic peptide（ANP）は文字どおり心房から分泌され，慢性心不全など心臓への負担が増加する病態でその産生が亢進し，腎臓での利尿を促進することで，水・電解質・血圧調節に関与している．ANPの受容体を欠損したマウスでは高血圧を発症すること，心筋線維化が亢進することが知られ，ANPはRAASに機能的に拮抗することが証明されており，CRSにおいて保護的にはたらく分子である．つぎに，最近報告された2つの分子機序を示す．

1）サイトカイン関連分子

慢性心不全では全身炎症が引き起こされ，循環血漿中でTNF-α（tumor necrosis factor-α）やIL-1などの炎症性サイトカインが増加する．これら炎症性サイトカインは，細胞内ROSを分解する主要な物質であり，コラーゲン分解作用も有するトリペプチドのグルタチオン量を低

下させる．グルタチオンの低下は組織線維化を促進し，またマクロファージ遊走および炎症性サイトカインの産生を促すPAI-1（plasminogen activator inhibitor-1）の発現を亢進させる．一方，NAC（N-acetylcysteine）はグルタチオン形成の前駆体としてはたらき，CKDにおける腎保護作用が報告されている．Giamらは拡張型心筋症（DCM）モデルマウスを用い，CRSタイプ2に関与する分子機構の検討を行った．すなわち，DCMに伴う慢性心不全の状態で，腎臓でのグルタチオンが低下するかどうか，またグルタチオン濃度が腎機能低下に帰結する腎臓での炎症および線維化に関連するかどうか，さらにNACの投与が腎機能悪化を予防できるかどうかを検証した．慢性心不全を呈するDCMモデルマウスに対しオスモティックミニポンプ（浸透圧ポンプ）によりNACを8週間持続的に皮下投与すると，NAC非投与群で認められる腎臓でのグルタチオン低下を正常化し，尿細管間質および糸球体の線維化を阻害し，GFRの低下をも防ぐことができた．これはNACの投与により抗炎症性サイトカインであるIL-10の発現が増加し，炎症および線維化を亢進させるPAI-1の発現を抑制することができたためと考えられた[2]．

2）交感神経系関連分子

慢性心不全ではSNSの活性亢進が知られている．心筋細胞ではGタンパク質共役型受容体（GPCR）であるアドレナリンβ受容体が心不全に伴い慢性的に刺激を受けると，ネガティブフィードバック機構としてはたらくGRK2（GPCR-kinase2）およびβアレスチンの発現が亢進する．これらGRK2およびβアレスチンはGタンパク質のG$\beta\gamma$サブユニットに作用し，GPCRを脱感作させてそのシグナルを減弱させるため，心機能を低下させる．しかしながら，このGPCR-G$\beta\gamma$シグナルの腎臓での作用はほとんど知られていなかった．Kamalらは，大動脈弓部縮搾（TAC）によるマウス圧負荷心不全モデルを作製し，腎臓におけるこれら分子の動態を解析した．TACから12週間後にはマウスの血中クレアチニン値は上昇し，SNSの影響を受けるエンドセリン1（ET-1）の腎組織での発現が亢進し，炎症細胞浸潤とともに間質および血管周囲の線維化が認められた．両側腎動脈を一過性に閉塞させ虚血再灌流障害を引き起こすことで作製したAKIモデルマウスでも，腎組織でのET-1，ET受容体の発現が亢進していた．ET-1は線維芽細胞に作用し，ERK1/2（extracellular signal-regulated kinase 1/2）のリン酸化を通じて細胞増殖および遊走に関与する．G$\beta\gamma$を阻害するgalleinの投与は，先に述べたAKIモデルマウスにおいて腎臓での炎症細胞浸潤および線維化変化を抑制した．これらの結果より，慢性心不全によるSNS活性の慢性的亢進がGPCR-G$\beta\gamma$シグナルを介し腎障害をきたすと考えられた[3]．

C CRSタイプ3（acute reno-cardiac syndrome）

AKIにより急性心不全を生じるものを指す．急性炎症，酸化ストレス，容量負荷，代謝性アシドーシス，高カリウム血症などが関与する．AKI直後から循環血漿中のTNF-α，IL-1，IL-6が上昇し，心筋細胞に直接作用，あるいはスフィンゴ脂質，アラキドン酸などの細胞外基質や細胞内Ca^{2+}イオンに影響し，左室駆出率低下，左室拡大を生じる．また，SNSやRAASの亢進が生じ，心筋細胞のアポトーシスや炎症細胞浸潤を通じて心臓線維化をきたす．乏尿はナトリウムおよび水の貯留を通じて，容量負荷，高血圧，肺水腫さらに心筋障害をきたす．高カリウム血症は致死性不整脈や突然死などを招き，アシドーシスも心筋収縮力を低下させる．これらがCRSタイプ3の機序と考えられている．

D CRSタイプ4（chronic reno-cardiac syndrome）

CKDにより慢性心不全をきたすものを指す．

慢性糸球体腎炎や糖尿病性腎症などのCKDにより，心機能低下，心臓線維化，あるいは心肥大を呈し，心血管イベントのリスクが増加する．また，エリスロポエチン産生障害による腎性貧血も病態を悪化させる．

1) FGF23

CKDの進行とともに蓄積するリン（P）によりその分泌が促進される線維芽細胞増殖因子ファミリーの一員であるFGF23（fibroblast growth factor-23）がCRSに関与すると報告されている．FGF23は骨により産生され，Klotho-FGF受容体複合体に作用することにより，近位尿細管でのP再吸収と，血中1,25-水酸化ビタミンD濃度の低下を介する腸管P吸収を抑制することにより，血清P濃度を低下させるホルモンである．したがって，腎機能障害では血清P濃度の正常化を維持するために代償的にFGF23が上昇することが知られている．一方，FGF23はP吸収を抑制する効果以外にも直接心筋細胞に作用し，心肥大を引き起こし，左室肥大や心臓リモデリングを招く．大規模疫学調査でも，血清FGF23値が，心血管イベント，総死亡，末期腎不全の発症に対して臨床的に優れたバイオマーカーであることも証明されており，CRSタイプ4実行分子のひとつと考えられる．また，Klothoは多彩な老化症状（動脈硬化，骨粗鬆症，異所性石灰化，皮膚萎縮など）にかかわる遺伝子として同定され，腎臓で高く発現している．Klotho遺伝子発現はCKD患者腎組織で顕著に低下しており，その低下はカルシウム濃度の上昇を介し動脈硬化病変を進展させると考えられる．

2) レナラーゼ

レナラーゼ（renalase）はカテコラミン分解作用をもつ酵素であり，CKDではその血中濃度が低下するため，腎臓がおもな産生臓器と考えられている．CKDにおける血中レナラーゼ濃度の低下は，カテコラミン濃度の上昇による高血圧を招くのみでなく，心筋虚血に対する障害を増悪させると考えられている．

3) 細胞周期関連分子

サイクリンD2とp27はいずれも細胞周期〔G_1期（第1間期）→S期（DNA合成期）→G_2期（第2間期）→M期（分裂期）〕にかかわるタンパク質である．サイクリンD2は細胞周期のG_1期からS期に移行する際に必須とされ，細胞周期の進行を正に制御する．p27は癌抑制遺伝子産物として知られるp53と同様に細胞周期制御にかかわり，とくに細胞のG_1期停止に深くかかわる．細胞周期を進行させるサイクリン-サイクリン依存性キナーゼ複合体の活性化を抑制することにより，細胞周期の進行を負に制御する．通常，p27は，G_1期からS期への移行時に，複合体型E3ユビキチンリガーゼによってユビキチン化され，分解される．p27の発現低下は，さまざまな悪性腫瘍で高頻度にみられ，その悪性度によく相関することが知られている．これらのタンパク質は尿毒症に伴う高リン血症において心臓での発現が変化することが報告されている．すなわち，CKDでは心臓間質細胞におけるサイクリンD2発現が増加，p27発現が低下し，それにより細胞周期の進行が正に制御され，間質細胞の増殖から心肥大を呈するというものである．心筋細胞そのものでこれらタンパク質の発現の変化は認められなかった．

4) ADMA

ADMA（asymmetric dimethylarginine）は，翻訳後タンパク質修飾のなかでも一般的なタンパク質のメチル化によって全身の細胞で合成される．すなわちタンパク質を構成するアルギニン残基のグアニジノ窒素がPRMT（protein arginine N-methyltransferase）とSAM（S-adenosylmethionine）とによってメチル化されたのち，タンパク質の分解に伴ってこれらのメチルアルギニン誘導体が遊離される．ADMAは一酸化窒素合成酵素（NOS）の阻害活性を有し，すべてのNOSアイソフォーム（eNOS，iNOS，nNOS）を阻害する．CKDではADMAの合成酵素PRMTの増加と分解酵素DDAH（dimethylarginine dimethylaminohydrolase）

の低下によりADMA産生が亢進し，血中のADMA濃度が増加すると考えられている．ADMA増加によりNOS活性は阻害され，血管内皮障害を介して心・腎を含めた全身血管障害を呈すると考えられる．

5）線維化関連分子

インドキシル硫酸やp-クレゾールなどの尿毒素は，TGF-β，TIMP-1（tissue inhibitor of metalloproteinase-1）およびα-1コラーゲンなどの産生を介して心臓線維化を引き起こす．また，βガラクトシド結合レクチンファミリーの一員でマクロファージから産生されるガレクチン3（galectin-3）はラミニンやインテグリンなどの細胞外基質と相互作用し，心臓線維芽細胞に結合してコラーゲン産生を増加させる．血中ガレクチン3値がCKD患者における心血管死の独立した予後予測因子であるとの報告もある．

6）その他

CRSタイプ4では先に述べた因子のほか，炎症・動脈硬化・免疫系などに関与するPPARα（peroxisome proliferator-associated receptor-α）の発現低下が重要な役割を担うとの報告がある．Chuppaらは5/6腎臓摘出によるCKDモデルラットを用いた左心室のmicroRNA発現変化解析で，免疫反応や脂質代謝に関与し左室の線維化や肥大を調整するとされるmiR-21-5pの発現が亢進していることを見いだした．抗miR-21-5pオリゴヌクレオチドでその発現を阻害すると，腎機能には大きな改善は認められないものの，左室肥大が抑制され心機能が改善した．また5/6腎臓摘出で低下するPPARαの発現も改善することが示された．すなわちCKDで増加するmiR-21-5pは腎機能とは無関係にPPARαの発現抑制を介して心機能低下につながる変化を心臓にもたらしていることが示された[4]．

E CRSタイプ5（secondary cardio-renal syndrome）

高血圧，糖尿病，脂質異常症といった生活習慣病，膠原病や肝硬変，薬物毒性などの慢性全身疾患，および多発外傷や敗血症などの急性全身疾患に伴い，循環障害，免疫異常，サイトカイン，神経体液性因子などへの影響を通じ，心機能および腎機能双方が同時進行で障害を受けるものを指す．

■ 筆者らの最新の研究成果

筆者らは，血管新生作用や動脈硬化進展作用を有する胎盤増殖因子 placental growth factor（PlGF）と，その内因性阻害分子である可溶型Flt-1（sFlt-1）に着目し，その発現不均衡がCKDにおけるCVD発症あるいは進展に寄与することを示してきた（CRSタイプ4）．血管内皮増殖因子（VEGF）ファミリーのサイトカインのひとつであるPlGFは，受容体である膜型Flt-1に結合し，MAPキナーゼ系の活性化からDNA合成・細胞分裂の促進を介して，悪性腫瘍や急性虚血などの病的状態における血管新生を促進させる．一方でPlGFによる血管内皮上の膜型Flt-1受容体の慢性的な活性化は，単球・マクロファージの遊走，内皮機能障害や酸化ストレスの発生などを介して動脈硬化巣の形成に促進的にはたらく．

膜型Flt-1受容体遺伝子から選択的スプライシングによって産生されるsFlt-1は，膜型Flt-1と異なり細胞外ドメインのみを有する．このため，循環血液中あるいは細胞間液中でVEGFやPlGFと結合するが，細胞内へはそのシグナルを伝達せず，VEGFおよびPlGFの内因性阻害因子としての作用を有する（図19-2）．CKD患者では体内のsFlt-1総量が減少する一方で，PlGFは増加しており，PlGFの膜型Flt-1受容体結合を介したシグナルが増強し，慢性炎症およびCVDが進展する要因となっている．このPlGFとsFlt-1の不均衡が心腎連関の分子メカニズムのひとつと考え，筆者らのグループは研究を行ってきた．

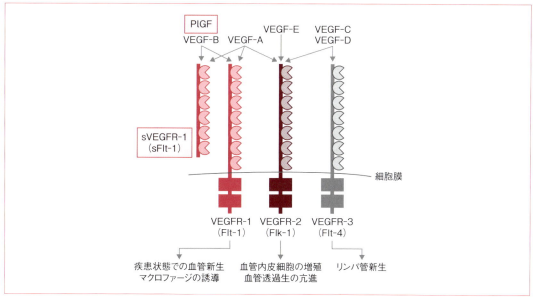

図19-2 PlGFおよびFlt-1とその作用

A CKD患者におけるsFlt-1減少と心血管疾患

これまでに臨床検体を用いた検討で，CKD患者ではその重症度に比例して，血中sFlt-1は低下，PlGFは上昇すること，これらの分子はバイオマーカーとしてCVD発症予測に有用であること，すなわちPlGFとsFlt-1の血中濃度はCVDイベント発症の独立したリスク因子であることを証明してきた．2年以内のCVD発症に対する予測能ではPlGFとBNP（brain natriuretic peptide）はほぼ同等であることも示している．また，虚血性心疾患や弁膜症など，特定の病因では説明できない末期腎不全患者に生じる心筋症様病態を尿毒症性心筋症uremic cardiomyopathy（UCM）というが，UCM患者の心筋生検組織を用いた検討で，腎代替療法期間に比例した心筋間質線維化形成を認めた．UCMの心筋組織ではマクロファージの浸潤が多く，また，心筋細胞でマクロファージ走化作用のあるMCP-1（monocyte chemoattractant protein-1）の発現が亢進していたことから，間質線維化形成には炎症性サイトカインを介した機序が関与していることが示唆された．

UCMでは末期腎不全のため血中sFlt-1は低値を示し，PlGF/Flt-1系が亢進すること，および尿毒素物質が増加することがMCP-1の発現亢進を招き，線維化が形成されると考えられた．

B sFlt-1発現低下を介した心血管疾患発症促進とsFlt-1補充による抑制

基礎的検討で，血管内皮細胞にCKD患者の血清あるいは尿毒素物質であるインドキシル硫酸とp-クレゾールを添加すると，sFlt-1発現量が低下，PlGFは上昇することを示した．さらに動物実験で，動脈硬化モデルマウスであるアポリポ蛋白E（ApoE）ノックアウトマウスに5/6腎臓摘出術を施しCKDモデルを作製すると，肺や腎組織からのsFlt-1発現が低下，胸腹部大動脈での動脈硬化プラーク面積とマクロファージ浸潤度が増加することを示した．同様の表現型はsFlt-1/ApoEダブルノックマウスでも認められ，CKDではsFlt-1の低下がPlGFによる慢性炎症を促進しCVD発症に寄与すると考えられた．たいへん興味深いことにApoEノックアウトマウスのCKDモデルに尿毒素を

吸着するAST-120（クレメジン®）を投与すると，sFlt-1の発現低下を抑制でき，動脈硬化進展を軽減することができた．また，sFlt-1ノックアウトマウスにTACによる圧負荷心不全モデルを作製すると，心筋内マクロファージ浸潤，心臓線維化による心肥大および心機能低下が野生型マウスに比し有意に強く認められることを見いだした．

筆者らはこれらの動物モデルに対し組換え型sFlt-1（recombinant sFlt-1）を投与し，表現型の改善を検討した．sFlt-1は膜型Flt-1の細胞外ドメインである6つの免疫グロブリン（Ig）様構造のみを有するが，筆者らの作製した組換え型sFlt-1は，このうちN末端より3つのIgドメインのみを含む338アミノ酸配列を有する構造で，PlGFと結合するものの細胞内へのシグナル伝達は行わない．筆者らは5/6腎臓摘出術を施行しCKDを合併させたApoEノックアウトマウスに対して，組換え型sFlt-1を10週間，週3回腹腔内投与した．sFlt-1投与群では同一期間PBS（リン酸緩衝食塩水）を投与した群に比し，大動脈ならびに大動脈弁輪部で動脈硬化プラーク面積の進展抑制が認められた．加えて，sFlt-1ノックアウトマウスへのTACにより作製した圧負荷心不全マウスで，組換え型sFlt-1の補充またはPlGF中和抗体投与，さらにはマクロファージ走化作用のあるMCP-1を抑制する抗MCP-1抗体の投与，いずれの処置でもマクロファージ浸潤，心筋線維化および心機能低下はレスキューされた[5]．

C lncRNA

さらに，筆者らは，長鎖ノンコーディングRNA（lncRNA）に着目し解析を行っている．sFlt-1ノックアウトマウスを使用してTACによる圧負荷心不全モデルを作製し，心不全発症前に心室よりRNAを抽出し，sFlt-1ノックアウトマウス圧負荷心不全モデルで特異的に変化しているlncRNAを探索した．その結果，野生型圧負荷心不全モデルでは変化はないが，sFlt-1ノックアウトマウス圧負荷心不全モデルで特異的に発現が減少するlncRNA Xを同定した．このlncRNA Xは，sFlt-1ノックアウトマウス圧負荷心不全モデルでは野生型圧負荷心不全モデルと比べて20〜25％に発現が低下しており，TACではなくsham手術（偽手術）を行った場合にはsFlt-1ノックアウトマウスと野生型マウス間で差は認められなかった．siRNAによって線維芽細胞でのlncRNA X発現を抑制すると線維芽細胞増殖が増強することも確認しており，sFlt-1の不足するCKDにおける心臓線維化の実行分子のひとつとして，lncRNA Xの低下が関与していると考えられ，現在もその詳細な機序を解析中である．

D 心腎連関による心血管疾患に対する治療薬

ここまでで解説したとおり，CKDではPlGFとsFlt-1の均衡破綻が動脈硬化病変の発症・進展に影響を与える．したがって，これを解消する物質が心腎連関の分子メカニズムに立脚した新たなより有用な治療薬となることが期待される（図19-3）．

残された課題と将来展望

ここまでに述べてきたように，心腎連関の実行分子として，すでに多数のタンパク質やRNAが報告されている．実際に，筆者らは先述の分子機序に立脚し，組換え型sFlt-1の投与やsFlt-1発現を制御する因子に着目し，分子機序に基づく新たな心血管疾患治療薬の開発を目指した研究を進めている．

いまや日本人死因の第2位を占める心臓病，そして1,300万人に達すると考えられるCKD患者を有するわが国にとって，心腎連関の分子機序に基づく，より有用な治療薬の考案・開発は，国民の健康増進に大きく寄与すると考えられる．また，心-腎の連関に限らず，脳，肺，肝，腸など全身の臓器が相互に連関し，さまざ

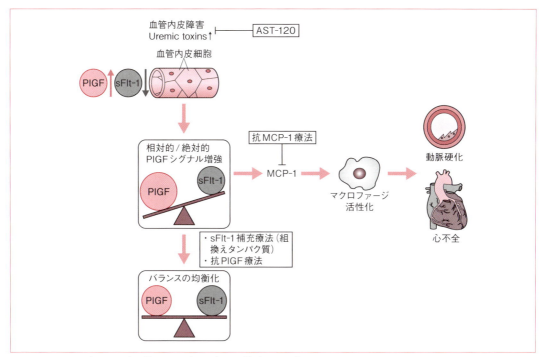

図19-3 PlGF/Flt-1系に着目した心腎連関の治療ターゲット

まな疾患発症・進展に関与している．CVD発症には，たとえば腸内細菌由来の新たな機序の関与も報告されており，CKDを介して腸内細菌叢がどのような影響を受け，CVDにどのように関与するのかなど，つねに最新の情報を収集し，従来の知見と統合して疾患の成立ち・病態を考えるようにしなければならない．また今後，薬物動態，副作用などの研究を進め，近い将来これらの分子機序に基づく実行分子をターゲットとした，より有効な薬剤の製品化が待たれる．

〈文献〉

1) Ronco C, Haapio M, et al：J. Am. Coll. Cardiol, 52：1527-1539, 2008.
2) Giam B, Kuruppu S, et al：Sci. Rep, 7：17718, 2017.
3) Kamal FA, Travers JG, et al：J. Am. Soc. Nephrol, 28：197-208, 2017.
4) Chuppa S, Liang M, et al：Kidney. Int, 93：375-389, 2018.
5) Seno A, Takeda Y, et al：Hypertension. 68：678-687, 2016.

20 心筋症の分子遺伝学はどこまで進んだか

久保 亨

要旨

過去30年間の分子遺伝学の進歩により心筋症の原因遺伝子が数多く同定されてきた．原因遺伝子の同定は，心筋症発症機序の理解にたいへん重要であり，これまでに多くの知見が得られてきたが，いまだに疾患発症に至るメカニズムは十分にはわかっていない．遺伝子解析技術の進歩，とくに次世代シークエンサーによって大量の塩基配列情報を得られるようになり，今後多くの患者で遺伝子解析が行われることが予想される．このことは，新たな原因遺伝子の同定を期待するものであり，さらに臨床の現場では，家族内スクリーニング・二次性心筋症の鑑別・予後の推定に有用となる可能性が高い．しかし一方で，大量の塩基配列情報をどのように処理するか，とくに同定されたバリアントが病因であるか否かを見きわめるにあたり，確立した基準が存在していないことも認識しておく必要がある．遺伝子情報の利用には臨床情報をリンクさせたデータの蓄積が重要と考える．

Clinical Question

臨床の現場において心筋症患者と遭遇することは少なくない．疾患の原因遺伝子が同定されるようになってきた現在，それらの情報は臨床にどのくらい利用可能なものであるか．Clinical Questionsとして，以下に述べる点があげられる．

- 心筋症の原因として病因変異はどのくらいの割合で同定できるのか？
- 解析にはどのくらい時間を要するのか？
- 原因遺伝子あるいは病因変異が決定すると発端者への治療介入が変更となるものなのか？
- 発端者の診断は家族にどのように影響するのか？
- そもそも病因変異の同定から心筋症発症のメカニズムはどのくらい解明されているのか？
- 病因からみた新たな治療法の開発はどの段階にきているのか？

特発性心筋症研究のこれまで

心筋症は心筋の構造的・機能的異常をきたす疾患であり，従来，特発性心筋症と分類されていた肥大型心筋症 hypertrophic cardiomyopathy（HCM），拡張型心筋症 dilated cardiomyopathy（DCM），拘束型心筋症 restrictive cardiomyopathy（RCM），催不整脈性右室心筋症 arrhythmogenic right ventricular cardiomyopathy（ARVC．不整脈原性右室心筋症ともいう）は，過去30年間の分子遺伝学の進歩によりその病因である遺伝子変異が続々と同定され，もはや原因不明とはいえなくなってきた．本章では，頻度の高いHCMとDCMを中心に心筋症の分子遺伝学について概説する．

A 心筋症の分子遺伝学の歴史

ここでは，心筋症の原因遺伝子同定の歴史と病因変異について紹介する．HCMの病因変異は，1990年にSeidmanらのグループが，HCMの大家系において連鎖解析を用いて心筋βミオシン重鎖遺伝子の点変異を同定したことに始まる．その後，引き続いて心筋トロポニンT遺伝子，αトロポミオシン遺伝子，心筋ミオシン結合蛋白C遺伝子の変異が同定された．これらの遺伝子はいずれも心筋の収縮単位であるサル

コメアの構成タンパク質をコードしていたことから、その他のサルコメアタンパク質の変異検索（候補遺伝子アプローチ）が進められ、複数のサルコメア遺伝子に変異が同定された。これらの経緯より、「HCM＝サルコメアタンパク質の異常」との認識が確立された。

一方、DCMの原因遺伝子変異は、1993年にX連鎖性のDCM家系において、ジストロフィン遺伝子の変異が同定されたことに始まる。そののちに同定された遺伝子はデスミン遺伝子、δサルコグリカン遺伝子などであり、これらの遺伝子がコードするのは収縮をつかさどるサルコメアタンパク質ではなく、細胞内の収縮を外側にむけて伝達するはたらきをもつタンパク質（細胞骨格を形成するタンパク質）であったため、「DCM＝細胞骨格の異常」と考えられた。しかしその後、DCM家系においてもサルコメアタンパク質である、心筋βミオシン重鎖遺伝子、心筋トロポニンT遺伝子、αトロポミオシン遺伝子などの変異が報告され、「サルコメアタンパク質の異常＝HCM」と単純に分類できないことがわかった。サルコメアタンパク質の調整や力の伝達などの役割を果たしているZ帯においても、HCMとDCM両方の遺伝子変異が報告され、さらに原因遺伝子の多様性が明らかになってきている。また、RCM（心筋トロポニンI遺伝子変異が最初に同定）やARVC（プラコグロビン遺伝子変異が最初に同定）についても原因遺伝子が報告されている。

B 心筋症の原因遺伝子および変異の多様性

表20-1に心筋症の原因遺伝子の一部を示す[1]。多くの家族性心筋症の遺伝形式は、常染色体顕性遺伝である（一部にはX連鎖性遺伝、常染色体潜性遺伝あり）。各々の心筋症で複数の原因遺伝子が報告され、さらにそれぞれの原因遺伝子においても多数の異なる変異が報告されている。つまり、同じHCMの診断であっても家系ごとに異なる遺伝子、さらには仮に同じ遺伝子であっても異なる変異が疾患の原因と

表20-1 心筋症関連遺伝子

臨床病型	遺伝形式	遺伝子
HCM/DCM/RCM	AD	*MYH7*
HCM/DCM	AD	*MYBPC3*
HCM/DCM/RCM	AD	*TNNT2*
HCM/DCM	AD	*TPM1*
HCM/DCM/RCM	AD	*TNNI3*
HCM	AD	*MYL2*
HCM	AD	*MYL3*
HCM/DCM	AD	*ACTC*
HCM/DCM	AD	*TTN*
HCM/DCM	AD	*TNNC1*
HCM	AD	*MYH6*
HCM/DCM	AD	*CSRP3*
HCM/DCM	AD	*TCAP*
HCM/DCM	AD	*VCL*
HCM	AD	*CAV3*
DCM	AD	*LMNA*
DCM/RCM	AD	*DES*
DCM	AD	*SAGD*
DCM	AD	*ACTN2*
DCM	AD	*LDB3*
DCM/HCM	AD	*PLB*
DCM	AD	*LMNA4*
DCM	AD	*MYPN*
DCM	X	*DMD*
DCM	X	*EMD*
DCM	X	*TAZ*
DCM	X	*FKTN*
ARVC/DCM	AR	*DSP*
ARVC/DCM	AR, AD	*JUP*
ARVC	AD	*PKP2*
ARVC	AD	*TGFB3*
ARVC	AD	*RYR2*
ARVC	AD	*DSG3*

HCM：肥大型心筋症、DCM：拡張型心筋症、RCM：拘束型心筋症、ARVC：不整脈原性右室心筋症、AD：常染色体顕性遺伝、AR：常染色体潜性遺伝、X：X連鎖性。
出典：Kimura A：Circ. J. 72：A38-A48, 2008.

なっている。HCMではこれまでに1,000種類以上の変異が報告されている。HCM例で同定される遺伝子変異の約70％は、心筋βミオシン重鎖遺伝子と心筋ミオシン結合蛋白C遺伝子によって占められる。一方、DCM例において

サイレント変異		
塩基の変化はあるがアミノ酸に変化が生じないもの	C → T	CTA → TTA
		ロイシン　ロイシン
ミスセンス変異		
コドン内の塩基の変化に他のアミノ酸が合成される（通常は1塩基置換）	T → A	CTA → CAA
		ロイシン　グルタミン
ナンセンス変異		
アミノ酸のコドンを終止コドンにする変異	C → T	CAA → TTA
		グルタミン　ストップコドン
フレームシフト変異		
3の倍数以外の数の塩基の挿入，欠失により翻訳の読み取り枠がずれる変異		挿入↓
		GCT GGG GTT → GCT AGG GGT T …
		アラニン グリシン バリン … アラニン アルギニン グリシン
スプライス変異		
RNAスプライシングで生じる変異		

図20-1 バリアントの種類

は，頻度の多い遺伝子としてタイチン遺伝子が注目されているが，その原因はHCMよりもさらに多様な遺伝子に分布している．

変異（バリアント）のタイプにはいくつかの種類がある（図20-1）．一般的にはミスセンス変異が多いとされる．ただし，ナンセンス変異・フレームシフト変異やスプライス変異も存在し，これらの変異はtruncation変異（タンパク質などの短縮化をもたらす変異）として通常は非常に影響の大きい変異となる．また，サイレント変異はこれまでは病因性をもたないと考えられてきたが，一部のサイレント変異は病因になりうると報告されている．

心筋症病態形成のメカニズム

病因変異がどのような機序で心肥大や収縮不全を引き起こすかについてはいまだ不明な点が多い．最も早く同定されたサルコメアタンパク質の遺伝子変異においても，疾患発症に至るメカニズムは十分にはわかっていない．HCMにおいては，心筋ミオシン重鎖遺伝子変異による筋収縮のカルシウム感受性の亢進が報告されている．つまり，低濃度のカルシウムでも容易に筋収縮状態が生じやすく，さらには筋弛緩の遅延を起こしやすい．このことはHCMの一般的な特徴である収縮能の維持・亢進と拡張機能低下を説明しうる．

SeidmanらはミオシンのATP分解酵素活性を阻害するMYK-461分子を同定し，この低分子阻害剤が心筋サルコメアの収縮を抑制することを確認した[2]．さらに，同阻害剤の投与はHCMモデルマウスの壁肥厚や線維化を抑制したと報告している．さらにKimuraらは，Z帯を形成するタンパク質であるタイチンやTCAPに遺伝子変異が生じると，Z帯構成要素間の結合親和性が亢進していることを報告し，先に述べたミオシンに関連するカルシウム感受性の亢進とあわせて，「HCMはstiff sarcomere病である」としている[1]．

一方で，同じHCMの原因である心筋ミオシン結合蛋白C遺伝子変異の場合も同様のメカニズムで肥大が生じるのかは十分な検討が行われていない．心筋ミオシン結合蛋白C遺伝子では，他のサルコメアタンパク質遺伝子と異なり，HCMの病因としてtruncation変異が多く，変異タンパク質のサルコメアへの組み込みが障害される．その結果，正常なサルコメア構造形成および機能に必要なタンパク質量が維持できずに生じるハプロ不全（haploinsufficiency）も

その病態形成機序として提案されている．

HCM発症のメカニズムは，異なる原因遺伝子であっても共通の病態形成機構が存在するのかもしれないが，この点についても不明であり，さらに，錯綜配列，線維化，非対称性肥大，不整脈などの発生に至るメカニズムに関しても明らかにされていないのが現状である．これは原因遺伝子変異が多岐にわたるDCMについても同様である．病因変異から疾患発症へのメカニズムを解明することは，遺伝子機能そのものの解明に至り，さらには新たな治療法の開発につながるため，この領域の分子メカニズムの解明はたいへん重要となる．

現行および今後の遺伝子解析

HCM患者の約5割，DCM患者の約2割に家族歴を認める．これまでに，家族性HCMの約半数，家族性DCMの約3割で変異が同定できると報告されており，これらの結果からは，現在報告されている遺伝子とは別の原因遺伝子が存在することを示唆する．

A 次世代シークエンサー

この問題を解決するためのツールのひとつとして，従来のシークエンサー（サンガー法によるキャピラリーシークエンス）の出力をはるかに凌駕する次世代シークエンサーが2005年に登場し，多検体の迅速シークエンスが可能となった．これにより，数種類の遺伝子だけでなく，遺伝子パネルを作製し，数十から百を超える遺伝子のエクソン領域を一度に解析できるようになった．加えて，遺伝子を絞らずに全エクソンの解析（全エクソーム解析）も可能となり，膨大な量の塩基配列の決定が今後さらに安価に行われるようになることが予想される．心筋症の領域において，遺伝子パネルで候補遺伝子にしぼった解析を行うべきか，全エクソーム解析を行うべきかに関しては，今度の検討課題である．

また，全ゲノムのうちエクソンのサイズは約1～2%にすぎないが，タンパク質に翻訳される領域であることから機能的に重要であり，遺伝子疾患の多くがエクソン領域の変異により引き起こされると推定される（エクソン配列に含まれる変異が疾患原因の約85%を説明すると推定）．したがって，これまではこの部位の解析を行ってきたが，現在の技術では，エクソンのみならず全ゲノムシークエンスも可能なところとなってきている．このような遺伝子解析技術の進歩によって新たな原因遺伝子の同定も期待される．

B 単一遺伝子疾患と多因子遺伝疾患

原因遺伝子の同定に加えて，ほかにも明らかにしなければならない重要な点がある．一般的に，疾患の遺伝因子については，単一遺伝子疾患と多因子遺伝疾患の2つに分けて考えてきた．単一遺伝子疾患は，原因遺伝子変異によってタンパク質の機能に変化が生じ，その変化単独で発症がほとんど規定されるものであり，心筋症はこれにあたる．ただ，病因変異が同定された心筋症家系において詳細に検討を行うと，同一変異をもつにもかかわらず，まったく異なる臨床経過を呈する例も存在し[3]，さらには病因変異を有していても発症していない例も存在する．たとえば，ARVCでは病因変異を有していても発症していない例が多い，すなわち浸透率が低いことがよく知られている．単一遺伝子疾患と多因子遺伝疾患はまったく別々ではなく連続的な現象と理解されるべきである．

原因遺伝子あるいは病因となる変異ごとに各心筋症の発症や重症度を決定する影響度に違いがあることは予想されるが，いずれの原因遺伝子においても臨床病型に影響を与える修飾因子が存在するものと考えられる．修飾因子としては，遺伝的な要因ではレアバリアントによる修飾やエピジェネティックな要素が臨床病型に影響を及ぼすと考えられる．また，性差も重要な因子と考えられ，それ以外にも運動強度などの

環境因子などがあがる．これらの修飾因子の同定は，病因変異への介入とは別に，臨床症状および予後を改善できる治療法の開発に有効となる可能性がある．

臨床応用と今後の課題

A 遺伝子変異同定による臨床上のメリット

心筋症が疑われる患者に対して病因遺伝子変異の同定を行うメリットは，次のとおりである．① 発端者の病因変異が同定されれば，家族内スクリーニングを促進することが期待され，血縁者の早期診断につながる．さらに，家族内血縁者が同じ変異を有しているか否かによってフォローアップの必要性が決定できる．すなわち，すでに病因変異の同定されている家系内の調査で，遺伝的に発症リスクはあるものの現時点で臨床データに異常のない者に対して，遺伝子変異が陰性であればその後の発症の可能性はなくフォローアップは不要となり，もしも遺伝子変異が陽性であればその後の定期的なフォローアップについて具体的に方針を決めることが可能となる．② いわゆる二次性心筋症を疑う臨床的特徴を有している場合は，その症状に合致する特定心筋症（ファブリー病や遺伝性トランスサイレチンアミロイドーシスなど）を疑い，遺伝子診断にて鑑別可能となりうる．とくに，疾患特異的治療の存在している特定心筋症を診断し治療介入に結びつける意味は大きい．③ 予後の推定に遺伝子診断が有用かもしれない．DCM患者において，ラミン遺伝子変異を有する例では致死性不整脈が多く，心不全治療への抵抗性を示し予後不良であることが報告されている[4]．一方で，HCM患者においては，これまでの知見からは病因変異から臨床病型を推測することは困難であり，また臨床病型から原因遺伝子を言い当てることも容易ではない．ただし最近の報告では，サルコメア遺伝子変異を有している患者は変異の同定されない患者よりも予後が不良であることが示されている．

B 臨床での遺伝子変異解析実施における課題

これまで述べてきたように，現在，心筋症の遺伝子解析が行われその病因がつぎつぎと明らかとなり，遺伝子診断のメリットは少なからず認められるものであるが，わが国の臨床現場においては，これらの解析はまだ限られた施設においての研究段階の要素が強い．一般臨床で遭遇した心筋症患者の多くは，遺伝子解析が実施されることなく，画像検査を用いた形態評価および組織学的評価による臨床診断にとどまっている．この理由として，遺伝子解析施設が限られていること，解析を行っても変異が同定されないことも多々あること，遺伝子解析に時間がかかり補助診断として利用しにくいこと，遺伝子変異が同定されても発端者の治療方針は変わらないことが多いこと，医療者側が遺伝カウンセリングを行う余裕がないこと，循環器内科医が遺伝性疾患に不慣れであること，同定されたバリアントをどのように解釈してよいかわからないことなどがあげられる．しかしながら，今後は，前述の次世代シークエンサーの活用による多検体の迅速シークエンスが可能となったことで，先に述べたいくつかの要因は改善でき，原因遺伝子の発見および病因変異の同定率が上昇することが期待される．

C 臨床で得られた遺伝子解析データ活用における課題

一方で，得られた大量の塩基配列情報をどのように解釈し利用していくかについてさらなる改良が必要となってきた．エクソーム解析で多くのバリアントが検出されるようになったが，遺伝子診断を臨床応用する際に注意すべき点として，同定されたバリアントが真に病因変異であるかという点を検討していかなければならない．バリアントのうち，まれなもの（同定されたバリアントが集団の1％未満のもの）をレア

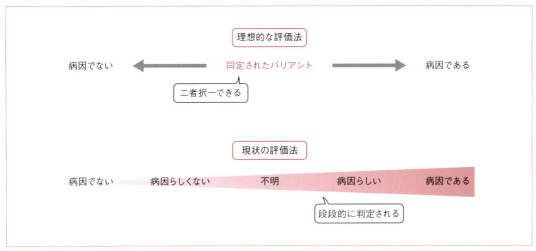

図20-2　病因性の判定

バリアントとよぶが，健常人でもサルコメア遺伝子にレアバリアントをもっていることが報告された[5]．また，DCMの原因遺伝子としてタイチンのtruncation変異が高頻度（家族性のうち25％，孤発性においても18％を占める）に同定されると報告されたが，同論文のなかで，同じような変異が健常群にも3％存在することが示された[6]．このことは，健常群のなかにも病因変異を有する者が存在しているが未発症であるか，あるいは，そもそもその変異が病因変異ではない可能性が考えられる．いずれにしてもこのような情報からいえることは，心筋症患者で認められたレアバリアントが即座に病因変異とされるものではない．また，すでに病因変異として報告されているものであっても病因性があると判定していいものかどうか（健常人にはみられないものであるかどうか，機能変化がどの程度起こるものか，家系内調査の情報がどの程度あるかなど）に関して，データの信憑性も再評価しておく必要がある．

現時点では，同定されたバリアントの病因性については白か黒かの二者択一で明確に決定されるものではなく，図20-2に示すように病因性に段階をつけて判定される状況であることを認識しておく必要がある．この病因性の段階については，米国臨床遺伝ゲノム学会による提案が行われているが[7]，そのまま心筋症に用いることが難しい点もある．心筋症領域における共通した病因性判定基準の作成，日本人における既知のバリアントに対しての病因判定作業，そして日本人バリアントのデータベースの構築が望まれる．遺伝情報を臨床応用するためには，遺伝子解析結果とともに詳細な臨床病型の評価が重要であり，丁寧な家系調査を行うことで病因性判定がより正確なものとなっていくことを認識しておく必要がある．

今後の展望

病因遺伝子変異は多数報告されてきたが，心筋症発症に至るメカニズムはいまだ解明されていない．今後，新たな原因遺伝子の同定やそれらの病因変異がタンパク質の機能に与える影響を解析することで病態形成機構が解明され，近い将来，さらに有効な治療法に結びつくことに期待したい．また，遺伝子検査が研究レベルにとどまらず臨床の現場でうまく活用されるには，基礎研究と臨床の現場の各分野・職種の人々との協力・交流が必要であることを強調したい．

〈文献〉
1) Kimura A：Circ. J, 72：A38-A48, 2008.
2) Green EM, Wakimoto H, et al：Science, 351：617-621, 2016.
3) Kubo T, Kitaoka H, et al：J. Am. Coll. Cardiol, 46：1737-1743, 2005.
4) Tobita T, Nomura S, et al：Sci. Rep, 8：1998, 2018.
5) Bick AG, Flannick J et al：Am. J. Hum. Genet, 91：513-519, 2012.
6) Herman DS, Lam L, et al：N. Engl. J. Med, 366：619-628, 2012.
7) Richards S, Aziz N, et al：Genet. Med, 17：405-424, 2015.

21 周産期心筋症の分子機序

神谷千津子

要旨 周産期（産褥性）心筋症は，心疾患既往のない妊産婦が，原因不明の心機能低下に伴い心不全を発症する特異な心筋症である．日常診療の場で遭遇する頻度はかならずしも多くないが，おもな母体死亡原因のひとつであり，早期に診断することが大切である．
疾患理解のうえで最も重要なことは，本疾患が現段階では特異的な診断項目のない除外診断病名であり，多様な疾患背景を含む疾患群であるということである．そのような多様性のなかの共通病態として，血管障害性因子が近年注目され，基礎研究・臨床研究が進んでいる．また，遺伝子解析からは，拡張型心筋症とのオーバーラップも示唆されている．病態解明研究は始まったばかりであるが，「周産期」という特異性をカギに今後の進展が望まれる．

Clinical Question

1971年Demakisらが"peripartum cardiomyopathy"という疾患概念を提唱した際，診断時期は「妊娠最終月（妊娠37週以降）から産後5カ月」と定義されたが，明確な根拠があったわけではない．母体循環血漿量は妊娠中期に大きく増加し，妊娠30週前後にはほぼピークを迎え，非妊時の約1.5倍となる．このような前負荷の増大に対し，妊娠前からの心機能低下例では，妊娠20～30週前半までに心不全が出現しやすい．Demakisの時代には，心エコー検査などは普及しておらず，循環血漿量増大により既存の心疾患が顕在化した症例と周産期心筋症を鑑別するすべがなかった．そこで，既存の心疾患であれば妊娠30週前半までに心不全を発症することを引き合いに，「妊娠最終月」以降「半年間」に心不全を発症するものが周産期心筋症と定義された．

一方，Elkayamらは2005年，心疾患の既往がなく，前述の診断基準で示された時期には含まれない妊娠16～36週に心不全・心機能低下を認めた患者群の背景や臨床所見，予後などは，診断基準に合致する時期に周産期心筋症と診断された症例と同等であると報告した．そこで，診断時期を「妊娠中から産後6カ月にかけて発症」というように，あいまいに設定する場合も生じている．疾患特異的因子の解明により，解決されるのではあろうが，検討が必要な診断項目のひとつである．

これまでの病因研究

周産期心筋症の病因についてはさまざまな説があり，いまだ原因不明である．当初，病態が拡張型心筋症（DCM）に類似していることから，妊娠・出産の循環負荷により潜在していた拡張型心筋症が顕在化したという説もあったが，米国国立衛生研究所（NIH）のworkshop groupにより，同年代女性における拡張型心筋症の発症率よりも非常に高率に妊産婦に発症するため，妊娠そのものが発症に関与している別な病態と結論づけられた．1990～2000年代にかけては，病因に炎症や自己免疫の関与を示唆する報告が相次いだ．

A ウイルス感染説

従来，妊娠中は免疫反応が低下し，未感染のウイルスに感染した際に心筋炎を起こしやすい，もしくは既感染のウイルスによる炎症再燃

が起こりやすい状態と考えられてきた．これまで，患者の心筋生検標本の病理診断から，周産期心筋症で心筋炎が疑われる確率は，8〜78%と報告されている．報告ごとに確率が大きく異なっているのは，希少疾患のため症例数が少ないことや，心不全発症から心筋生検施行までの期間の違い，病理診断でボーダーライン心筋炎と診断された症例も含めるか否かなどの違いによる．

2005年Bultmannらは，心筋生検で得られた組織にてウイルスのゲノム解析を施行した結果，周産期心筋症患者の約30%に間質の炎症所見（CD3+Tリンパ球やCD68+マクロファージの間質浸潤）がみられたほか，PCR法にてウイルス遺伝子を認めたと報告した．一方，そのほかの心筋症患者においても同じく約30%にPCR法にてウイルス遺伝子を認めたが，間質の炎症所見は認めなかった．なお，周産期心筋症患者におけるウイルス陽性例と陰性例とのあいだに心機能も含めた母体予後の差はなかった．

B 異常免疫反応説

妊娠中，胎児由来の造血細胞などが母体血液中や臓器に出現することが知られている．このような胎児由来の細胞が心筋内に生着したのち，免疫反応が低下している妊娠中には炎症を起こさなかったものが，出産後に免疫反応が回復するとともに抗原と認識されるようになり，局所的な炎症を引き起こしている可能性が考えられた．また，特発性心筋症患者と周産期心筋症患者において，血清中の心筋タンパク質に対する自己抗体量を比較検討した研究では，後者で有意に抗体量が多かったとの報告がある．これらの結果から，移植片対宿主病 graft versus host disease（GVHD）に類似した自己免疫反応の異常により周産期心筋症が引き起こされるとの考えがGleicherらによって提唱された．実際に，これらの報告をもとに，免疫抑制剤による治療効果もあるのではと期待されたが，自然軽快例もありランダム化試験は行われていない．

繰り返しになるが，現時点では除外診断病名である周産期心筋症は，多様な疾患背景を含む疾患群である．感染や異常免疫の病態関与が示唆される場合もあるが，周産期心筋症のすべてを，これらの病因で説明するのは困難である．近年は，血管障害をキーワードに，プロラクチンや周産期心筋症の最大のリスク因子である妊娠高血圧症候群との関連が注目されている．

C プロラクチン病因説

2007年にHilfiker-Kleinerらは，心筋内で酸化ストレスが増加するモデルマウスの雌が，妊娠出産を契機として高率に心筋症・心不全を発症することに着目し，周産期心筋症モデルとしてその発症メカニズムを報告した[1]．心筋内酸化ストレスの増加は，タンパク質分解酵素であるカテプシンDの活性亢進を引き起こす．このタンパク質分解酵素が血中で，周産期に高濃度となる乳汁分泌ホルモンのプロラクチンを切断化する．切断化されたプロラクチン（切断プロラクチン）は血管新生を抑制するなど，血管障害をきたすことが知られており，これが心筋症の発症に関与すると考えられた．

1）抗プロラクチン療法

あわせてHilfiker-Kleinerらは，前述のモデルマウスに抗プロラクチン薬であるブロモクリプチンを投与したうえで妊娠分娩させると心筋症を発症しないこと，実際の周産期心筋症患者の血清中にも切断プロラクチンが存在しており，周産期心筋症既往患者の次回妊娠時にブロモクリプチンを投与すると，心筋症の発症が予防できることも報告した．

その後，抗プロラクチン療法の有効性を検討した研究結果がいくつか報告されている．2010年にSliwaらは，南アフリカ共和国における周産期心筋症患者20人を対象に，8週間の抗プロラクチン療法が予後を改善したと報告した．この結果を受けて同グループで施行された無作為

割付試験では，診断時の左室駆出率（LVEF）≦35％の患者を対象に，1週間と8週間の抗プロラクチン療法を実施したところ，両群比較でLVEFの回復度に有意差を認めなかった[2]．また，同試験では，米国から報告された診断時LVEF≦30％患者の心機能回復度と比較し，抗プロラクチン療法の有効性を説いている．

2）ブロモクリプチンの適応

ブロモクリプチンは古くから高プロラクチン血症などの治療や母乳分泌停止目的に使用されているドパミン受容体作動薬である．血管攣縮や血圧上昇の副作用があり，産婦への使用で脳血管障害や心筋梗塞の合併報告がなされたため，米国食品医薬品局（FDA）は，産婦への使用を認めていない．わが国においても，「妊娠高血圧症候群の患者，産褥期高血圧の患者では，産褥期における痙攣，脳血管障害，心臓発作，高血圧が発現するリスクが高い」ため，添付文書上は使用禁忌とされている．抗プロラクチン療法適応症例の見きわめが，今後の重要な課題である．

D 妊娠高血圧症候群と血管障害

妊娠高血圧症候群は周産期心筋症の最大リスク因子である．22研究，979症例を検討したBelloらの報告では，患者の37％が妊娠高血圧症候群を合併しており，この率は異なる人種間でも同等であった．韓国の保険病名コホート研究では，妊娠高血圧症候群がオッズ比6.02と最も高いリスク因子であった．わが国とドイツにおける調査では，妊娠高血圧症候群を合併した周産期心筋症患者は，心機能回復度が有意に高く[3,4]，heterogeneousな疾患群のなかで，妊娠高血圧症候群を背景とした周産期心筋症をひとつのsubsetととらえてよいかもしれない．

近年では，妊娠高血圧症候群のひとつである妊娠高血圧腎症の一部は，妊娠初期の胎盤形成不全が原因と考えられている．正常妊娠では，妊娠初期に胎児付着絨毛からトロホブラスト（絨毛細胞）が脱落膜・子宮筋層に侵入し，らせん動脈をリモデリング（血管径を拡大）し，胎盤血流を増加させる．一方，妊娠高血圧性腎症の患者においては，妊娠初期のトロホブラストの侵入が少なく，らせん動脈のリモデリング不全（血管狭小化）から，胎盤の血流不全をきたす．胎盤虚血による低酸素状態では，トロホブラストが，sFlt-1（soluble fms like tyrosine kinase-1）やsEng（soluble endoglin）などの血管新生や血管弛緩を抑制する因子を増産し，これらの因子が母体血中に移行する．これらの因子は母体の血管内皮細胞機能を傷害し，高血圧や臓器障害を引き起こすと報告されている．

2012年，Pattenらは，血管内皮細胞増殖因子（VEGF）などの分泌を促すことで血管新生に関与するPGC-1αを心筋特異的にノックアウトしたマウスが，複数回の妊娠・出産により，妊娠高血圧症候群と心筋症を発症すると報告した[5]．興味深いことに，このモデルマウスにVEGFを投与しても心筋症の発症は抑制されないのだが，VEGFに加えてブロモクリプチンを投与すると，心筋症の発症が抑制されるという．そこで，周産期心筋症は，切断プロラクチンの産生やVEGFの減少など，複数の因子が血管新生を抑制することで発症するのではないか，と推測されている．

最新の病因研究

A DNA/RNA研究

家族性拡張型心筋症のコホート研究で同家系に周産期心筋症患者を認めた報告や，周産期心筋症の近親者のスクリーニング検査で，拡張型心筋症例が新たに診断された報告などから，遺伝子研究も進んできている．これまでに，心筋ミオシン結合蛋白C，心筋α/βミオシン重鎖，心筋トロポニンC，心筋トロポニンT，αトロポミオシン，タイチンなどといった心筋線維やサルコメアを構成するタンパク質をコードする遺伝子変異のほか，Danon病の原因遺伝子として知られる*LAMP2*や遺伝性不整脈との関連

表21-1 タイチン遺伝子異常の有無による周産期心筋症の臨床像比較（IPAC study）

	タイチン遺伝子変異なし (n=68)	タイチン遺伝子変異あり (n=11)	P値
年齢	30±6	28±6	0.25
妊娠回数	2.8±1.9	2.9±2.3	0.84
分娩回数	2.1±1.2	2.1±1.5	0.92
心筋症の家族歴	7（10％）	1（9％）	1
高血圧症	35（51％）	1（9％）	0.009
双胎妊娠	15（22％）	1（9％）	0.45
左室駆出率（研究参加時）	35±9	30±12	0.14
左室駆出率（1年後）	54±8	44±17	0.005

出典：Ware JS, Li J, et al：N. Engl. J. Med, 374：233-241, 2016.

が知られるSCN5Aといった遺伝子に種々の変異が見つかっている．

米国，ドイツ，日本の3カ国で行われた遺伝子研究では，周産期心筋症患者172人において拡張型心筋症に関連する43遺伝子変異をスクリーニング検査したところ，26人（15％）で陽性であった[6]．この陽性率は，拡張型心筋症コホートにおける陽性率と相同であり，一般コホートにおける4.7％より有意に高値であった．なかでも，心筋サルコメアタンパク質であるタイチンをコードする遺伝子に変異をもつ患者が3分の2を占め，タイチン遺伝子変異をもつ11人と，もたない68人で1年後の心機能を比較したところ，タイチン遺伝子変異をもつ患者で有意に回復度が低いことが判明した（表21-1）．ただし，これら拡張型心筋症に関連していると考えられる遺伝背景をもつ患者を，「周産期心筋症」に含めるか否かについては，いまだ結論が出ていない．欧州心臓病学会（ESC）の心筋症分類では，周産期心筋症は「非家族性で拡張型心筋症の遺伝背景をもたない，妊娠に関連した心筋症」と定義されている．一方，妊娠前には無症状であった拡張型心筋症合併妊娠の多くが，妊娠・出産を合併症なく終えるため，これらの遺伝背景をもつ患者にも，何らかの周産期心筋症に特化した心機能増悪因子が関与している可能性はあるだろう．

また，2013年Halkeinらは，切断プロラクチンにより血管内皮細胞内のマイクロRNAであるmiR-146a（microRNA-146a）の発現が増え，内皮細胞のアポトーシス促進や増殖低下による微小循環障害と，直接的に心筋細胞の代謝異常を引き起こすこと，周産期心筋症患者では，血液中のmiR-146aがコントロール（健常例）や拡張型心筋症患者に比べて著しく増加し，抗プロラクチン薬による治療とともに有意に低下することを報告している．

B 胎盤由来の生理活性物質と母体

周産期心筋症の最大のリスク因子である妊娠高血圧症候群では，先に述べたsFlt-1やsEngをはじめとした，胎盤由来の生理活性物質が母体に及ぼす影響についての報告が相次いでいる．胎児の栄養膜のうち，母体血と接触する外側の細胞層である合胞体性栄養膜細胞からはプロゲステロンやヒト絨毛性ゴナドトロピン（hCG）など，妊娠を維持するためのさまざまなホルモンが産生される．同細胞から産生・放出された細胞外小胞 extracellular vesicles 内には，生理活性をもつタンパク質や核酸などが含まれる．健常産婦では母体血中で免疫寛容性を保つのに役立っているが，妊娠高血圧症候群では増産しており，病的意義が提唱されている[7]．また，Hoらは，胎盤で産生されるアペリン受容体リガンドであるELABELAが欠乏すると，妊娠高血圧腎症を発症すると報告してい

	正常妊娠	周産期心筋症	
		軽症	重症
①心筋細胞	正常	正常	異常
②血管新生 ↕ 心筋虚血 心筋炎症	↑ − −	↑ + +	↓ ++ ++
③その他の 臓器・器官	正常	正常〜異常 (慢性高血圧, 腎障害など)	
心負荷 = 前負荷 + 後負荷	↑ ↑ ↓	↑多胎など ↑妊娠高血圧など	

図21-1 正常妊産婦と周産期心筋症母体の違いについての仮説

し,妊娠時期に応じて血管抵抗も上下変動する.子宮胎盤床という新たな血管床を維持するため,血管新生は欠かせない.体液量や血圧調整に関与するものを含め,ホルモン量の変化も著しい.健常妊産婦はこれらの変化に順応し,心機能が保持されるのだが,そのためには,①心筋,②血管新生能,③血管を含む他の循環臓器・器官が正常であることが必須条件と筆者は考える.そのなかのどれか1つにでも異常をもちあわせていると,周産期循環負荷に順応できず,心筋症・心不全を発症するのではないだろうか(図21-1).多様な疾患背景をもつ周産期心筋症において,「単一の病因」は存在しないかもしれない.しかしながら,これら三要素のどこに問題があるかを知ることが,特異的治療法の開発や長期予後・次回妊娠リスクの予測につながると考える.また,オミックス研究などの進捗により,事前に心機能低下リスクを検知し,発症そのものを予防できる日も来るだろう.

る[8].周産期心筋症と胎盤由来の生理活性物質の関連についての今後の研究が期待される.

将来展望

妊娠・出産・産後の母体循環動態はダイナミックに変化する.循環血漿量は大きく増加

〈文献〉
1) Hilfiker-Kleiner D, Kaminski K, et al:Cell, 128:589-600, 2007.
2) Hilfiker-Kleiner D, Haghikia A, et al:Eur. Heart. J, 38:2671-2679, 2017.
3) Kamiya CA, Kitakaze M, et al:Circ J. 75:1975-1981, 2011.
4) Haghikia A, Podewski E, et al:Basic. Res. Cardiol, 108:366, 2013.
5) Patten IS, Rana S, et al:Nature, 485:333-338, 2012.
6) Ware JS, Li J, et al:N. Engl. J. Med, 374:233-241, 2016.
7) Tannetta D, Masliukaite I, et al:J. Reprod. Immunol, 119:98-106, 2017.
8) Ho L, van Dijk M, et al:Science, 357:707-713, 2017.

22 腫瘍循環器学とは何か

赤澤 宏

> **要旨**
> がんの治療成績の向上に伴って、がんは「不治の病」ではなく治療と回復が十分に可能な病気となりつつある。それに伴って、がんあるいはがんに対する化学療法や放射線治療によって生じる心血管合併症が生命予後やQOLを左右する大きな要因となってきている。とくに、アントラサイクリン系抗がん薬のように心毒性が古くから知られた薬剤に加えて、HER2阻害薬や血管新生阻害薬、チロシンキナーゼ阻害薬、プロテアソーム阻害薬、免疫チェックポイント阻害薬など、分子標的薬による心血管系の副作用が問題となっている。がん化学療法による心血管系への影響は多岐にわたっているが、その分子病態には不明な点が多く残されている。今後、腫瘍循環器学(Onco-Cardiology)の取り組みによって、発症メカニズムの基礎的検討がさらに進められていくことが期待される。

Clinical Question

がん治療に伴う心血管合併症の多くは、その臨床像の全容が明らかとなっていない。一般的な画像診断やバイオマーカーにより検査・診断が行われるが、早期発見や早期治療のための特異的な診断法やマネジメントの最適なプロトコールは確立していない。さらに、心血管合併症を発症するハイリスク患者の遺伝的要因あるいは環境的要因が同定されていないために、リスクの層別化が行われていない。また、分子標的薬による心合併症でさえ、心血管合併症発症の分子病態に不明な点が多く残されており、そのために診断法や治療法は画一的なものにとどまっているのが現状である。

がん治療の既往は将来的な心血管病発症のリスク因子となりうることが明らかとなっており、がんサバイバーの長期的な心血管モニタリングは今後の大きな課題である。今後、腫瘍循環器学(Onco-Cardiology)の取り組みによって、これらの課題に取り組んでいく必要がある。

腫瘍循環器学のはじまり

がん治療は目覚ましい進歩を遂げている。一方で、がんの罹患率は年々増加を続けており、その結果、がんサバイバーが急速に増加している。また、生活習慣の欧米化と高齢化によって心疾患も増加しており、がんと循環器疾患を合併する患者は必然的に増加傾向にある。さらに、がん化学療法や放射線治療による心血管合併症が、がん患者やがんサバイバーの生命予後やQOLを左右する大きな要因となっており、循環器医の専門的な対応を必要とするケースが増えている。このような状況のなか、がんと循環器の両者が重なった領域を扱う新しい臨床研究分野として「腫瘍循環器学(Onco-CardiologyまたはCardio-Oncology)」が提唱され、国内外で大きな注目を集めている。がん診療科と循環器科が連携・協働して診療や研究、教育に取り組み、こうした状況に対応しようとする動きが広がっている。

がん治療による心血管系への影響は多岐にわたり、心機能障害・心不全、冠動脈疾患、心臓弁膜症、不整脈、高血圧、血栓塞栓症、末梢動脈疾患、肺高血圧症など、ほぼすべての循環器

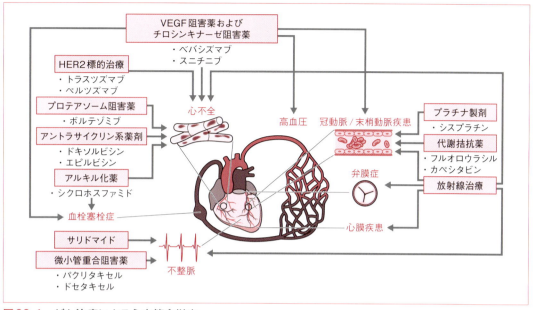

図22-1 がん治療による心血管合併症

[Lenneman CG, Sawyer DB：Circ. Res. 118：1008-1020, 2016より一部改変]

疾患の発症または悪化要因となる[1]（図22-1）．本章ではとくに，がん化学療法による心毒性の分子機序について概説する．

アントラサイクリン系薬剤による心毒性

アントラサイクリン系薬剤の投与により，蓄積性に心筋障害が生じる（アントラサイクリン心筋症）．ドキソルビシンは累積投与量が550 mg/m^{2}を超えると心不全の発症頻度が高まることから，経験的に500 mg/m^{2}が累積上限量とされてきた．

A 酸化ストレスを介する作用

アントラサイクリンによる心毒性に酸化ストレスが深く関与していることは間違いない．アントラサイクリンは，親水性のアミノ糖鎖と疎水性の四環性アグリコン（アグリコンとは，配糖体の非糖部を指す）が結合した両親媒性分子で，とくに，アグリコンに存在するキノン基が電子受容体として作用し，活性酸素種を産生さ

せる[2]．また，アントラサイクリンは鉄と直接結合し，大量の活性酸素種を産生する．ドキソルビシンは，心筋細胞ではミトコンドリアに集積し，ミトコンドリア内から細胞質へ鉄を排出するトランスポーターであるABCB8（ABC protein-B8）の遺伝子発現を低下させ，その結果，ミトコンドリア内の鉄濃度と酸化ストレスが選択的に上昇することが報告されている[3]（図22-2）．

B トポイソメラーゼⅡを介する作用

また，アントラサイクリンはトポイソメラーゼⅡ（Top2）の作用を阻害することで，DNA二本鎖切断 double-strand breaks（DSB）によるアポトーシスを誘導し，抗腫瘍効果を発揮する．ヒトのTop2にはTop2αとTop2βという2種類のアイソザイム（分子構造は異なるが同一の反応を触媒する酵素）が存在する．Top2αは増殖が盛んな細胞やがん細胞において発現レベルが高いのに対して，Top2βは増殖を休止している細胞において発現し，成人の心筋細胞ではTop2βだけが発現している[4]．心筋特異的

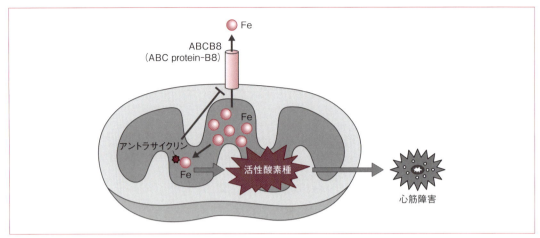

図22-2　ミトコンドリア内の鉄蓄積を介したアントラサイクリンによる心毒性の機序
[Ichikawa Y, Ghanefar M, et al：J. Clin. Invest, 124：617-630, 2014 より一部改変]

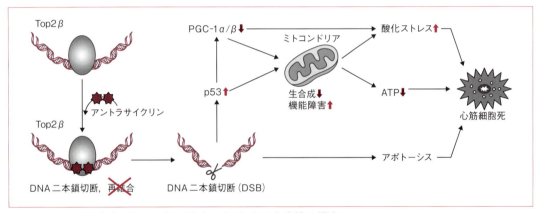

図22-3　Top2βを介したアントラサイクリンによる心毒性の機序
[Zhang S, Liu X, et al：Nat. Med, 18：1639-1642, 2012 より一部改変]

Top2βノックアウトマウス（心筋におけるTop2β欠損モデル）では，ドキソルビシン投与による心筋細胞のDSBやアポトーシス，さらに心機能低下が抑制される[5]．つまり，ドキソルビシンによる心毒性はTop2β依存性であり，DSBによるアポトーシス誘導のほかに，p53の活性化と，PGC-1α（peroxisome proliferator-activated receptor-γ coactivator 1-α）およびPGC-1βの発現抑制によるミトコンドリア機能障害や酸化ストレスの増大などの機序を介して，心筋細胞死が誘導されると考えられる[5,6]（図22-3）．

C その他の作用

アントラサイクリンによる心毒性には，ほかにも心筋細胞のさまざまな構造タンパク質やシグナル分子，オルガネラの構造あるいは機能異常が複雑にかかわっており，発症の分子機序の全容は明らかになっていない[7]（図22-4）．

HER2阻害薬による心毒性

HER2（human epidermal growth factor receptor type 2）タンパク質はErbB受容体ファミリーのチロシンキナーゼ受容体であり，乳が

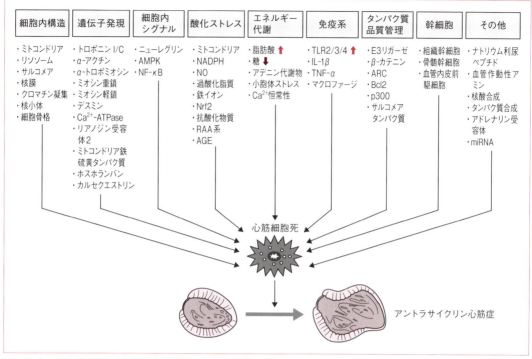

図22-4 アントラサイクリン系薬剤による心毒性の機序

[Renu K, V GA, et al：Eur. J. Pharmacol, 818：241-253, 2018より一部改変]

ん患者の15〜25％でHER2遺伝子の増幅とHER2タンパク質の過剰発現が認められる．HER2の活性化により，PI3K（phosphoinositide 3-kinase）/Akt経路やRas/Raf-1/ERKs（extracellular signal-regulated kinases）経路が活性化されるが，これらのシグナル経路は細胞増殖や分化などさまざまな細胞応答において重要な役割を果たしている．

HER2（ErbB2）は心筋細胞にも発現しており，心筋特異的ErbB2ノックアウトマウス（心筋でのErbB2欠損モデル）は心機能低下や左室拡張，心室壁の菲薄化など心不全の表現型を呈する[8,9]．とくに，心筋特異的ErbB2ノックアウトマウスや，心筋特異的EGFRドミナントネガティブ変異体過剰発現マウス（心筋でのEGFR機能阻害モデル）では，心筋細胞のアポトーシスが増加することから，HER2は心筋細胞の生存やストレス応答に必須の役割を果たしていると考えられる[8,10]．

トラスツズマブは，HER2陽性乳がんあるいは胃がんの治療に用いられる抗HER2ヒト化モノクローナル抗体である．トラスツズマブによる心毒性はアントラサイクリンによる心毒性と異なり，累積投与量に依存せず，大部分が可逆性であるが，不可逆性に心機能低下をきたす場合もあるので注意を要する．

血管新生阻害薬・チロシンキナーゼ阻害薬による心毒性

がん細胞の増殖や浸潤・転移には血管新生が必須であり，血管新生はがん治療の標的となっている．血管新生阻害薬には血管内皮細胞増殖因子 vascular endothelial growth factor（VEGF）に対するモノクローナル抗体と，VEGF受容体に対するモノクローナル抗体およびチロシンキナーゼ阻害薬（tyrosine kinase inhibitors）がある．

血管新生阻害薬やチロシンキナーゼ阻害薬による心毒性の詳細な機序には，不明な点が多く残されている[11]．がん細胞が血管新生を誘導するように，心筋も血行力学的負荷に対してHIF-1（hypoxia inducible factor-1）の活性化とVEGFなどの血管新生因子の誘導によって相対的な血管数を増加させるが，逆に，血管新生を阻害すると負荷に対する代償機構が破綻して心不全を発症することが動物モデルで示されている[12]．とくに，心疾患の併存やアントラサイクリン系薬剤の投与歴がある場合に，血管新生を阻害することで恒常性が破綻する可能性が想定される．心機能低下は一過性であり，大部分はアンジオテンシン変換酵素阻害薬（ACE阻害薬）あるいはβ遮断薬による適正な治療により対応が可能と考えられる[13]．

プロテアソーム阻害薬による心毒性

プロテアソーム阻害薬（ボルテゾミブ，カルフィルゾミブ，イキサゾミブ）は，再発または難治性の多発性骨髄腫に対して用いられる．心筋細胞においてもプロテアソームはタンパク質の品質管理に重要な役割を果たしており，プロテアソームの阻害によって心筋障害が生じると考えられる．ボルテゾミブとカルフィルゾミブでは作用するプロテアソームのサブユニットが異なるが，とくにカルフィルゾミブは不可逆性に阻害するため，心不全発症の頻度も高いと考えられる[14]．

免疫チェックポイント阻害薬による心毒性

免疫チェックポイント分子であるCTLA-4（cytotoxic T lymphocyte antigen 4）や，PD-1（programmed death 1），PD-L1（PD ligand 1）に対する抗体製剤が，数多くのがんに対して標準治療となりつつある．これら免疫チェックポイント阻害薬の副作用として，免疫関連有害事象 immune-related adverse events（irAEs）がさまざまな臓器で報告されている．抗PD-1抗体のニボルマブ単独では0.05％，ニボルマブと抗CTLA-4抗体薬のイピリムマブの併用で0.23％と頻度は低いが，心筋炎の発症も報告されている[15]．心筋組織に細胞傷害性T細胞の浸潤が認められることから，正常細胞に対して免疫応答が活性化することが原因と考えられる．致死的な劇症型心筋炎の発生率はさらに低くなるが，いったん発症すると治療が困難なだけに，免疫チェックポイント阻害薬による心筋炎発症の機序やリスク層別化，治療については今後解決すべき大きな課題である．

残された課題と将来展望

本章では，がん化学療法による心毒性について概説した．その多くはいまだ臨床像や分子病態に不明な点が多く残されている．アントラサイクリンによる心毒性は古くから知られており，患者組織や動物モデルを用いた検討は数多く報告されてきたが，治療につながるような分子機序の解明には至っていない．分子標的薬による心毒性についても，ノックアウトマウスを用いた解析から類似した病態は再現できるものの，やはり発症機序の解明まではたどり着けていない．たとえば，HER2阻害薬による心毒性は，心筋保護作用のあるHER2シグナルを抑制することによって生じると考えられるが，一過性で可逆性の経過をたどる理由や，心毒性の詳細な分子機序は明らかではない．また，PD-1ノックアウトマウスは自己免疫性心筋炎を発症するが[16]，免疫チェックポイント阻害薬による心筋炎とは異なり心筋組織への炎症細胞浸潤は認められず，トロポニンIに対する自己抗体による液性免疫異常が関与していることが報告されている[17]．ヒトとマウス，抗体薬あるいは化合物と遺伝子改変，担がん状態と非担がん状態など，条件が複合的に異なっていることがその原因であると考えられる．

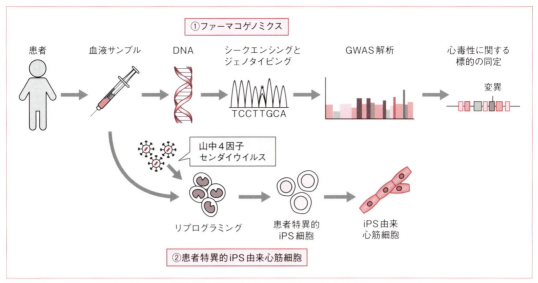

図 22-5 ファーマコゲノミクスと患者特異的 iPS 心筋細胞による心毒性の機序解明

[Magdy T, Burmeister BT, et al：Pharmacol. Ther. 168：113-125, 2016 より一部改変]

A 遺伝的要因を探るファーマコゲノミクス解析

アントラサイクリンによる細胞毒性が遺伝的要因により影響されることは知られていたが、心毒性についてもいくつかの感受性遺伝子領域がゲノムワイド関連解析 genome-wide association study（GWAS）により同定されている．複数の遺伝子バリアントを使って遺伝的リスクスコアを作成し、従来の臨床的リスク因子を組み合わせることで発症リスクの層別化が可能であったと報告されている[18]．

また、欧州系の小児がん患者280人のGWASにより、*RARG*遺伝子の非同義変異（コードするアミノ酸が置換される遺伝子変異．rs2229774, p.Ser427Leu）がアントラサイクリンによる心毒性と高度に関連することが示されている[19]．*RARG*は核内受容体のRARG（retinotic acid receptor γ）をコードする遺伝子である．ラット心臓由来H9c2細胞株（ラットの心臓横紋筋から樹立された培養細胞株）を用いた解析により、RARGはTop2βをコードする*Top2b*遺伝子のプロモーター領域に結合してその発現を抑制するが、RARGバリアントは*Top2b*遺伝子に対する発現抑制作用が弱いことが明らかとなった[19]．つまり、RARGバリアントをもつ場合には、心筋細胞におけるTop2βの発現レベルが高いために、アントラサイクリンによる心毒性の影響が高まるという機能的な関連性が示唆された．

B 病態解明や安全性薬理試験に向けた患者由来iPS細胞を用いた解析

化学療法を受けた乳がん患者から樹立し作製したiPS細胞由来心筋細胞（iPS-CM）を用いて、アントラサイクリンによる心毒性の病態を再現できることが報告されている[20]．アントラサイクリンによる心毒性がみられた患者由来のiPS-CMでは、心毒性がなかった患者由来のiPS-CMと比べて、ドキソルビシンに対する感受性が高く、細胞生存率は低く、ミトコンドリア機能やカルシウムハンドリングが障害され、酸化ストレスが増大していた．iPS-CMは安全性薬理試験への応用可能性も模索されており、アントラサイクリン系抗がん薬だけでなく他の治療薬についても、心毒性の病態解明やリスク予測に役立てられることが期待される．

C 腫瘍循環器学のこれから

従来の動物モデルを用いた病態解明のアプローチに加えて，このようなファーマコゲノミクスや患者特異的iPS-CMを用いた研究を推進することで，分子病態の解明だけでなく，リスク層別化への道が広がることが期待される[21]（図22-5）．さらに，ビッグデータの時代が到来し，基礎研究だけでなく臨床研究を取り巻く状況も大きく変わりつつある．ゲノム，エピゲノム，トランスクリプトーム，プロテオームといった網羅的データを基盤として，患者情報から精密な診断や病態の理解，さらに治療の選択を可能とするPrecision Medicineは，腫瘍循環器学を今後大きく推進していくことであろう．

〈文献〉

1) Lenneman CG, Sawyer DB：Circ. Res, 118：1008-1020, 2016.
2) Keizer HG, Pinedo HM, et al：Pharmacol. Ther, 47：219-231, 1990.
3) Ichikawa Y, Ghanefar M, et al：J. Clin. Invest, 124：617-630, 2014.
4) Capranico G, Tinelli S, et al：Biochim. Biophys. Acta, 1132：43-48, 1992.
5) Zhang S, Liu X, et al：Nat. Med, 18：1639-1642, 2012.
6) Vejpongsa P, Yeh ET：Clin. Pharmacol. Ther, 95：45-52, 2014.
7) Renu K, V GA, et al：Eur. J. Pharmacol, 818：241-253, 2018.
8) Crone SA, Zhao YY, et al：Nat. Med, 8：459-465, 2002.
9) Ozcelik C, Erdmann B, et al：Proc. Natl. Acad. Sci. U S A, 99：8880-8885, 2002.
10) Fukushima N, Matsuura K, et al：PLoS. One, 6：e27901, 2011.
11) Force T, Krause DS, et al：Nat. Rev. Cancer, 7：332-344, 2007.
12) Sano M, Minamino T, et al：Nature, 446：444-448, 2007.
13) Zamorano JL, Lancellotti P, et al：Eur. Heart. J, 37：2768-2801, 2016.
14) Waxman AJ, Clasen S, et al：JAMA. Oncol, 4：e174519, 2018.
15) Johnson DB, Balko JM, et al：N. Engl. J. Med, 375：1749-1755, 2016.
16) Nishimura H, Okazaki T, et al：Science, 291：319-322, 2001.
17) Okazaki T, Tanaka Y, et al：Nat. Med, 9：1477-1483, 2003.
18) Visscher H, Ross CJ, et al：J. Clin. Oncol, 30：1422-1428, 2012.
19) Aminkeng F, Bhavsar AP, et al：Nat. Genet, 47：1079-1084, 2015.
20) Burridge PW, Li YF, et al：Nat. Med, 22：547-556, 2016.
21) Magdy T, Burmeister BT, et al：Pharmacol. Ther, 168：113-125, 2016.

23 心房細動を分子生物学で紐解く

古川哲史

> **要旨** 心房細動は，Braunwald博士らが1997年に"emerging epidemic of cardiovascular disease"と指摘した[1]ように，患者数のきわめて多いコモン不整脈であり，環境因子と遺伝因子がその発症にかかわる．環境因子に関しては，バイオマーカーなどの臨床データとモデル動物を用いた分子生物学的な解析から，レニン・アンジオテンシン・アルドステロン(RAA)系，炎症，酸化ストレス，マイクロRNAなど，多数の因子が心房細動の病態発現に関与することが示されている．一方，遺伝因子に関しては，ゲノムワイド関連解析(GWAS)により94種の1塩基多型(SNPs)が心房細動の発症にかかわることが明らかとなった．心房細動の発生機序の詳細を理解するために，RAA系などの環境因子と遺伝因子がどのように関係するのかをエピゲノム解析などにより明らかにすることが今後の課題である．

Clinical Question

心房細動はもともと，高血圧，心不全などさまざまな心疾患の終末期に合併する疾患という捉えかたが一般的で，一部の家族集積性の心房細動(家族性心房細動)を除いて遺伝性は低く，さまざまな環境因子・生活習慣がその病態発現にかかわると考えられていた．その発生機序の分子生物学的側面も，高血圧，心不全などのモデル動物を用いて解析が行われ，レニン・アンジオテンシン・アルドステロン(RAA)系，炎症，酸化ストレス，マイクロRNAなどの関与などが示されてきた．ところが，最近の臨床研究から，心房細動の発症に遺伝的要因が関与することが示唆された．不整脈専門診療科を受診した心房細動患者の5％，さらに，他の心疾患を伴わない孤発性心房細動患者に限ると15％に家族歴が存在する[2]．また，フラミンガム研究(Framingham Heart Study)では，片親が心房細動である場合は1.85倍，両親が心房細動である場合は3.23倍心房細動に罹患しやすいことが報告された[3]．アイスランドの研究では，1親等の親族に心房細動患者がいる場合は，1.77倍の頻度で心房細動に罹患しやすいことが報告された[4]．

客観的にみて，心房細動は遺伝性の強い疾患なのだろうか，それとも従来考えられていたように遺伝性の低い疾患なのだろうか？ もし，遺伝性の強い疾患だとすると，従来のモデル動物を用いた検討から明らかとなったRAA系，炎症，酸化ストレス，マイクロRNAなどの環境因子と遺伝的因子はどのように関係して心房細動発生の分子生物学的側面をもたらしているのだろう？

先行分子生物学的研究が示す知見

A トリガー機構と肺静脈心筋スリーブ

ほとんどすべての不整脈がそうであるように，心房細動の成立にはトリガー機構と維持機構が必要である(図23-1)．1998年にフランスの医師Haïssaguerre博士らが行った画期的な臨床研究で，多くの心房細動のトリガー機構は肺静脈の心筋スリーブから起こる異常興奮であることが明らかとなった[5]．

心臓発生研究から，肺静脈心筋スリーブの発生機序が明らかになりつつある[6,7]．魚類の心臓は1心房1心室からなり，これは胎生期中胚

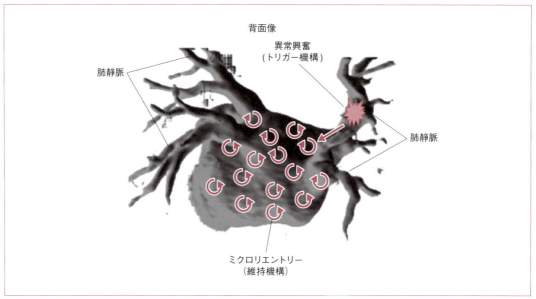

図23-1 心房細動の発生機序（トリガー機構と維持機構）

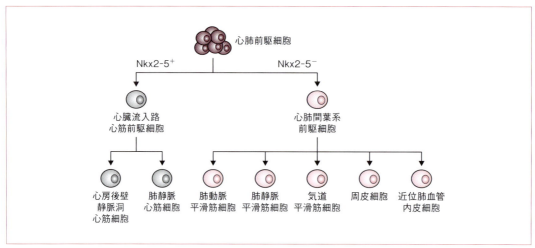

図23-2 肺静脈心筋スリーブの発生機構

葉の第一心臓予定領域とよばれる領域に由来する．両生類→爬虫類→哺乳類と進化するにつれて2心房2心室の心臓となるが，複雑な構造をつくるのに第一心臓予定領域だけでは不十分である．そこで，胎生期中胚葉の第二心臓予定領域が急激に拡張した．ここから派生する心筋細胞は1心房1心室の心臓の流入部と流出部に加わり，成体心では心房の大部分，右室，流出路，肺動脈，肺静脈を形成する．第二心臓予定領域に心肺前駆細胞が出現し，このなかで心臓の転写因子Nkx2-5が発現したものは心筋細胞となり，肺静脈心筋スリーブの形成にも寄与した（図23-2）．心肺前駆細胞でのNkx2-5の発現はPitx2cとよばれる転写因子により制御される．後に述べるゲノムワイド関連解析（GWAS）の結果より，*Pitx2c*近傍の遺伝子多型が心房細動の発症に最も強く関係する遺伝因子であることが明らかとなった[8]．

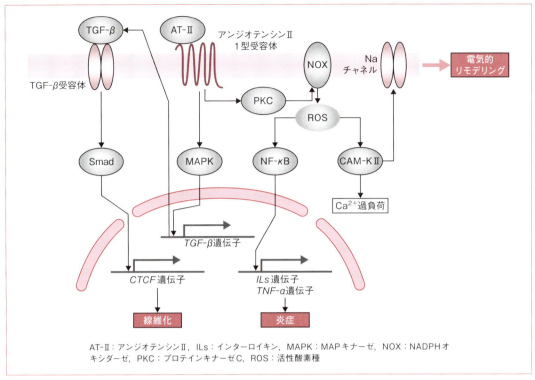

図23-3　RAA系に続くシグナル伝達機構

AT-Ⅱ：アンジオテンシンⅡ，ILs：インターロイキン，MAPK：MAPキナーゼ，NOX：NADPHオキシダーゼ，PKC：プロテインキナーゼC，ROS：活性酸素種

B 維持機構と電気的リモデリング

　心房細動の維持機構は心房のリモデリングによりもたらされる．リモデリングには電気的リモデリングと構造的リモデリングがある．電気的リモデリングが注目されたきっかけは，覚醒ヤギを用いた実験で，植込んだペースメーカーから細動に似た電気刺激を恒常的に加えると，心房の活動電位持続時間が短縮し心房細動が起こりやすくなる"AF begets AF"という概念が提唱されたことによる[9]．その分子生物学的メカニズムとして，in vitro 実験で心筋細胞を高頻度刺激するとさまざまなイオンチャネルの発現が変わることが示された[10]．

C 維持機構と構造的リモデリング

　構造的リモデリングは心房の線維化や心房筋変性によりもたらされる．これには多彩な機序が関与することが，臨床検体のバイオマーカーの解析・組織学的検討，動物モデルを用いた分子生物学的検討などから明らかになっている．

　心臓の線維化には，RAA系や酸化ストレスが関与することがよく知られている．臨床でも，アップストリーム治療としてRAA系に介入する薬物の有効性を示す報告もある．アンジオテンシンⅡによるAT$_1$受容体刺激は，MAPキナーゼを介してTGF-βの転写を活性化する（図23-3）．TGF-β受容体刺激は，CTGFの転写を活性化し線維化を誘導する．また，AT$_1$受容体刺激に続くNADPHオキシダーゼ（NOX）の活性化により，活性酸化種（ROS）が産生される．ROSはNF-κBを活性化し炎症を引き起こす．ROSはまたCAM-KⅡを酸化することで恒常的に活性化状態とし，Ca^{2+}過負荷および電気的リモデリングを誘導する．

　心房細動の病態発現機構に炎症が関与するエビデンスは，臨床所見・基礎研究とも数多くあ

表23-1 心外膜脂肪細胞から分泌される因子

カテゴリー	因子
代謝関連物質	遊離脂肪酸，UCP-1
血管新生因子	アンジオテンシン，エンドスタチン，VEGF，トロンボスポンジン-2，アンジオポエチン
成長因子	アクチビンA，フォリスタチン，TGF-1, -2, -3，MMP-1, -2, -3, -8, -9, -13
アディポサイトカイン	アディポネクチン，レプチン，レジスチン，ビスファチン，オメンチン，FABP4
炎症性サイトカイン	IL-6, -1β，PAI-1，TNF-α，MCP-1，アドレノメデュリン

表23-2 マイクロRNAと心房細動

マイクロRNA	発現変化	標的遺伝子	効果
miR-1	減少	KCNJ2 GJA1 (Cx43) Fibullin-2	I_{K1}増加 伝導遅延 線維化
miR-2	増加	Spry1, PDCD4	線維化
miR-26	減少	KCNJ2	I_{K1}増加
miR-29	減少	Fibrillin, collagen-1A1, -3A1, Mcl-2	線維化
miR-30	減少	CTGF	線維化
miR-133	減少	CTGF, TGF-β	線維化
miR-328	増加	CACNB1, CACNA1C	心房筋活動電位短縮
miR-499	増加	KCNN3	伝導遅延

る．臨床では，組織所見でマクロファージや白血球などの炎症性細胞の細動心房への浸潤，CRP（hsCRP），IL-1β，IL-6など血液中の炎症性バイオマーカーの上昇，グルココルチコイドなどの抗炎症薬の有効性が示されている．基礎研究でも，肥満細胞由来の血小板由来成長因子A（PDGF-A），好中球のミエロペルオキシダーゼ（MPO），マクロファージ由来のATPなどが心房細動の病態発現に関与することが示されている．

心外膜脂肪組織の量と心房細動発症率に相関があること，心外膜脂肪組織のアブレーションにより心房細動を治療できることなどの臨床データから，脂肪組織と心房細動の関係が示唆された．心外膜脂肪細胞からはさまざまな因子が分泌され（表23-1），これらが組織的リモデリングだけでなく電気的リモデリングに関係することが明らかとなっている．

心房の複数のマイクロRNAも，心房細動に関与することが示されている[11]（表23-2）．おもに組織的リモデリング（線維化）に関与するが，イオンチャネル遺伝子を標的とし，伝導障害や心房筋の活動電位持続時間の短縮という電気的リモデリングにかかわるマイクロRNAもある．

ゲノムワイド関連解析（GWAS）からわかったこと

A トリガー機構とSNP

心房細動のゲノム因子を網羅的に解析するGWAS[12]が，精力的に行われている．2007年に発表された最初のGWAS[7]では，肺静脈心筋スリーブの発生にかかわる転写因子をコードするPitx2cを最も近傍の遺伝子とする染色体上4q25領域の1塩基多型（SNP）が心房細動と関連することが明らかとなった．2018年には，50以上の世界中のGWASをまとめた国際メタ解析が発表され，94のSNPsが心房細動の発症とかかわることが明らかとなった[13]．

B 電気的リモデリングとSNP

得られた94個の心房細動感受性SNPsがどのような経路にかかわるのかを調べるために，バイオインフォマティクス解析が行われた．複数のイオンチャネルに関連するSNPsが同定され，これらは心房筋の活動電位短縮をもたらすことが示唆された．すなわち，もともと遺伝的に電気的リモデリングを起こしやすい人が，心房細動を発症する頻度が高いことになる．また，すでにその遺伝子の変異が他の遺伝性不整脈疾患の原因であることが明らかになっている遺伝子の転写を制御する領域に，多くの心房細動関連SNPsが同定された．これらの遺伝子のタンパク質翻訳領域に変異があると遺伝性不整脈疾患となるが，非翻訳領域であっても，これらの遺伝子の発現を調節する領域にSNPがあると，それだけでは不整脈疾患を起こさないものの，さまざまな環境因子が加わることにより心房細動を発症しやすいと考えられる．たとえば，Brugada症候群の原因遺伝子としても最も多くを占める心臓Naチャネル遺伝子*SCN5A*，*SCN10A*領域にも3つの独立した心房細動感受性SNPsが同定された．Brugada症候群では高頻度に心房細動を合併することが知られており，それを裏づける結果と考えられる．

C 構造的リモデリングとSNP

心房細動関連SNPsが他疾患や特質にも関連

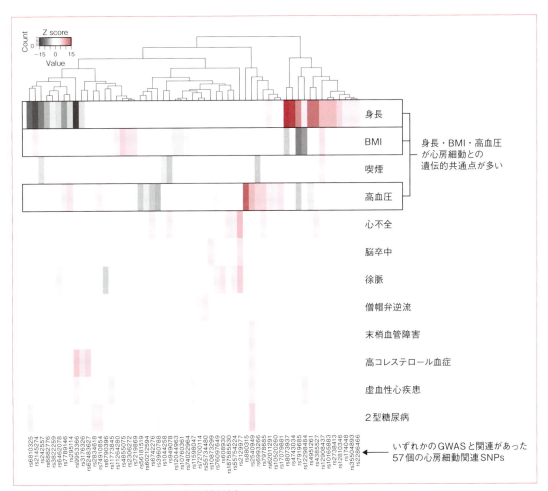

図23-4　心房細動感受性SNPsの多面性解析
本図は，Roselli C, Chaffin MD, et al : Nat. Genet, 50 : 1225-1233, 2018より許諾を得て改変引用している．

するか，他疾患や特質のGWAS結果との共通性が調べられた．図23-4で，正の相関を示すSNPsが赤，負の相関を示すSNPsが灰色で示されている．身長，BMI，高血圧と共通するSNPsが多くみられる．一方，心不全，脳卒中，徐脈，虚血性心疾患，高コレステロール血症，2型糖尿病などは心房細動と合併しやすいことがよく知られているにもかかわらず，遺伝的にはそれほど共通性がみられない．心房細動の環境因子の関与は38%（詳しくは後述）なので，高コレステロール血症や2型糖尿病は遺伝因子よりも環境因子として心房細動の発症と関連を有するのかもしれない．

遺伝因子と環境因子の相互作用

心房細動の発症には遺伝因子と環境因子が関与する．コモン疾患の遺伝性を調べる双子研究という方法がある．デンマークの双子を用いた双子研究の結果では，心房細動の遺伝因子の関与は62%，環境因子の関与は38%と算出された[14]．この両者のあいだの関係については，ほとんど分かっていない．環境因子の作用には，エピゲノム機構が関与する．最近，DNAメチル化を心房細動患者と非心房細動患者で比較する網羅的解析が行われ，7つの領域において心房細動患者でメチル化が有意に高いことが明らかとなったが[15]，その意義づけはまだ不明である．心房細動の発症機序の詳細を知るためには，エピゲノム機構を解明して遺伝因子と環境因子・生活習慣因子の相関関係を理解することが必要だろう．

用語説明

マイクロRNA

RNAにはタンパク質に翻訳されないRNA（「非コードRNA」とよぶ）が数多くある．その代表が，22～25塩基からなる小さなマイクロRNAである．マイクロRNAは，mRNAの3'非コード領域に結合し，そのmRNAのタンパク質への翻訳を抑制する．マイクロRNAによる転写制御がさまざまな疾患の発症と関係することが，最近つぎつぎに明らかになってきている．

B ゲノムワイド関連解析（GWAS）

高血圧や糖尿病などの多くの人がかかる疾患（これを「コモン疾患」という）は，環境因子と遺伝因子があわさって発症する．GWASはこれらコモン疾患の遺伝因子を調べる方法である．ヒトの遺伝子は約30億塩基対からなるが，その約1%（3,000万塩基対）はヒトによって異なる．これを遺伝子多型という．これが，個人個人の疾患のかかりやすさなどの特性に影響している．GWASではゲノム全体でこれらの遺伝子多型と疾患の頻度の関係を網羅的に調べる．

C 1塩基多型（SNP）

遺伝子多型のうち，1塩基が別の塩基に置換されるものを1塩基多型 single nucleotide polymorphism（SNP）という．

D 双子研究

双子には，遺伝子が完全に一致する一卵性双生児と遺伝子がまったく異なる二卵性双生児がある．疾患発症の一致率を一卵性双生児と二卵性双生児で比較する方法を双子研究といい，これがコモン疾患の遺伝性の算出に使われる．疾患発症のバラツキ（VAR）には，環境的バラツキ（E^2），遺伝的バラツキ（Q^2），ベースのバラツキ（A^2）があり，一卵性双生児の遺伝子は同一なので遺伝的バラツキがない．そこで，一卵性双生児のバラツキ（VAR_{MZ}）と二卵性双生児のバラツキ（VAR_{DZ}）はそれぞれ，

$$VAR_{MZ} = A^2 + E^2$$
$$VAR_{DZ} = A^2 + E^2 + Q^2$$

となり，

$$Q^2 = VAR_{DZ} - VAR_{MZ}$$
$$遺伝性 = (VAR_{DZ} - VAR_{MZ})/VAR_{DZ}$$

より，コモン疾患の遺伝性を求めることができる

E エピゲノム

　細胞分裂後の細胞の形質の継代は，基本的に遺伝情報によってもたらされる．近年，遺伝情報以外にも形質の継代に関係する因子があることがわかり，これをエピゲノムという．エピゲノムは，おもにDNAのメチル化とヒストンタンパク質のアセチル化によって起こる．当初は，DNAのメチル化は遺伝子の転写をオフ，タンパク質のアセチル化は遺伝子の転写をオンにすると考えられていたが，最近ではそれほど単純でないこともわかってきている．生活習慣や環境因子はエピゲノム修飾することにより疾患のなりやすさなどに関係する．

〈文献〉

1) Braunwald E：N. Engl. J. Med, 337：1360-1369, 1997.
2) Dries DL, Exner DV, et al：J. Am. Coll. Cardiol, 32：695-703, 1998.
3) Fox CS, Parise H, et al：JAMA, 291：2851-2855, 2004.
4) Arnar DO, Thorvaldsson S, et al：Eur. Heart. J, 27：708-712, 2006.
5) Haïssaguerre M, Jaïs P, et al：N. Engl. J. Med, 339：659-666, 1998.
6) Mommersteeg MT, Brown NA, et al：Circ. Res, 101：902-909, 2007.
7) Peng T, Tian Y, et al：Nature, 500：589-592, 2013.
8) Gudbjartsson DF, Arnar DO, et al：Nature, 448：353-357, 2007.
9) Wijffels MC, Kirchhof CJ, et al：Circulation, 92：1954-1968, 1995.
10) Yamashita T, Murakawa Y, et al：Circulation, 101：2007-2014, 2000.
11) Luo X, Yang B, et al：Nat. Rev. Cardiol, 12：80-90, 2015.
12) Ozaki K, Ohnishi Y, et al：Nat. Genet, 32：650-654, 2002.
13) Roselli C, Chaffin MD, et al：Nat. Genet, 50：1225-1233, 2018.
14) Christophersen IE, Ravn LS, et al：Circ Arrhythm Electrophysiol. 2：378-383, 2009.
15) Lin H, Yin X, et al：Sci. Rep, 7：40377, 2017.

24 遺伝性不整脈の理解はどこまで進んだか

大野聖子

> **要旨** 遺伝性不整脈の分子メカニズムは，先天性QT延長症候群（LQTS）の原因遺伝子が同定されて以降，急激に進歩した．現在ではLQTSのみならず，カテコラミン誘発性多形性心室頻拍やBrugada症候群など，多くの遺伝性不整脈疾患でその病態が明らかにされ，予後の予測や薬剤を含めた治療法の選択などに活用されてきている．一方，致死性不整脈での根本的な治療法は確立されておらず，突然死予防の最終手段として，植込み型除細動器（ICD）が必要とされることも少なくない．病態の理解に基づいた，適切な治療法の選択が望まれる．

Clinical Question

遺伝性不整脈を呈する1症例を提示する．

8歳時の心電図健診で初めてQT延長（QTc間隔 473 ms）を指摘され，精密検査を受けたが，無治療で運動制限もなく経過観察となっていた．10歳および11歳時にもQT延長を指摘されるが，管理方針に変更はなかった．

11歳時，学校のプールで遊泳中に意識を消失し浮いているところを発見されるも，意識はすぐに回復した．4日後に精密検査のため総合病院を受診．安静時心電図では軽度のQT延長のみだったが，運動負荷試験を実施したところ，運動負荷中および負荷後のQT延長が顕著であり，運動中止後も遷延した（図24-1）．β遮断薬の内服を開始し，運動制限を行うことで症状は抑制されている．LQTSの原因遺伝子解析を実施したところ，LQTS1型（LQT1）の原因遺伝子である*KCNQ1*にスプライスエラーを生じる変異を同定した．

本症例において，LQTSの分子メカニズムを考慮し，症状を呈する前に治療を実施することは可能だったのか，検討したい．

LQTSに始まる遺伝性不整脈の遺伝的背景の解明

遺伝性不整脈の最初の報告は1950年代までさかのぼる．3歳から5歳で失神を繰り返すようになり，10歳までに突然死する聾を合併した家系を，JervellとLange-Nielsenが，1957年に報告した[1]．発端者の安静時心電図のQTcは533 msであったが，運動後には647 msまで延長し，9歳で突然死している．家系内の同胞6人中3人が突然死しており，いわゆる先天性QT延長症候群 long QT syndrome（LQTS）のうち，劣性遺伝形式（recessive form）で発症するJervell・Lange-Nielsen症候群であった．その後，聾を合併しないLQTS（Romano Ward症候群）も報告された．

LQTSは心電図で表現型が明確であるため，家系の調査が積極的に行われ，遺伝学の進歩とともに原因遺伝子の検索が進められるようになった．40人の罹患者を含む8世代にわたるLQTSの家系において，臨床情報と遺伝マーカーをもとに連鎖解析が行われ，LQTSと関連した座位が第11番染色体の短腕に存在することが1991年に報告された．これがLQTS1型（LQT1）の原因遺伝子である*KCNQ1*の座位である．1994年にはLQT2とLQT3の原因遺伝子

24. 遺伝性不整脈の理解はどこまで進んだか

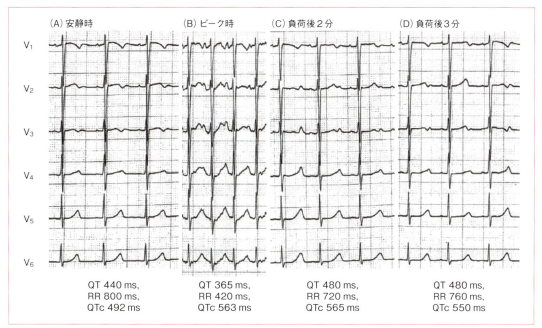

図 24-1 LQTS 患者で記録された運動負荷心電図
安静時，ピーク時，負荷後 2 分，負荷後 3 分を比較すると，運動後に補正 QT 時間（QTc 間隔）が延長している．

の座位が第 7 番染色体の長腕と第 3 番染色体の短腕であることが報告された．そして 1995 年に LQT2 と LQT3 の原因遺伝子が *KCNH2* と *SCN5A* であり，1996 年に LQT1 の原因遺伝子が *KCNQ1*（当時は KvLQT1）であることが報告された．驚くことに，これらすべての原因遺伝子は心臓イオンチャネルをコードしており，*KCNH2* と *KCNQ1* はカリウムチャネルを，*SCN5A* はナトリウムチャネルをコードしていた．そのため LQTS はイオンチャネル病としても認識されるようになった．

A Brugada 症候群

Brugada 症候群（BrS）は中年男性の心臓突然死の原因として重要な疾患であり，右側胸部誘導における Coved 型とよばれる ST 上昇と，夜間に好発する心室細動を特徴とする疾患である．BrS にも遺伝性のあることが報告されており，イオンチャネル病である可能性が考えられていたため，イオンチャネル関連の遺伝子変異のスクリーニングが行われた．その結果，1998 年に 6 家系中 2 家系に *SCN5A* 変異が同定され，現在でも *SCN5A* は BrS の主要な原因遺伝子である．

B カテコラミン誘発性多形性心室頻拍

カテコラミン誘発性多形性心室頻拍 catecholaminergic polymorphic ventricular tachycardia（CPVT）はその特徴的な心室頻拍から細胞内 Ca^{2+} の異常が原因と考えられていた．そのため，筋小胞体上に位置し，細胞内 Ca^{2+} 動態に重要な役割を果たしている心筋リアノジン受容体（RyR2）が関連していることが疑われた．2001 年に RyR2 をコードする *RYR2* のスクリーニングが行われ，12 家系中 4 家系に *RYR2* の変異が同定された．

C イオンチャネル病としての不整脈

LQTS や BrS，CPVT のほかにも，QT 短縮症候群などの多くの遺伝性不整脈の原因遺伝子が 1990 年代後半から 2000 年代にかけてイオンチャネル関連遺伝子を中心に同定されている．

表24-1　LQTSの診断に用いられるSchwartz Score

	点数
心電図所見[*1]	
A QTc[*2]	
≧480 ms	3
460〜479 ms	2
450〜459 ms（男性の場合）	1
B 運動負荷後のQTc≧480 ms	1
C torsade de pointes（TdP）[*3]	2
D 交替性T波	1
E 3つ（以上）の誘導で二峰性のT波	1
F low heart rate for age[*4]	0.5
臨床所見	
A 失神[*3]	
ストレス時	2
非ストレス時	1
B 先天性聾	0.5
家族歴	
A 家族にLQTS確定例[*5]	1
B 近親の30歳以下の突然死[*5]	0.5
判定	
スコアが≦1　　LQTSの可能性は低い	
1.5〜3　LQTSの可能性がある	
≧3.5　　LQTSの可能性が高い	

[*1] 内服治療や心電図所見に影響を与える異常がない場合
[*2] QTcはBazett法で補正　QTc = QT/RR$^{1/2}$
[*3] TdPと失神の両方ある場合は2点
[*4] 安静時心拍数が同年齢の2nd percentile未満
[*5] 同じ親族をAとBでカウントしない

表24-2　LQTSの原因遺伝子と機能異常・頻度

病型	遺伝子	機能異常	頻度
Romano-Ward症候群			
LQT1	KCNQ1	I_{Ks} ↓	30〜35%
LQT2	KCNH2	I_{Kr} ↓	25〜30%
LQT3	SCN5A	I_{Na} ↑	5〜10%
LQT4	ANK2	$I_{Na,K\ ATPase}$?	1〜2%
LQT5	KCNE1	I_{Ks} ↓	1%
LQT6	KCNE2	I_{Kr} ↓	<1%
LQT7	KCNJ2	I_{K1} ↓	<1%
LQT8	CACNA1c	$I_{Ca,L}$ ↑	2〜5%
LQT9	CAV3	I_{Na} ↑	<1%
LQT10	SCN4B	I_{Na} ↑	<1%
LQT11	AKAP9	I_{Ks} ↓	<1%
LQT12	SNTA1	I_{Na} ↑	<1%
LQT13	KCNJ5	I_{KACh} ↓	<1%
LQT14	CALM1	$I_{Ca,L}$	<1%
LQT15	CALM2	$I_{Ca,L}$	<1%
LQT16	CALM3	$I_{Ca,L}$	<1%
Jervell and Lange-Nielsen症候群			
JLN1	KCNQ1	I_{Ks} ↓	<1%
JLN2	KCNE1	I_{Ks} ↓	<1%

この端緒は，やはり遺伝性不整脈の代表格であるLQTSがイオンチャネル病であるという発見によるものと考えられる．本章ではLQTSおよび類縁疾患のCPVTを中心に，現時点での病態の理解と今後の課題について記述する．

LQTSの発症メカニズム

　LQTSの診断はSchwartz Score（表24-1）を用いて行われ，LQTSの可能性が高いと判断された場合，60〜70%の患者に原因となる遺伝子変異が同定される[2)]．LQTSの原因として，これまでに16個の遺伝子が報告されており，原因遺伝子とその変異によって生じる機能異常と変異が同定される患者頻度を表24-2に示す．LQT1の原因遺伝子であるKCNQ1に変異が同定される患者が最も多く，LQT2とLQT3が続き，変異が同定される患者の約90%はこれらLQT1〜3に分類される．この3つの遺伝型では遺伝子変異によって生じるイオンチャネルの異常と病態との関連が深く研究されており，その理解のためには心筋活動電位に関与するイオンチャネルの理解が不可欠である．

A　イオンチャネルの機能異常とQT延長

　図24-2に心室筋の活動電位と活動電位に関連するイオンチャネル電流を示す．第0相に生じる急激な内向きのナトリウム電流（I_{Na}）によって心筋細胞の興奮が生じる．引き続き第1相から第2相にかけて，外向きの一過性外向きカリウム電流（I_{to}）と内向きのカルシウム電流（I_{Ca}）が拮抗し，心室筋に特徴的な長いプラトー相が形成される．第3相ではI_{Ca}が減少し，2種類の外向きの遅延整流性カリウム電流（I_{Ks}, I_{Kr}）によってしだいに再分極に向かう．

　この図24-2に示されたイオンチャネルのうち，I_{to}以外はすべて，LQTSと関連している．LQT1とLQT2の原因であるKCNQ1とKCNH2はI_{Ks}チャネルとI_{Kr}チャネルのαサブユニット

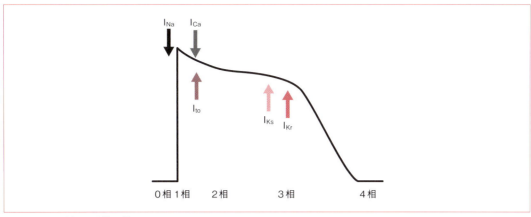

図24-2 心筋の活動電位
内向きのI_{Na}，I_{Ca}と外向きのI_{to}，I_{Ks}，I_{Kr}が活動電位形成に重要であり，これらの電流に異常を生じると活動電位時間に変動をきたす．

表24-3 LQT1～3の特徴

	LQT1	LQT2	LQT3
遺伝子	*KCNQ1*	*KCNH2*	*SCN5A*
機能変化	I_{ks} ↓	I_{kr} ↓	Late I_{Na} ↑
QT延長の誘因	頻脈	徐脈	徐脈
発作の誘因	運動・水泳	突然の大きな音，妊娠・出産	安静時
好発時間	日中	夜・早朝	夜
好発年齢・性別	10代の男性	思春期以降の女性	
β遮断薬治療	非常に有効	有効	おそらく有効

をコードし，LQT3とLQT8の原因遺伝子である*SCN5A*と*CACNA1C*はI_{Na}チャネルとI_{Ca}チャネルのαサブユニットをコードしている．これらのイオンチャネルのどのような機能異常がQT時間，つまり心筋の活動電位を延長させるのであろうか．

活動時間の延長とは再分極の遅延であるため，内向き電流の増加もしくは外向き電流の減少で生じる．LQT1とLQT2で同定される変異はI_{Ks}とI_{Kr}を減少させ，LQT3とLQT8で同定される変異は，I_{Na}とI_{Ca}を増加させる．ただしこのI_{Na}とI_{Ca}の増加は，本来のイオンチャネルが機能する相での増加ではなく，活動電位の第3相から4相にかけての増加が特徴である．変異ナトリウムチャネルでは遅延I_{Na}が記録され，変異カルシウムチャネルでは不活化が障害されているために多くのI_{Ca}が生じることになる．

B イオンチャネルの機能異常と臨床像

表24-3にLQT1～3の臨床像のまとめとイオンチャネルの機能異常，図24-3にLQT1～3患者で記録される特徴的な心電図波形を示す．

LQT1とLQT2の原因遺伝子はいずれもカリウムチャネルをコードしているが，LQT1の原因遺伝子である*KCNQ1*がコードするチャネル電流I_{Ks}は第3相の比較的早い時期に生じるのに対し，LQT2の原因遺伝子である*KCNH2*がコードするチャネル電流I_{Kr}は再分極相の後半部分に生じる．つまり，頻脈時にはI_{Ks}が有意に再分極を担い，徐脈時にはI_{Kr}が有意に再分極を担う．そのため，I_{Ks}が減少しているLQT1では頻脈時に症状が出現しやすく，I_{Kr}が減少

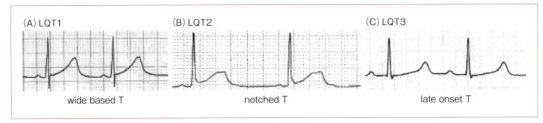

図24-3 LQT1，LQT2，LQT3で記録される特徴的なT波

しているLQT2では徐脈時に症状が出現しやすい．

これらの責任電流の違いは心電図のT波の波形にも特徴を生じる（図24-3）．LQT1の場合，再分極相の比較的早い時期から外向き電流が減少するため，QTは延長するものの，全体的に形の整ったT波（wide based T）の形状をとることが多い．一方，LQT2は再分極相の後半部分の電流が減少しているため，いったん収束しかけたT波にノッチ（notched T）を生じるほか，二峰性のT波を生じやすい．LQT3の場合，遅延I_{Na}によってQTが延長するため，徐脈時に発作を生じやすく，心電図上ではlate onset Tを呈することが多い．

C イオンチャネルの機能異常をふまえた β遮断薬の効果

治療についてもLQTS発症メカニズムを考えると，その有効性が理解しやすい．

頻脈時に症状を呈するLQT1の場合，β遮断薬治療により心拍数を低下させることでQT延長を改善させることができる．Clinical Questionに示したLQT1の症例では，運動負荷時にQTの延長がみられているため，この症例については最初に診断された時点で運動負荷試験を実施し，運動時のQT時間の変化を評価したうえで，予防的β遮断薬の内服を開始していれば発作を防げた可能性がある．

LQT2とLQT3の場合，徐脈が発作の誘因となるが，β遮断薬の作用は心拍数を低下させるだけではなく，交感神経系の興奮を抑えたり，I_{Ca}を減らすことでQT延長を改善させることができる．またLQT3については，ナトリウムチャネル阻害薬が有効であるとの報告もある．

CPVTの分子メカニズムと病態，LQTSとの鑑別

CPVTは安静時心電図では異常を認めないものの，運動時や精神的興奮時など，カテコラミン刺激を契機として二方向性または多形性の心室頻拍を生じる疾患である[3]．そのおもな原因はRyR2をコードする*RYR2*変異である．心筋の興奮に伴いカルシウムチャネルからCa^{2+}が細胞内に流入すると，CICR（calcium induced calcium release）とよばれる機構により，筋小胞体からRyR2を通じて大量のCa^{2+}が放出される．この大量のCa^{2+}がトロポニンに結合することによって，サルコメアの収縮，つまり心筋の収縮を引き起こす．ところが，CPVT患者の変異RyR2では，細胞内にCa^{2+}が流入しない状態においても筋小胞体からの持続的なCa^{2+}放出があり，異常な収縮，つまり不整脈を生じる．

A LQTSとの鑑別

CPVTの好発年齢は10歳前後であり，これは表24-3に示すLQT1の発症年齢とほぼ同じである．とくに10歳前後では男児の活動性が高いため，CPVTの発作も生じやすく，LQTSと誤診されている例が多くある．実際に，筆者らが運動時または興奮時に失神・心停止をきたした20歳までの146症例を調べたところ，42例がCPVT，104例がLQTSと診断されていた．このうちCPVTと診断されていた42例中35例

がRYR2変異を保持しており，LQTSと診断されていた104例中75例がKCNQ1変異を保持していた．また，驚いたことに，LQTSと診断されていた104人中9人がRYR2変異を保持していた．あらためてその9例の臨床像を評価してみると，CPVTの診断基準を満たしており，LQTSと誤診されていた可能性が示唆された．

B CPVTの治療

CPVTと診断された場合，心室頻拍を予防するためにはカテコラミンの影響をできるだけ抑制する必要があるため，β遮断薬が第一選択薬となる．ところがβ遮断薬のみでは十分に抑制できないことも多い．2009年にナトリウムチャネル阻害薬であるフレカイニドがCPVTの心室不整脈発症に効果を示すことが報告された[4]．その作用機序としてはRyR2の抑制作用などが議論されたこともあるが，現在ではナトリウムチャネルを阻害することで異常な心筋興奮を抑えていると考えられている．

致死性の心室不整脈に対しては，植込み型除細動器 implantable cardioverter defibrillator（ICD）が突然死予防のために選択されることもある．しかしCPVTにおいては，ICDの作動がカテコラミンの過剰な放出を引き起こし，心室不整脈をさらに誘発してしまうリスクがある．CPVT患者は上室性不整脈を合併することも多いが，心房細動に対するICDの不適切作動を契機として心室不整脈を引き起こし，心停止に至った症例も存在する．そのためCPVTにおいては，蘇生例であっても，十分な薬物治療をしたうえでICDの適応について再評価する必要がある．さらに，ICD植込みが不可欠な場合には，上室性不整脈を鑑別するためのdual chamber ICDが必須であり，高頻拍ペーシングは無効であることを認識し，VFゾーンのみでの作動を設定するなど，慎重な対応が必要である．

次世代シークエンサー時代の遺伝性不整脈と今後の展望

遺伝性不整脈研究の進歩について，次世代シークエンサー（NGS）の存在なしには語ることができない．前節でLQT1と誤診されているCPVT症例が存在することを紹介したが，診断時点で遺伝子診断を行うことができれば，その鑑別はもちろん容易である．ただし，残念ながら遺伝性不整脈分野で遺伝子診断が保険診療として認められているのはLQTSのみである．それも，つい最近まで研究室レベルでのみ実施が可能であった．しかし，2018年8月から検査会社がLQTSの遺伝子解析を実施するようになり，今後は遺伝子診断が身近なものになると考えられる．

一方のCPVTであるが，その原因遺伝子であるRYR2は非常に巨大であり，従来のシークエンス法であるSanger法では遺伝子全体の配列を読むことが非常に困難であった．そのため，強くCPVTが疑われなければ解析を行うことはなかった．ところが，NGSの登場により状況は一変した．NGSではRYR2のみならず，遺伝性不整脈と関連する全遺伝子を一度に調べることができる．そのため研究室レベルであれば，鑑別を必要とするような症例に対してLQTSとCPVTの原因遺伝子を一度に解析することができる．

また，NGSは遺伝子解析のみならず新規の原因遺伝子同定にも非常に重要な役割を果たしている．表24-2のLQT14～16の原因であるCALM1～3は異なる遺伝子でありながら，まったく同じタンパク質（カルモジュリン）をコードしている．若年発症の重症LQTS患者に対してNGSで網羅的な解析を行い，LQTSの最初のCALM1変異は同定された．

このように，NGSの導入によって新規遺伝子の同定や診断については格段に飛躍した．しかしながら，心臓突然死を確実に予防する治療法については確立されているとはいえない．患

者から作製したiPS細胞由来の心筋細胞を用いて有効な薬剤のスクリーニングなども行われているが，実際の体内での効果を評価するには時間を要する．ゲノム編集技術を用いた遺伝子変異の治療法もがんの領域では現実味を帯びてきているが，若年発症の遺伝性不整脈においては，その実現性は低い．早期の遺伝子診断により，発症前からの薬物治療を行うことが現時点での最良の治療法であり，これが早期診断による早期の根治につながるようにするためには，まだまだ課題山積である．

〈文献〉

1) Jervell A, Lange-Nielsen F：Am. Heart. J, 54：59-68, 1957.
2) Mizusawa Y, Horie M, et al：Circ. J, 78：2827-2833, 2014.
3) Sumitomo N：J. Arrhythm, 32：344-351, 2016.
4) Watanabe H, Chopra N, et al：Nat. Med, 15：380-383, 2009.

25 iPS細胞を用いた病態解明

湯浅慎介

要旨

人工多能性幹細胞（iPS細胞）は体細胞から樹立可能な多能性幹細胞であり，無限に増殖可能で，体内のどのような細胞にも分化することが可能である．患者体細胞からiPS細胞を樹立した場合，患者の遺伝情報をすべて有している多能性幹細胞が得られる．患者iPS細胞をさまざまな細胞に分化させることにより，細胞レベルで疾患の表現型が再現され，遺伝性疾患の病態解明と新規治療方法の開発に向けた研究が活発に行われている．本章では循環器疾患特異的iPS細胞を用いた疾患モデル解析について概説する．

Clinical Question

さまざまな循環器疾患のなかでも，重症心不全や致死性不整脈疾患などは特異的な治療法が開発されていない．それらの疾患の一部は遺伝性疾患であることが知られており，遺伝子解析などにより原因となる遺伝子変異の同定は進んできている．これらの疾患の治療法開発のために，遺伝子改変マウスの作製などさまざまな研究がなされてきたが，このようなモデルマウスの多くはヒトの疾患を再現できていないことが知られ，これまでの古典的研究手法では治療法開発に時間がかかると考えられていた．しかし，ヒト人工多能性幹細胞（ヒトiPS細胞）が登場し，ヒト疾患のモデルが作製可能ではないか，ヒト疾患モデルが作製できれば薬剤スクリーニングなどへ応用可能ではないかと期待されるようになった．現在，あらゆる治療方法がない循環器疾患を対象にiPS細胞を用いた研究が期待されている．

これまでの研究の歴史，先行研究

2006年に，京都大学山中伸弥教授らにより人工多能性幹細胞 induced pluripotent stem cell（iPS細胞）の樹立が初めて報告された[1]．最初の報告はマウス尻尾由来の線維芽細胞からのiPS細胞樹立である．翌2007年に，大人のヒト皮膚線維芽細胞からのiPS細胞の樹立が報告され[2]，マウスを用いた基礎研究だけではなく，ヒトを対象にした臨床応用への期待が高まり，世界中で爆発的にiPS細胞研究が進み始めた[3~5]．

iPS細胞は体細胞から樹立可能な多能性幹細胞であり，無限に増殖可能で，体内のどのような細胞にも分化することが可能である．患者体細胞からiPS細胞を樹立した場合，患者自身の多能性幹細胞が得られる．この細胞は，患者の遺伝情報をすべて有している自己細胞であると考えられる．したがって，臨床の場においてもiPS細胞は多くの期待を寄せられており，とくに末期心不全などの治療方法が限られている疾患への再生医療開発へ向けた基礎研究が世界中で活発に進められている．

一方で，患者から樹立されたiPS細胞は患者の遺伝情報を受け継いでいるため，遺伝性疾患の病態解明と新規治療法の開発に向けた疾患モデル作製としてのiPS細胞研究も活発に行われている[6~8]．すなわち，遺伝性疾患に罹患している患者より体細胞を得て，同体細胞に遺伝子導入を行うことでiPS細胞の樹立を行う．このようにして樹立されたiPS細胞は患者遺伝情報を受け継いでいるために，遺伝性疾患の原因遺伝子のほかにさまざまな遺伝的多型なども受け

継いでおり，分化細胞も患者表現型を受け継ぐことが予想される．具体的には，遺伝性心臓疾患患者から体細胞の供与を受けiPS細胞を樹立し，培養皿上で心筋細胞を分化誘導することにより，生きたヒト心疾患心筋細胞を in vitro で容易に無尽蔵につくることが可能である．疾患をもつこのヒト心筋細胞を正常なヒト心筋細胞と比較解析することにより，未解決だった疾患の原因解明や，同細胞の疾患表現系を改善させる薬剤を探索するドラッグスクリーニングなどで新規治療方法の開発ができるのではないかと期待されている．

iPS細胞を用いた不整脈疾患の解析

循環器疾患に特異的なiPS細胞研究のなかでも，最も早く報告されてきたものに遺伝性QT延長症候群（遺伝性LQTS）がある．とくに2010年末ごろから相次いで報告された．それらの研究では患者特異的iPS細胞の作製と同iPS細胞由来心筋細胞の機能解析を行っている．

A ヒトの遺伝性不整脈モデル作製への期待

心筋細胞が適切に収縮と弛緩を繰り返すためには脱分極と再分極を適切に繰り返し，運動，興奮や睡眠などに適切に対応し，電気的恒常性を保つ必要がある．それらは心筋細胞内外のイオン流入・流出により調節されており，心筋細胞膜に発現するナトリウムチャネル，カリウムチャネルやカルシウムチャネルなどが重要な役割をしている．

遺伝性QT延長症候群の多くは，単一遺伝子変異による疾患であり，細胞膜にあるイオンチャネルの異常により生じる．遺伝性QT延長症候群は心臓突然死の多くの原因，とくに若年突然死の多くの原因になっているといわれているが，根本的な治療方法はない．実際の診療では，不整脈出現の誘因となるものを避けるような生活指導に加えて，ある程度の効果が期待される薬物療法と植込み型除細動器を組み合わせて治療することになる．

これまでは，さまざまな疾患の治療方法を開発するために遺伝子改変マウスなどの動物モデルが汎用されてきた．しかしマウスとヒトでは，体や臓器の大きさが異なり，心拍数も大きく異なり，また，心室筋の活動電位波形に関してはまったく異なることが知られていた．よって，不整脈疾患の多くは適切な動物モデルもないのが現状である．したがって，モデル動物を用いた基礎研究の進展も期待されてはいなかった．しかし，ヒトiPS細胞由来心筋細胞はヒト心筋細胞であり，電気生理学的特性はヒト心筋細胞そのものである．つまり，遺伝性不整脈患者から樹立されたiPS細胞を用いれば，遺伝性不整脈の病態解明ができるのではないかと期待されている．

B iPS細胞を用いたBrugada症候群の病態解明の試み

患者から樹立されたヒトiPS細胞由来心筋細胞とコントロール（健常人由来の）iPS細胞由来心筋細胞を比較検討することで，遺伝性不整脈疾患の詳細な分子生物学的・電気生理学的な解析と根治薬の開発を目指して，疾患モデルの作製と薬剤スクリーニングが活発になされている．ここでは，筆者らの行ってきたBrugada症候群（BrS）を対象にしたiPS細胞研究に関して概説する．

BrSは安静時に特徴的な心電図波形を示し，健康診断などにて発見されることが多く，成人において突然死をきたす疾患として広く知られている．最も高頻度に変異が認められる原因遺伝子は，心臓ナトリウムチャネルのαサブユニットをコードする*SCN5A*である．これまでの基礎研究により，BrSの原因となる*SCN5A*変異は機能欠失変異であり，ナトリウム電流の低下が疾患発症の原因であることがわかってきた．一方で，胎児期から心筋細胞において強く発現・機能している*SCN5A*に変異を有しているにもかかわらず，疾患の表現型が胎児期・小児

期で認められることはまれで，成人期以降において顕在化してくる．つまりは，「胎児・小児期においては変異SCN5Aを補完する機能がある，もしくは成人期においては変異SCN5Aの機能をさらに悪化させる機序がある」ことを示唆している．これらのメカニズムがわかれば，介入する治療法の開発につながるが，BrSには実験動物モデルが存在しないことなどより，解明されていなかった．

筆者らは，SCN5AにE1784K変異を有するBrSと遺伝性QT延長症候群3型（LQT3）を合併する患者からiPS細胞を作製し，心筋細胞の機能解析を行ってきた[9]．この合併例では，1つの変異でBrSとLQT3両方の表現型を呈する．LQT3はSCN5A機能獲得変異により引き起こされ，胎児期から小児期で発症する疾患である．すなわち合併例においては，小児期にはLQT3の表現型を呈し，成人期以降はBrSの表現型を呈す．同患者の体細胞から作製したiPS細胞由来心筋細胞の表現型を解析することにより，LQT3とBrSの疾患発症機序を時間空間的に比較することが可能となる．一般的に，iPS細胞由来心筋細胞は幼若な性質を保持した胎児型心筋細胞であり，成人発症の疾患の再現は難しいことが知られている．したがって，iPS細胞を用いたLQT3のモデル化は可能であるが，BrSのモデル化は難しいことが予想される．

実際に同患者由来iPS細胞を作製し，心筋細胞に分化誘導し，パッチクランプによりナトリウム電流を測定すると，ピークのナトリウム電流はコントロールの心筋細胞と違いが認められないが，遅延Na^+電流（late sodium current）の増大を認めた．これは，このモデル細胞が胎児において発症するLQT3の表現型は再現するが，成人に発症するBrSの表現型は再現していないことを示している．

C Brugada症候群の顕在化に関する分子メカニズム

ナトリウムチャネルはおもにαサブユニットと複数あるβサブユニットから構成され，βサブユニットもナトリウム電流に影響を及ぼしている．そこでβサブユニットの発現パターンを検討したところ，胎児期ヒト心臓およびiPS細胞由来心筋細胞においてはβ3サブユニットが強く発現しており，成人ヒト心臓においては発現が低下していることを見いだした．

そこで，β3サブユニットの発現が変異型SCN5Aによるナトリウム電流に影響を及ぼし，成人にみられるBrSの発症を規定しているのではないかと考えた．実際に変異型SCN5Aおよびβ3サブユニットをHEK細胞（ヒト胎児由来腎臓細胞．遺伝子改変実験などで用いられる細胞株の1種）に遺伝子導入し，ナトリウム電流の測定を行った．その結果，変異型SCN5Aにおいては野生型SCN5Aに比べてナトリウム電流の低下が観察されるが，β3サブユニットを同時に遺伝子導入した際には，変異型SCN5Aにおいてもナトリウム電流の低下が観察されないことが判明した．さらに，BrSの表現型を認めない患者由来iPS細胞由来心筋細胞においても，β3サブユニットの発現を低下させた場合には，ピークのナトリウムの電流が低下しBrSの表現型が顕在化することを見いだした．

これらの結果より，成長に伴ってβ3サブユニットの発現が低下していくと，SCN5A変異が存在する場合においてはBrSの表現型が顕在化することが示唆された．

iPS細胞を用いた心筋症の解析

当初，報告されてきた疾患特異的iPS細胞の多くの研究は，おもに小児期に発症する，早期発症型の疾患（early onset disease）を対象に，iPS細胞由来分化細胞を用いた疾患表現型の解析が行われてきた．一方で，循環器内科で診療する心不全の多くは成人発症であり，疾患iPS細胞研究には不向きであると思われている．

心不全の原因にはさまざまな疾患があるが，遺伝子変異を基盤とする心筋症もその主要な原

因のひとつであり，とくに心筋症に対する特異的な治療法は開発されていない．心筋症の治療法開発を目的としてさまざまな研究が行われ，原因となる遺伝子変異は多数同定されてきたが，詳細な発症機序は不明である．そこで，患者遺伝情報を有するiPS細胞を用いた研究がなされ始めた．とくに，遺伝変異が明らかな心筋症として，肥大型心筋症，拡張型心筋症，不整脈源性右室心筋症や左室緻密化障害などがあり，徐々に研究が進んできた．ここでは，筆者らの行ってきた肥大型心筋症を対象にしたiPS細胞研究に関して概説する．

A iPS細胞を用いた肥大型心筋症研究

肥大型心筋症は循環器診療現場では比較的高い頻度で認められるが，特異的な治療方法がない．肥大型心筋症の原因として，心筋収縮関連タンパク質およびその関連分子の遺伝子変異が広く報告されている．一方で，発症・診断が成人となることも多く，浸透率（ある特定の遺伝子をもつ場合に対応する表現型を発現する確率）もけっして高くない．したがって，遺伝的要素に加えて後天的環境因子が病態を強く修飾している可能性が示唆されている．それらが複合的に作用することにより，収縮関連タンパク質の変性および機能異常が引き起こされると想定されているが，詳細な発症機序は不明である．

これまでに提唱されてきた肥大型心筋症の発症・進展のメカニズムとして，サルコメア関連タンパク質の変異によるカルシウム感受性の亢進，心筋の収縮力の亢進，心筋細胞へのストレス増加，ストレス反応因子の亢進などのさまざまな仮説がある．しかし，ヒト肥大型心筋症の具体的な発症機序は不明であり，現状では詳細に説明することはできない．そこで肥大型心筋症患者の遺伝情報を引き継いだiPS細胞を用いた研究が期待されている．

肥大型心筋症に特徴的とされる心筋細胞の肥大・線維化・錯綜配列などの病理学上の表現型は，臨床における致死的不整脈や心不全の原因につながる所見とされている．これら病理学的な表現型の発症経路を，患者特異的iPS細胞を用いて明らかにすることにより，疾患特異的な新規治療法の開発が可能になる．

B 肥大型心筋症患者iPS細胞由来の心筋細胞の解析

筆者らは，*MYBPC3*に変異を有する肥大型心筋症患者，*TPM1*に変異を有する肥大型心筋症患者，そして肥大型心筋症と関連する遺伝子に変異をもたない肥大型心筋症患者，合計3人からiPS細胞を作製した[6]．同iPS細胞から胚様体を作製することにより心筋細胞に分化誘導を行い，コントロールiPS細胞由来心筋細胞と比較し，肥大型心筋症心筋細胞の病態解析を行った．肥大型心筋症心筋細胞はコントロール心筋細胞と形態学的には同等の心筋細胞マーカーの発現が確認された一方，肥大型心筋症心筋細胞はコントロール心筋細胞に比べ細胞が大きく，心筋細胞肥大の表現型を有することが判明した．細胞内構造を詳細に観察したところ，肥大型心筋症心筋細胞において細胞内サルコメア構造の乱れを有する心筋細胞数が有意に増加していることが判明した．しかしながらコントロールとの差はわずかであり，病態への関与の程度ははっきりしなかった．

肥大型心筋症の表現型の顕在化を促す因子を探索するために，コントロールと肥大型心筋症のiPS細胞由来心筋細胞で，心筋細胞肥大を促すことが知られている因子〔エンドセリン1（ET-1），アンジオテンシンⅡ，インスリン様増殖因子Ⅰ（IGF-1），フェニレフリン〕の効果を検討した．その結果，心筋細胞面積とサルコメア構造の乱れの頻度はともに，肥大型心筋症群においてET-1刺激により増加し，とくに心筋細胞内サルコメア構造の乱れの頻度が大きく増加した．

肥大型心筋症群において多く認められた心筋細胞内サルコメア構造の乱れが心筋細胞の生理

学的機能に影響を及ぼしうるか検討するために高性能・高速カメラによる観察を行った．同解析においては，自律拍動する単一心筋細胞を観察・記録し，細胞内のすべての観察しうる部位の動く向きと距離を解析し，解析アルゴリズムとしてmotion vector prediction法を用いることにより，継時的に心筋細胞の動的動態を解析し定量化した．その結果，正常なサルコメア構造を有するコントロールiPS細胞由来心筋細胞は，同調した収縮様式を示した．一方で，サルコメア構造の乱れを有する肥大型心筋症患者のiPS細胞由来心筋細胞では，収縮様式はさまざまな方向と大きさを示していた．これより，肥大型心筋症群においてはET-1刺激によって心筋細胞内サルコメア構造の乱れが増加していることと，サルコメア構造の乱れが増加した心筋細胞では収縮のばらつきを生じていることが判明した．

エンドセリン1（ET-1）に着目した治療法の検討

ET-1はETA受容体とETB受容体を介して細胞内へシグナルを伝えている．そこで，肥大型心筋症のiPS細胞由来心筋細胞のサルコメア構造がET-1刺激によって乱れる現象に対して，ETA受容体拮抗薬（ETA阻害剤）とETB受容体拮抗薬（ETB阻害剤）の影響を検討した．その結果，ETA阻害剤ではサルコメア構造の乱れが有意に減少するが，ETB阻害剤ではサルコメア構造の乱れに変化を認めないことを見いだした．

さらに，ETA阻害剤による同サルコメア構造の乱れの改善が細胞収縮様式に影響を与えるかを検討した結果，ET-1刺激の際にETA阻害剤を添加するとET-1により引き起こされた心筋細胞収縮様式の乱れは改善するが，ETB阻害剤の添加ではET-1に引き起こされた心筋細胞収縮様式の乱れは改善しなかった．したがって，ETA阻害剤には心筋細胞収縮の乱れを改善し肥大型心筋症を治療する効果があることが示唆された．

残された課題と将来展望

これらの研究は一見すると，過去の研究と似ているように見えるが，これまでの研究とは根本的に違う側面がある．これまでの研究では，患者の遺伝子変異を探索し，発見したとしても，ヒトの生きた心筋細胞を用いた解析というのは非常に困難であった．そのために，これらの変異遺伝子を人工的に培養細胞（ヒト心筋細胞は用いることができないので実験動物心筋細胞や非心筋細胞）に導入して変異遺伝子の電気生理学的解析が行われていた．また，実験動物（マウスなど）に遺伝子導入をした遺伝子改変動物などを用いて，*in vivo*における役割を解析していた．これらの実験系はヒト心筋細胞を用いていない人工的なものであり，ヒト心臓における病態とはさまざまな点で異なったモデルであることは明らかである．そのため，これらのモデルで本当にヒトの病気の再現ができているかはわからず，疾患解析や治療方法の開発は思うように進んでこなかった．

一方で，iPS細胞研究にも，いくつもの課題が残されている．ひとつには，iPS細胞由来の細胞は一般的に未熟であり，成熟細胞の表現型が観察しきれないことがある．今後は，組織工学などの手法を駆使して，より成熟した細胞を対象に検討がなされていく必要がある．ふたつめには，細胞間または臓器間相互作用がiPS細胞研究では見えていない場合が多いことである．iPS細胞研究では基本的に目的とする細胞を用いた研究になるので，他の細胞や他の臓器の影響を検討することは難しくなる．その他にも問題はあるが，一つ一つ解決していくことで，より適切なモデルが作製され，病態解明，治療法開発へつながっていく．

今後は，さらにさまざまな難治性疾患を対象に患者特異的iPS細胞が作製され，適切な疾患モデルが作製され，薬剤スクリーニングが行わ

れていくものと考えられる．それらの結果が一日も早く臨床現場に応用され，患者に還元されていくことが期待される．

〈文献〉

1) Takahashi K, Yamanaka S：Cell. 126：663-676, 2006.
2) Takahashi K, Tanabe K, et al：Cell, 131：861-872, 2007.
3) Seki T, Yuasa S, et al：Cell. Stem. Cell, 7：11-14, 2010.
4) Seki T, Yuasa S, et al：Nat Protoc. 7：718-728, 2012.
5) Seki T, Yuasa S, et al：Curr. Protoc. Stem. Cell. Biol, Chapter 4：Unit4A.3, 2011.
6) Tanaka A, Yuasa S, et al：J. Am. Heart. Assoc, 3：e001263, 2014.
7) Kodaira M, Hatakeyama H, et al：FEBS. Open. Bio, 5：219-225, 2015.
8) Kuroda Y, Yuasa S, et al：Biochem. Biophys. Rep, 9：245-256, 2017.
9) Okata S, Yuasa S, et al：Sci. Rep, 6：34198, 2016.

26 non-coding RNAの循環器病への関与

尾野　亘

> **要旨**　ゲノムのなかに存在するタンパク質をコードする遺伝子は，さまざまな生物種において，約2万個程度であるが，それらが全ゲノムのなかで占める割合はヒトではわずか1～2%と見積もられている．そして，それ以外の非コードDNA領域からは，多くのタンパク質をつくらないノンコーディングRNA（ncRNA）がつくられることがわかってきた．近年の一連のマイクロRNA（miRNA）や長鎖ノンコーディングRNA（lncRNA）の研究成果から，それらのncRNAが細胞や生体を制御する重要な役割を担い，また多くの疾患にかかわっていることが明らかとなってきた．

Clinical Question

- ゲノムのなかでタンパク質をコードしない領域から転写されるノンコーディングRNA（ncRNA）は，どのようにして発見，研究され，分類されているのだろうか？
- ncRNAはどのように疾患，とくに循環器疾患にかかわっているのだろうか？
- ncRNAを病気の診断に用いることは可能だろうか？
- ncRNAの治療応用は可能だろうか？　また，可能だとすれば，どのような疾患に対して，どのような用いられかたがされているのだろうか？　将来への展望はどうだろうか？

ncRNA研究の歴史

ノンコーディングRNA（ncRNA）には，リボザイムのほか，核内低分子RNA（snRNA）や，核小体低分子RNA（snoRNA），低分子干渉RNA（siRNA），Piwi結合RNA（piRNA），マイクロRNA（miRNA），長鎖ノンコーディングRNA（lncRNA）などの多種多様な機能性ncRNAがある．なかでも，生体の機能や疾患への関与に関する報告の多いmiRNAおよびlncRNAについて，その研究がどのように発展してきたかを概説する．

A miRNA

miRNAに関する最初の報告は，1993年にlin-4というRNAが線虫の発生過程においてlin-14タンパク質の転写後調節にかかわっているというものであった[1,2]が，こののち，しばらくmiRNAに関する論文は発表されなかった．一方，同時期に，二本鎖RNAにより誘導される配列特異的な抑制現象であるRNAサイレンシングが発見された．この現象を起こすRNAはsiRNAと名づけられ，この機構が詳細に検討された．現在ではsiRNA技術は基本的な生命科学研究ツールとして幅広い応用がなされ，発見者のFire博士とMello博士は2006年にノーベル生理学・医学賞を受賞した．2000年に別のmiRNAであるlet-7がヒトも含めた多くの生物種に広く保存されていることが解明され，siRNAとmiRNAの共通性から，生体内の短いRNAに対する認識が劇的に変化し，こののち爆発的に論文数が増加した．

miRNAは21～25塩基のncRNAであり，進化の過程を遡ると，カイメン（sponge）からその存在が知られている．miRNAの数は生物の複雑さとともに増加し，ヒトゲノムには約2,700個のmiRNAが存在するとみられている

（miRBase[3]）というデータベースが公開されている）．

miRNAは2つの連続したプロセスを経て生合成される．primary miRNA転写物（pri-miRNA）はステム・ループという二本鎖のヘアピン構造を1つまたは複数もち，その多くはRNAポリメラーゼII（PolII）を介した転写により産生される．典型的なmiRNAの成熟経路における最初のステップでは，pri-miRNAはマイクロプロセッサ複合体により切断される．RNaseIII系酵素であるDroshaによって，ヘアピン構造をとり，かつ70塩基程度の中間前駆体であるmiRNA前駆体（pre-miRNA）がつくられる．その後，pre-miRNAはexportin 5を介して核より細胞質へと移送される．細胞質では別のRNaseIII酵素であるDicerによりmiRNA生合成の2段階めのプロセシングが触媒され，二本鎖mature miRNAが産生される．この二本鎖miRNAはargonauteを含むRNA誘導サイレンシング複合体（RISC）に認識され取り込まれ，特定標的mRNAの転写後遺伝子発現の抑制調節に関与する．個々のmiRNAには数十から数百の標的遺伝子があると考えられる一方，1つの遺伝子は複数のmiRNAによって制御されるという関係がある．種々の研究報告より，miRNAはタンパク質をコードする遺伝子のうち30％以上のものに対してその発現調節を行うことが予想されている．

また，最近では血中の微小胞（microvesicle）やエキソソーム（exosome）中にmiRNAが含まれていることが報告されている．exosomeは直径20〜100 nmの脂質二重膜で覆われた膜小胞であり，血液，尿，唾液などの体液中に存在する．小胞内にmiRNAなどを内包することで，RNA分解酵素によりmiRNAが分解されるのを防ぎつつ，受け手側の細胞にmiRNAを届ける役目を担う．すなわち，miRNAは細胞内における遺伝子発現調節因子であるだけでなく，エキソソームを介して細胞間を移動し，他の細胞の遺伝子調節まで行う可能性があることを示している．

B lncRNA

ncRNAのうち200塩基以上かつ潜在的な翻訳可能領域（open reading frame）が100アミノ酸残基以下のRNAはlncRNAとよばれる．これには，遺伝子間領域に独立した転写ユニットを有するlincRNA（long intergenic/intervening non-coding RNA）も含まれる．

miRNAの発見とほぼ同時期の1991年に「タンパク質をコードしない長いRNA」を発現する不思議な遺伝子の存在が突き止められた．それは，雌マウスの細胞にある2本のX染色体のうちの1本からのみ発現し，RNAの長さは17キロ塩基ときわめて長いものであった．その後の研究により，「mRNAとは異なり，つねに核内にとどまる」，「X染色体不活性化開始とともに大量につくられ始める」，「つくり出されたRNAは，不活性化X染色体の全体をおおうように張り付く」といった性質から，Xistと名づけられた[4]．しかしながら，lncRNAが急速に脚光を浴びるようになったのは，2007年のHOTAIRの発見からである．

HOTAIRは，約6,000塩基長のlncRNAであり，染色体修飾タンパク質の複合体であるポリコーム複合体（PRC2）と結合して，HOTAIRとは異なる染色体上にあるホメオティック遺伝子群である*HOXD*遺伝子領域にPRC2をリクルートすることで，転写不活性のエピジェネティックマーク（化学的な標識）であるH3K27のメチル化を誘発して転写を抑制する．さらに，PRC2とかかわるlncRNAの数は非常に多く存在すると見積もられ，盛んに研究が続けられている．

lncRNAの機能解析は比較的困難とされる．これは，mRNAと比較して発現レベルが低く発現パターンの解析が難しいことに加え，lncRNAどうしで進化的に保存された配列が少ないこと，また，転写開始点の位置が正確に同定されていないことなども原因としてあげるこ

とができる．2017年に理化学研究所をはじめとする国際共同研究グループは，FANTOM5プロジェクトで得られた正確な転写開始点の情報を，FANTOM5および公的データベースによる長鎖RNAの部分的な構造情報と統合した「ヒトlncRNAアトラス」を作成した．この「ヒトlncRNAアトラス」においては，27,919種のヒトlncRNAの転写開始点を正確に定めており，ヒトの代表的な細胞における発現パターンも記載されている．このデータからは，全体の69％にあたる19,175種のlncRNAに何らかの機能があることが示唆される．今後これらのlncRNAの具体的な機能がつぎつぎに明らかとなっていくと考えられる．

循環器領域における研究成果

A miRNA

　循環器領域においては，2006年に初めてmiRNAについての報告がなされた．それは，あるmiRNAの発現パターンが心不全や心肥大に特徴的であるというものであった．それ以来，動脈硬化，心筋梗塞，心肥大，心不全，血管新生，線維化などの疾患においてmiRNAがたいへん重要なはたらきをもつことが示されてきた．

　つぎに，筆者らがこれまでに行ってきたmiRNAについての研究を紹介する．2010年，筆者らはmiR-33aの欠損マウスを作製することで，これがコレステロール代謝に重要なはたらきをすることを報告した[5]．miR-33aの配列はSREBP-2の遺伝子のイントロンにショウジョウバエからヒトまで種を越えて保存され，ABCA1の翻訳を抑制するはたらきをもつ．ABCA1は高密度リポ蛋白（HDL）の形成に必須であり，その異常はタンジール病（遺伝性の低HDLコレステロール症）を引き起こす．

　miR-33a欠損マウスにおいてはABCA1のタンパク質発現は上昇し，著明にHDLコレステロール値が上昇するとともに，このマウスを動脈硬化モデルマウスと交配させた仔では，動脈硬化が抑制されることが明らかとなった．一方，miR-33aが欠損した心臓に対して圧負荷をかけると，心臓線維化が減少する．その一方で，このmiRNAが心機能の悪化にも結びつくことも判明した．よって，圧負荷に対する心臓線維化は，心機能に対して悪影響を及ぼすばかりではないことが示された点も興味深い．さらに，線維芽細胞特異的miR-33a欠損マウスにおいても同様の結果が得られた．また，miR-33が存在すると細胞膜のラフト（細胞膜上にある特定の脂質などが集まったミクロドメイン）の構造が変化して慢性炎症に傾くが，この慢性炎症状態を引き起こす骨髄の機能もmiR-33によって制御されていることも判明した．さらに，マウスにはなく，ヒトを含む大型の哺乳類に存在するmiR-33bの役割についても，miR-33bを脂質合成にかかわる転写因子SREBP-1をコードする*Srebf1*のイントロン16へノックインしたマウスの作製を通じて明らかになりつつある．実際，動脈硬化モデルとの交配では，動脈硬化が悪化するだけでなく，プラークの不安定化に関与することが明らかとなった[6]（図26-1，巻頭p.viii 写真10）．

　一方，miRNAは血中を循環していることが知られている．筆者らは急性冠症候群においてmiR-133の診断的有用性を報告している．血中miR-133a値は胸痛発症後早期にピークを示し，急性期には心筋トロポニンT陰性のサンプルでもその上昇が検出できる．また，急性心不全病態で発現量が変動するmiRNAを高速シーケンス法と定量的PCR法を併用して網羅的にスクリーニングしたところ，急性心不全患者の入院時にはmiR-122-5pが上昇し，治療に反応して低下することがわかった．miR-122-5pは肝細胞に最も多いmiRNAである．この発現量の変動は，心不全の増悪によってもたらされた肝障害と治療による軽快を反映している可能性が考えられた[7]（図26-2）．

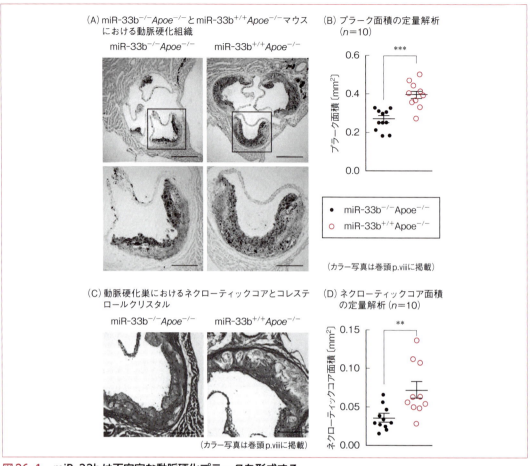

図 26-1　miR-33bは不安定な動脈硬化プラークを形成する
スケールバーは，(A) で500 μm（上図）および200 μm（下図），(C) で200 μm．**$P<0.01$，***$P<0.001$．
[Nishino T, Horie T, et al：Arterioscler. Thromb. Vasc. Biol, 38：2460-2473, 2018 より一部改変]

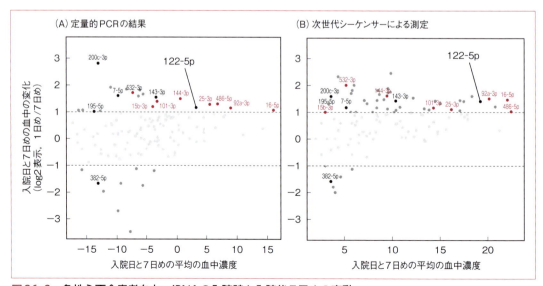

図 26-2　急性心不全患者血中miRNAの入院時と入院後7日めの変動
[Koyama S, Kuragaichi T, et al：ESC. Heart. Fail, 4：112-121, 2017 より一部改変]

B lncRNA

　lncRNAは循環器領域においても盛んに機能解析が進められている．マウス遺伝子のおよそ70％で，アンチセンス鎖の転写が起こることが知られている．心臓においては，αミオシン重鎖遺伝子（*Myh6*）と，βミオシン重鎖遺伝子（*Myh7*）が発現しているが，*Myh7*はおもに胎児期の心臓で発現し，生後は*Myh6*の発現にスイッチすることが知られている．Hanらは，病的心肥大を生じたマウスの*Myh7*遺伝子座のアンチセンス鎖から転写されるMhrt（myosin heavy chain-associated RNA transcripts）を見いだし，これがミオシン重鎖遺伝子のスイッチングを制御することを示した．ヒト*MHRT*も*MYH7*遺伝子座に由来し，さまざまなタイプの心筋症の心臓で抑制されており，このことはヒト心筋症の病態形成においてlncRNAが機能をもっている可能性を示唆している．

　また，Viereckらは，心肥大に関連する転写産物で心肥大を促進する可能性のあるlncRNAを同定し，*Chast*（cardiac hypertrophy-associated transcript）と名づけた．また彼らは，心不全を有するマウスの心筋において，*Chast*の発現が特異的に高まっていることを見いだした．さらに，大動脈弁狭窄症患者の肥大心筋組織ではヒトにおけるホモログである*CHAST*が高度に発現していた．*Chast*は，心筋細胞の正常な分解作用である自食作用の抑制によって，心肥大を引き起こしている可能性が示唆されており，このはたらきを阻害することで病的心肥大を治療できる可能性がある．これら以外にも*Chaer*，*CHRF*，*ROR*，*H19*，*MIAT*といったlncRNAが心不全にかかわることが報告されている．

　また，動脈硬化・コレステロール代謝の分野では，肝臓で発現する*LeXis*が直接コレステロールを産生する遺伝子を制御し，血中のコレステロールレベルに影響していることや，マクロファージに発現する*MeXis*がコレステロール排出にかかわる遺伝子を制御することが明らかにされており，今後の研究の進展が期待される．

残された課題と将来展望

　近年のトランスクリプトーム研究（転写産物を網羅的に扱う研究）により同定された膨大な数のncRNAは，機能不明にもかかわらず多くの研究者の関心を集め，その生物学的役割の解明に興味が注がれている．こうした研究領域はたいへん広大なものであり，全貌の解明には多くの分野の基礎研究の発展が必要であろう．

　循環器領域においても，こうしたRNAに関する知見から，さらに治療応用へ向けた発展が進んでいる．すでにsiRNAやアンチセンスオリゴを用いてPCSK9を抑制する動脈硬化治療[8]，肝臓でのトランスサイレチンの合成抑制によるアミロイドーシス治療が臨床応用に向けて進んでいる[9]．ncRNAを標的にした治療法も開発中である．

〈文献〉

1) Wightman B, Ha I, et al：Cell, 75：855-862, 1993.
2) Lee RC, Feinbaum RL, et al：Cell, 75：843-854, 1993.
3) Browse miRBase by species（271 organisms）：http://www.mirbase.org/cgi-bin/browse.pl（2019年1月現在）
4) Brown CJ, Ballabio A, et al：Nature, 349：38-44, 1991.
5) Horie T, Ono K, et al：Proc. Natl. Acad. Sci. U S A, 107：17321-17326, 2010.
6) Nishino T, Horie T, et al：Arterioscler. Thromb. Vasc. Biol, 38：2460-2473, 2018.
7) Koyama S, Kuragaichi T, et al：ESC. Heart. Fail, 4：112-121, 2017.
8) Fitzgerald K, White S, et al：N. Engl. J. Med. 376：41-51, 2017.
9) Coelho T, Adams D, et al：N. Engl. J. Med, 369：819-829, 2013.

27 腸から動脈硬化を予防する

山下智也，平田健一

> **要旨** 動脈硬化性疾患の治療法は，循環器領域の数多くの基礎研究・臨床研究により，スタチン製剤の開発や薬剤溶出性ステントの臨床応用など，いくつかのイノベーションが起こることで発展してきた．しかし，ガイドラインどおりの治療を提供しても，いまだに心血管イベントを有効に予防できない症例も少なくない．筆者らは，「残余リスク」としての動脈硬化の炎症免疫機転に介入する新規治療法の開発研究を行い，さらに「腸内細菌」にも注目することで，「腸から動脈硬化を予防する」というまったく新しい概念の疾患予防法を臨床に届けたいと考えている．臨床での疑問を解決し，患者に貢献するためには，さらなる基礎研究の積み重ねと，臨床応用するためのエネルギーが必要である．本章で紹介するような新しい取り組みを知ることで，未来の患者の笑顔のために自分も新たな挑戦を始めようとする循環器領域のphysician scientistが増えることを期待したい．

Clinical Question

炎症はさまざまな疾患発症に関連しており，冠動脈疾患を含めた心疾患においても炎症が重要な役割を果たしているというエビデンスが数多く存在する[1]．動脈硬化は血管の慢性炎症性疾患であると多くの総説に記載されており，炎症であるなら，それを抑制するという予防法があって然るべきである．炎症を抑制する薬剤としてプレドニンや免疫抑制薬があるが，そのような薬剤は動脈硬化を悪化させるという報告が多い．すなわち，臨床で炎症を直接制御するような動脈硬化や心血管イベントの予防法はいまだ確立されていない．

このような背景のもと，近い将来，本当に炎症を制御するような動脈硬化性疾患の予防法・治療薬が，臨床応用できるのであろうか？この臨床での疑問に答えるために数多くの臨床・基礎研究がなされてきたし，現在も行われている．本章で紹介する筆者らの研究も，そのなかのひとつである．

動脈硬化研究の歴史

動脈硬化発生機序に関しては，Rossが提唱した「response to injury hypothesis」[2,3]と，Tabasらの「response to retention hypothesis」[4]が有名である（図27-1）．前者は，血管内皮細胞の傷害・活性化が基盤となりリポ蛋白の貯留と炎症細胞浸潤が生じて動脈硬化が進展するという仮説であり，後者は，アポリポ蛋白B（アポB）を含むリポ蛋白の内膜への貯留（retention）が最初のできごとであるという仮説である．筆者自身は，前者の仮説の立場（内皮機能障害が重要）に立って研究を行ってきており，おのずと内皮細胞の研究，酸化ストレス・炎症・免疫の関与についての研究に従事してきた．

動脈硬化の原因として，高コレステロール血症が最も重要なリスク因子であることが示されている．とくにLDLコレステロール高値が重要であり，低下させることにより心血管イベントを抑制できるエビデンスが数多く存在する．さらに，Steinbergらは，そのなかでも酸化されたLDLが内皮障害や炎症を引き起こすことが重要であるとする「酸化LDL仮説」を提唱し

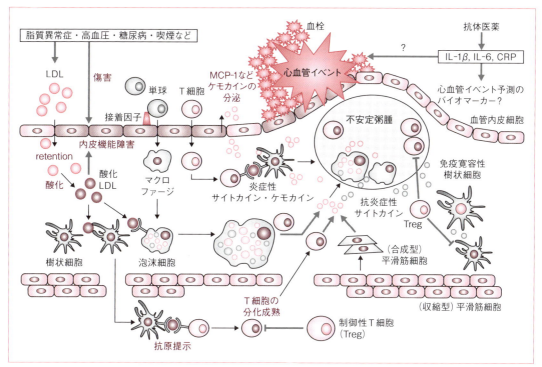

図 27-1　動脈硬化と炎症免疫反応
動脈硬化の発生と進展，粥腫の形成から破綻・心血管イベントの発生に関連する細胞や分子について，炎症免疫反応を中心に図示した．抗IL-1β抗体医薬の臨床研究が進められ，虚血性心疾患の二次予防への有効性が示されたが，問題点もみえてきている．

た[5]．LibbyやHanssonらは，動脈硬化における炎症免疫反応の重要性を唱え，サイトカイン・ケモカイン・免疫細胞の役割を解明する研究が発展してきた[6,7]（ちなみに，Hansson先生はスウェーデンのカロリンスカ研究所に所属し，ノーベル賞の選考や発表もされている．筆者は山中伸弥先生の名前を発表されたときのことを記憶している）．

血中の高感度CRPが心血管イベント発生のマーカーになることを証明したRidkerらは，炎症に関する心血管イベント予防のための介入研究を実施し，いまや循環器大規模臨床研究では最も有名な研究者である[8]．特筆すべきは，虚血性心疾患の既往のある患者に抗IL-1β抗体を投与し，二次予防に有用かを調査した大規模臨床研究の結果である[9]．低用量では効果がなく，たしかに中等度以上の用量にて有意に心血管イベントを抑制できることが示されたが，感染症は増加し，総死亡に変化はなかった．この研究は，この抗体医薬がこのまま実用化できるかどうかは別として，IL-1βという炎症を引き起こす物質に対しての直接介入が心血管イベントの抑制につながることを初めて示したことに大きな意味がある（図27-1）．しかし，予想されたとおり，非特異的な免疫抑制は感染症のリスクを増大させるという問題も露呈したわけである．

ここまで，おおまかに動脈硬化の研究の歴史と免疫反応にかかわる関連分子や細胞を紹介したが，興味のあるかたは，先に述べた先生がたの名前で論文検索していただきたい．多くの総説から学ぶことができると思われる．

動脈硬化性疾患の治療の現状

胸痛で救急受診された患者の診療現場にいるとしよう．急性冠症候群の診断にて緊急カテーテル検査と経皮的冠動脈形成術（PCI）の治療を

終了し，抗血小板薬を2剤と，スタチン，胃薬，アンジオテンシンⅡ受容体拮抗薬（ARB）などの心保護薬を処方し，よい仕事をしたと感慨にひたる．循環器内科医として実に満足できる瞬間である．すべてエビデンスに基づく医療（EBM）を提供し，こののちも数多くの内服薬を継続したにもかかわらず，この患者は半年後や3年後に追加でPCIを受け，さらに5年後に再度急性冠症候群による緊急PCIが必要になる．

歴史的に，数多くの基礎研究・臨床研究を基盤として薬剤溶出性ステントが開発され，PCI治療後の再狭窄は激減した．しかし，EBMに基づく標準治療を提供しても有効に二次予防ができない患者が存在することも事実である．冠動脈疾患のリスク因子を管理しても心血管イベントを予防できない「残余リスク」は何なのか？この疑問を解決すれば，おのずと治療法や予防法につながり，患者に貢献できる可能性が高まると考えられる．この問題を解決するために，筆者らは「残余リスク」としての炎症を制御する治療，動脈硬化の「抗炎症免疫療法」の開発

研究を継続して行っている．

動脈硬化予防のための抗炎症免疫療法

炎症をどのように制御して，動脈硬化を予防するか？ 筆者らは，制御性T細胞 regulatory T cell（Treg）という免疫抑制系の細胞に注目した研究を実施するなかで，腸や皮膚からTregを誘導し，免疫寛容を誘導することで動脈硬化が予防できることを証明した[10〜13]（図27-2）．マウスに，血中移行のない少量の抗CD3抗体を経口投与するほか，活性化ビタミンD_3を経口投与すると，腸管内と全身にTregが増加して，結果として動脈硬化が抑制できることがわかった[10,11]．皮膚からの動脈硬化予防についても研究が進んでいるが，本章ではすべて紹介することができないので，興味のあるかたは論文[12,13]をご参照いただきたい．

抗CD3抗体および活性化ビタミンD_3を経口投与して，動脈硬化を予防するという研究のコンセプトは，「食事成分は，外来抗原にもかか

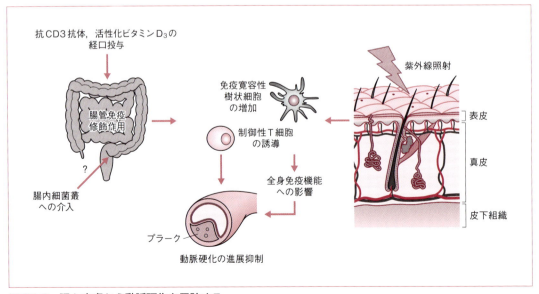

図27-2 腸と皮膚から動脈硬化を予防する
経口投与物質により腸管での免疫調節を引き起こすこと，皮膚に紫外線を照射すること，どちらも免疫寛容性樹状細胞と制御性T細胞を，局所臓器のみならず全身に誘導することで，血管の慢性炎症である動脈硬化の進展を抑制することができた．

わらず，それに対しての免疫からの攻撃はなく，経口投与する抗原に対しては免疫寛容が作動する」という事実から出発している．すなわち，腸管において適切に経口免疫寛容に類似した免疫反応を誘導することで全身の炎症を制御できるのではないか？ という仮説に基づいて実施した．実際には，腸でも皮膚でも免疫寛容性に作用する樹状細胞が関与してTregの誘導につながり，Tregは局所のみならず全身の免疫抑制に作用することで，臓器連関ともいえる他の臓器での炎症を抑制できるようである（図27-2）．

そして，この研究が腸管免疫に大きな影響を及ぼす腸内細菌叢に注目するきっかけになり，動脈硬化と腸内細菌叢との関係を調査する研究につながっていく[14]．

ヒトの腸内細菌叢と疾患

腸管は身体のなかで最大の免疫臓器であるうえ，つねに生体外からの食物抗原や共生する腸内細菌にさらされている．腸管は，定常的に存在する抗原に対しては過剰な免疫反応が起きないように免疫寛容を維持し，新たに侵入した病原性微生物に対しては適切に排除するための免疫反応を誘導しなくてはいけないという，複雑な免疫調整機構をつねに作動させている臓器である．そして，腸内細菌と腸管における免疫細胞の分化との関係がつぎつぎに明らかにされており，腸がヒトの代謝や免疫など恒常性の維持にとって重要な臓器であるという認識が高まっている．

ヒトの身体には30兆個の細胞があるとされるが，体内の腸内細菌の種類・数と重量は，約1,000種類，50兆個以上，1〜1.5 kgにもなり，宿主の細胞数をはるかに超える細菌が腸内に存在する．最近の研究で，腸内細菌叢の構成異常が，炎症性腸疾患，肥満・代謝性疾患，がんや特定の病原体に対しての感受性を決定し，疾患の発症や増悪に関連していることを示すデータが集積され，治療標的としても注目されている．

A 腸内細菌叢の構成

遺伝的背景と食事を含む生活習慣により，各人の腸内細菌叢は決定されると考えられており，グラム陽性菌のファーミクテス門（*Firmicutes*）と放線菌門（*Actinobacteria*），グラム陰性菌のバクテロイデス門（*Bacteroidetes*）とプロテオバクテリア門（*Proteobacteria*）に属する細菌で全体の98％以上を占めている．腸内細菌叢の構成パターンを優位菌により3種類のエンテロタイプに分類できるという報告があり[15]，バクテロイデス門のなかでもバクテロイデス属（*Bacteroides*）が優位なタイプⅠ，バクテロイデス門のうちプレボテラ属（*Prevotella*）が優位なタイプⅡ，ファーミクテス門のルミノコッカス属（*Ruminococcus*）が優位なタイプⅢに分類された．その後の報告によると，かならずしも3パターンのみですべてが分類できるわけではなさそうであるが，さまざまな疾患の腸内細菌の主成分分析では，ほとんど3つに分類できるデータになるので，ある程度普遍的な現象をとらえていると思われる．

B 腸内細菌叢と疾患

太っている人と痩せている人では腸内細菌の勢力図が異なるという論文がNatureに掲載され，肥満と腸内細菌の関連が注目されるようになった[16]．その論文によると，肥満の人はファーミクテス門の細菌群が優勢であり，バクテロイデス門菌が少ない．この報告がきっかけとなり，腸内細菌叢のパターンを用いて疾患の発症予測ができるか？ 菌叢を変化させて疾患が予防できるのではないか？ といった仮説が想定され，疾患との関連性の調査研究が盛んに実施されるようになった．現在では，消化器疾患や代謝疾患のみならず，自閉症などの神経疾患の発症にも関連することがわかっている．

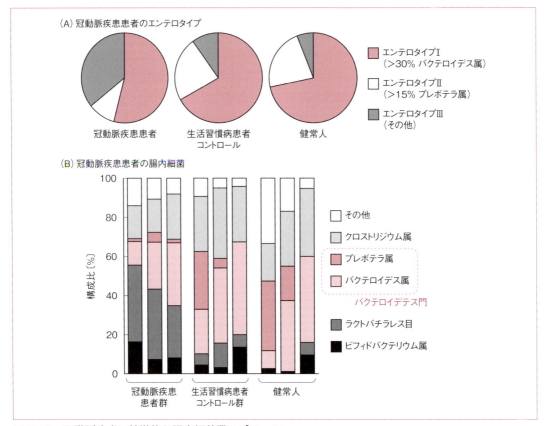

図27-3　冠動脈疾患に特徴的な腸内細菌叢のパターン
冠動脈疾患患者では，腸内細菌叢エンテロタイプがルミノコッカス属優位なタイプⅢの人の割合が高いことがわかった．さらに，冠動脈疾患患者では，生活習慣病コントロール患者群や健常群と比べてラクトバチラレス目の構成比が有意に高く，バクテロイデテス門（プレボテラ属＋バクテロイデス属）の割合が，有意に低下していた．

冠動脈疾患患者に特徴的な腸内細菌叢はあるのか？

A 冠動脈疾患と腸内細菌叢

　筆者らの研究室では，冠動脈疾患患者に特徴的な腸内細菌叢を調査するため，冠動脈疾患患者39人と，生活習慣病をもつが冠動脈疾患を発症していないコントロール30人，さらに健常人50人の糞便を採取し，腸内細菌叢を解析した[17,18]．腸内細菌叢は，細菌の16SリボソームRNA領域をPCR法で増幅し，PCR産物を制限酵素で切断してフラグメントを解析するT-RFLP（terminal restriction fragment length polymorphism）法で解析した．T-RFLP法では，腸内細菌を，約10程度のおおまかな門から目レベルに分類することができる．この結果をもとに，先に紹介したエンテロタイプについて調査すると，冠動脈疾患ではルミノコッカス属が優位なタイプⅢの割合が高いことがわかった（図27-3 A）．脳梗塞・頸動脈狭窄の患者でも，タイプⅢが多い傾向があることが示されており，タイプⅢは動脈硬化が起きやすい腸内細菌叢のパターンかもしれない．

　また，乳酸菌が含まれるラクトバチラレス目（*Lactobacillales*）の割合が冠動脈疾患患者で有意に多く，とくに2枝以上の複数の冠動脈病変を有する患者でより多い結果となった[18]．さらに，冠動脈疾患患者では，バクテロイデテス門（バクテロイデス属＋プレボテラ属）の割合が，コントロール群や健常人群と比べて有意に低下

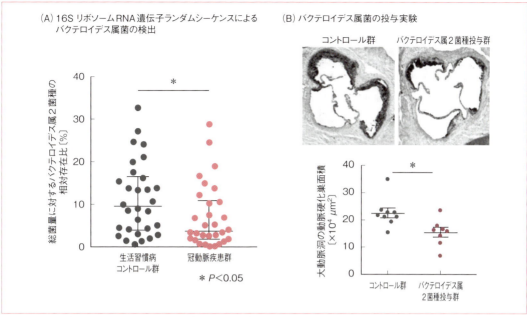

図27-4 冠動脈疾患で減少しているバクテロイデス属2菌種
コントロール患者に比較して，冠動脈疾患患者で低下する菌として，バクテロイデス・ブルガタス (*Bacteroides vulgatus*) とバクテロイデス・ドレイ (*Bacteroides dorei*) を見いだした．この2菌種を，嫌気性培養条件で増やして，動脈硬化モデルマウスに経口投与すると，動脈硬化が抑制できた．

していた（図27-3 B）．

より詳細に冠動脈疾患発症に寄与する腸内細菌をしぼり込むため，30人の冠動脈疾患患者と30人の生活習慣病コントロール患者において，腸内細菌を属から種レベルで同定が可能な16SリボソームRNA領域のランダムシーケンス法による解析を行った．その結果，冠動脈疾患患者では，バクテロイデス属の割合が低下しており[19]，とくに，存在割合が多い，バクテロイデス・ブルガタス (*Bacteroides vulgatus*) とバクテロイデス・ドレイ (*Bacteroides dorei*) がコントロール群と比較して冠動脈疾患患者で有意に低下していた（図27-4 A）．

B 腸内細菌叢を介した動脈硬化の予防

ここまでの結果より，バクテロイデス属の2菌種には動脈硬化の予防効果があるのではないかという仮説を立て，アポリポ蛋白E遺伝子を欠損する動脈硬化モデルマウスにバクテロイデス2菌種を投与する実験を実施した．生菌を週5日，10週間にわたり経口で投与すると，さまざまな抗炎症作用を示し，動脈硬化を有意に抑制できることがわかった（図27-4 B）．ちなみに，死菌の投与では効果はない．

抗炎症機序としては，グラム陰性菌の菌体毒素であるリポポリサッカライドの糞便中ならびに血液中の濃度が，バクテロイデス2菌種の投与によって有意に低下することがわかり，その詳細なメカニズムに関しては，現在も調査中である．そして，この菌を腸内細菌製剤として開発するための取り組みを行っており，今後は腸内細菌を変化させる動脈硬化予防法の開発につなげたい．

まとめ ─炎症に注目した動脈硬化予防法，そして腸内細菌に介入する心臓病薬の開発をめざして─

筆者らは，「動脈硬化性疾患の予防のために炎症を制御する」という方法論が期待価の高い

次世代の心血管疾患の予防法になると考えて，研究を進めている．そのなかで，最大の免疫臓器である「腸管」に注目し，将来臨床応用できる「動脈硬化の腸管免疫修飾療法」の開発，そしてさらに「腸内細菌叢に介入する動脈硬化予防法」の開発研究につながっている．「ピロリ菌と胃がん」のように，除菌したり，または逆にある菌を増やすことで，動脈硬化が予防できる時代がくるかもしれない．

　この考えかたを，さらに発展させると，経口で投与する物質や食事成分で，腸管の免疫寛容を強く誘導することができるほか，腸内細菌叢の構成を理想的なタイプに変化させる物質が存在すれば，動脈硬化の予防法に発展できる可能性がある．つまり，薬物に依存しない食事療法や健康法につながっていく可能性がある．これらの研究が発展して，新しい「腸管からの動脈硬化予防法」につながれば…と期待している．

【謝辞】

本研究の実施にご協力いただきました，すべての医療関係者・研究者・大学・企業の関係者のみなさまに感謝申し上げます．

〈文献〉

1) Libby P：Nature, 420：868-874, 2002.
2) Ross R：N. Engl. J. Med, 314：488-500, 1986.
3) Ross R：N. Engl. J. Med, 340：115-126, 1999.
4) Williams KJ, Tabas I：Curr. Opin. Lipidol, 9：471-474, 1998.
5) Steinberg D, Parthasarathy S, et al：N. Engl. J. Med, 320：915-924, 1989.
6) Libby P, Ridker PM, et al：Nature, 473：317-325, 2011.
7) Hansson GK：N. Engl. J. Med, 352：1685-1695, 2005.
8) Ridker PM, Danielson E, et al：N. Engl. J. Med, 359：2195-2207, 2008.
9) Ridker PM, Everett BM, et al：N. Engl. J. Med, 377：1119-1131, 2017.
10) Sasaki N, Yamashita T, et al：Circulation, 120：1996-2005, 2009.
11) Takeda M, Yamashita T, et al：Arterioscler. Thromb. Vasc. Biol, 30：2495-2503, 2010.
12) Sasaki N, Yamashita T, et al：Arterioscler. Thromb. Vasc. Biol, 37：66-74, 2017.
13) Hayashi T, Sasaki N, et al：J. Am. Heart. Assoc, 6. pii：e007024, 2017.
14) Yamashita T, Kasahara K, et al：Circ. J, 79：1882-1890, 2015.
15) Arumugam M, Raes J, et al：Nature, 473：174-180, 2011.
16) Turnbaugh PJ, Ley RE, et al：Nature, 444：1027-1031, 2006.
17) Emoto T, Yamashita T, et al：J. Atheroscler. Thromb, 23：908-921, 2016.
18) Emoto T, Yamashita T, et al：Heart. Vessels, 32：39-46, 2017.
19) Yoshida N, Emoto T, et al：Circulation, 138：2486-2498, 2018.

28 大動脈瘤病態研究の発展と臨床応用

青木浩樹

> **要旨** 大動脈瘤は，突然の破裂を起こす危険がある致死的疾患である．病理的には，血行動態的負荷を支える強靱な細胞外マトリックスの破壊，細胞外マトリックスを維持する血管平滑筋細胞の消失，慢性炎症細胞の浸潤を特徴とする．分子病態研究の発展により，種々の細胞の相互作用による組織脆弱化メカニズムが明らかにされてきた．しかし，細胞間および細胞内情報ネットワークが複雑に絡み合う病態の全貌はいまだ不明である．この複雑な病態ネットワークを理解するためにビッグデータ解析が有用と考えられ，そこから得られる知見に基づいた病態解明と臨床応用が期待されている．

Clinical Question

大動脈瘤は，破裂した場合にすみやかな医学的介入が必要となる致死的な疾患である．しかし，破裂を回避するために十分なエビデンスのある内科的治療法はなく，確実に破裂を予防する方法は人工血管置換術のみである．現在では，開腹による人工血管置換術よりも低侵襲な血管内治療（EVAR）が主流になっているが，血管内治療では罹患大動脈が残置されるため，開腹手術より大動脈関連合併症が多く，開腹手術と血管内治療の予後改善効果は同程度で血管内治療の方が医療費総額は高くなることが指摘されている．なお，病態解明を目指す研究により，大動脈瘤は慢性炎症疾患であることが明らかにされてきたが，病態の複雑さのため新たな診断法や治療法の実用化には至っていない．本章では，ビッグデータ解析技術を用いた新たな分子病態の理解と進展予測モデルの開発について論じたい．

大動脈瘤の臨床病態

大動脈瘤は高齢男性に多く，破裂による突然死を起こす疾患である．ほとんどの症例では腎動脈以下の腹部大動脈に発症し，血管壁の局所的な脆弱化のため径が徐々に拡大する．径の拡大は無症状で進行するが，径が大きくなるほど破裂の危険度は増大する．さらに，破裂をすれば突然死をきたすため，治療の主眼は破裂予防に置かれる（図28-1）．しかし，径の拡大を抑制する内科的治療法はなく，確実に破裂を予防する方法は人工血管置換術のみである．

大動脈瘤は径の増大とともに破裂リスクが増大するため，径が5 cmを超えた時点で人工血管置換術を行うことが推奨されている．近年では自己拡張性ステントに人工血管（グラフト）を縫着したステントグラフトを内装する血管内治療 endovascular aneurysm repair（EVAR）が開腹手術に替わって主流となってきた．しかし，EVARによる低侵襲な治療がもたらす効果は短期的で，残置された大動脈瘤やグラフト関連合併症に対する治療を必要とすることもあり，長期的には開腹手術を行った場合と差がなくなる[1]．また，これらの合併症の治療によって，医療費が開腹手術より高額になる問題が指摘されている．

大動脈瘤の内科的治療としては，降圧療法，とくに陰性変力・変時作用をもつβ遮断薬が推奨されているが，有効性に関する高いレベルのエビデンスはなく，日本循環器学会が発表した「大動脈瘤・大動脈解離診療ガイドライン（2006

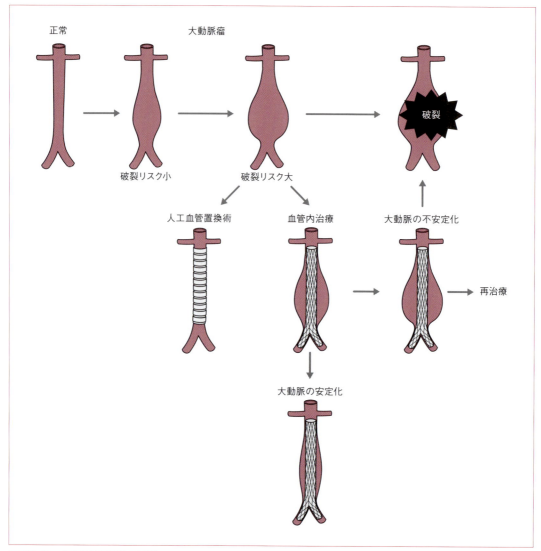

図28-1 大動脈瘤の臨床経過
大動脈瘤は無症状のまま進行し，いったん破裂すると致命率が高い．したがって，径が大きい大動脈瘤（破裂リスク大）に対して破裂を予防するために人工血管置換術または血管内治療（EVAR）が行われる．血管内治療は低侵襲であるが，残存した罹患大動脈の不安定化により病変が進行し再治療が必要になる場合がある．

年改訂版）」(JCS2006) では，降圧療法はクラスⅡa，エビデンスレベルCとされている[2]．十分な降圧療法のもとでも大動脈瘤の進展や破裂を完全に抑制することはできず，内科的治療には限界がある．また，EVARの短期的な利点を相殺してしまう長期合併症の予防対策も確立していない．

大動脈瘤の課題と研究の発展

A 治療法開発の課題

大動脈瘤は無症状のまま長期間にわたり進展する慢性炎症疾患であることがわかっている．したがって，病態を解明し，臨床に応用する際には，いくつかのハードルがある．まず，治療面で考えると，基本的に無症状であり発見後は治療期間が長期に及ぶ可能性が高いため，治療

による有害事象の許容限度は非常に低い．たとえば，非ステロイド性抗炎症薬による治療は，有害事象が多くみられたため，実臨床で広く使われるには至らなかった．このハードルをクリアするためには特異性が高い治療標的の同定が必要であるが，現時点ではこの課題は未解決である．無症状ながら致死的でありうるのはメタボリックシンドロームと共通する特徴であり，生活習慣からのアプローチも検討すべきであろう．

　有害事象の発生を抑えるために治療期間や治療対象病態を限定する場合，ひとつの戦略として，EVAR後の一時的な治療が想定される．EVARで問題になる大動脈関連合併症の原因のひとつは，術後の大動脈径拡大であり，そこには急性炎症応答の関与があると推測される．EVAR後の急性炎症を消退させ，大動脈壁を安定化させる積極的な治療法が開発されれば，長期予後を改善できると期待される．

B 評価指標の開発

　治療法の開発と並行して治療効果の判定法の開発も必須である．現時点では大動脈瘤径がほとんど唯一の病態指標である．その変化への介入には年単位の治療と観察を要する．したがって，コストがかかり，フォローアップ率が低くなることが，治験計画の実施が困難となる理由のひとつとなっている．新薬の治験を実施するためには，瘤径より短期間で変化し瘤病態に特異性の高い指標を用いることが望ましい[3]．

C 病態および発症メカニズムの解明

　かつて大動脈瘤の病態は「組織変性」というあいまいな概念でとらえられており，内科的治療の対象疾患とは考えられていなかった．腹部大動脈瘤ではほぼ全例が動脈硬化を伴っており，そのリスク因子として，年齢，性別（男性），喫煙，家族歴の寄与が大きく，動脈硬化のリスク因子とも重複する．このことから，動脈硬化が大動脈瘤の根本原因と考えられた時期もあった．しかし，動脈硬化が大動脈瘤の原因であるとの直接的な証拠はなく，動脈硬化のリスク因子である糖尿病は大動脈瘤に対しては負のリスク因子である（糖尿病患者では大動脈瘤の発症が少なく進展も遅い）ことから，動脈硬化と大動脈瘤には直接的な関連はないとの考えが主流である[4]．

　大動脈瘤の本格的な分子病態解明は，動物モデルにおいて細胞外マトリックス分解酵素の重要性が示されたことに始まり，並行して薬物療法の可能性が探求されてきた[5]．その後，炎症シグナル分子の制御により瘤が退縮治癒することが示され，炎症応答の担い手としての免疫細胞の役割や，炎症病態における血管平滑筋細胞など間質細胞の機能変調も明らかにされた．これらの研究から，大動脈瘤病態に関して膨大な知識が集積されつつある．さらに，大規模なデータの取得や解析を可能にした技術革新に支えられて，知識の統合を目指すビッグデータ研究も始まっている．本章ではこのような大動脈瘤研究の流れを概観する．

大動脈壁の構造と大動脈瘤の病態

　正常大動脈では強靱な細胞外マトリックスが血行動態的負荷を支えている．おもに大動脈中膜の弾性線維層が強度を担っており，さらに，おもに外膜コラーゲン線維が壁強度を支持する．慢性炎症に伴い細胞外マトリックスが破壊された結果，大動脈の壁強度が失われ，径が拡大することが大動脈瘤の主病態である．慢性炎症を基盤として長い時間をかけて径の拡大と壁の菲薄化が進行するため壁応力が増大し，さらなるストレス応答と組織破壊が進行する悪循環が形成される．

　大動脈瘤は長い経過のなかで組織破壊と修復が同時に，かつ組織内でモザイク状に入り混じって進行する複雑な疾患である．大動脈瘤組織の炎症を制御する目的で，ステロイド，非ステロイド性抗炎症薬，抗酸化ビタミンなどによ

る治療が試みられたが，無効あるいは副作用などの理由により臨床的な有用性は証明されていない．その後の分子病態研究により炎症の分子機構が注目され，細胞外マトリックス分解酵素，細胞内シグナル伝達分子，炎症細胞，細胞間メディエーターが研究の焦点となっている[5,6]．

A 細胞外マトリックス

細胞外マトリックスの変性・消失という病理像から，細胞外マトリックスを直接分解する一群のマトリックスメタロプロテアーゼ（MMP）は大動脈瘤研究の歴史のなかで早くから注目されていた．そのなかでもMMP-9の重要性を示した研究は，大動脈瘤の分子病態研究の幕開けを告げた．その後もさまざまなMMP，カテプシンK，カルパインなどの病態への関与が示されている．

また，細胞外マトリックスのリモデリングにかかわる分子として，トロンボスポンジン-1，デコリン，CCN3などのマトリセルラータンパク質（matricellular protein）や，Notchを介した結合組織増殖因子（CTGF），Wntを介したスクレロスチンが大動脈瘤病態にかかわることが報告されている．これらの研究を受けて実施されたMMP阻害薬ドキシサイクリンの効果を検証する治験では，炎症抑制効果が報告されている．現時点では瘤の進展に対して抑制効果を示すには至っておらず，ランダム化比較試験が進行中である．

B 細胞内シグナル伝達分子

細胞外マトリックス分解酵素は活性化した炎症細胞や間質細胞により合成・分泌される．活性化した細胞のなかで，これらの分子発現を制御するメカニズムとして，細胞内シグナル伝達分子が注目された．代表的な炎症シグナル伝達分子であるJNKおよびNF-κBの阻害により大動脈瘤が退縮・治癒することが動物モデルで示された[7]．これらの研究は，従来は不可能と考えられていた大動脈瘤退縮・治癒療法の概念を証明したという点で画期的であった．

細胞内シグナル伝達分子のひとつAMPKα2は，ニコチンによって活性化し，平滑筋細胞のMMP-2発現を介して瘤形成を促進する．喫煙が大動脈瘤の強いリスク因子であることに関連する分子機序として注目される．タバコ由来の発がん物質ベンゾピレンも動脈瘤形成を促進することが報告されており，喫煙による大動脈瘤の増悪機序は単一ではないと思われる．脂質異常症治療薬として臨床で広く用いられているHMG-CoA還元酵素阻害薬（スタチン）は，細胞内シグナル伝達分子Rhoファミリーの機能を抑制する効果があり，大動脈瘤への治療的効果が期待されている[8]．

マイクロRNA（miRNA）は，タンパク質をコードする遺伝子の一部あるいは独立した遺伝子の転写産物から切り出される20塩基前後の小さなRNA分子である．細胞内外の環境に応答して発現が調節されており，メッセンジャーRNA（mRNA）の安定性や翻訳効率の制御を介してさまざまな細胞機能にかかわることから，細胞内シグナル伝達分子の一種ととらえることができる．炎症や脂質代謝の調節を介して大動脈瘤病態に関与するmiRNAが報告されているほか，血中で安定的に存在するmiRNAが大動脈瘤のバイオマーカーになることが報告されている．瘤の存在を反映するmiRNAと，瘤の拡大速度を反映するmiRNAは異なることが報告されており，病態理解の観点から興味深い[9]．これらのmiRNAの由来組織や標的分子の同定は，病態理解に寄与すると期待される．

C 炎症細胞と間質細胞

マクロファージは瘤組織に多量に存在し，炎症制御にかかわると同時にMMP産生細胞として重要性が示されている[6]．同様に好中球も補体活性依存性に大動脈瘤の組織破壊を促進する．大動脈瘤組織では外膜を中心として多量のリンパ球細胞浸潤が認められる．T細胞，B細

胞，あるいは全リンパ球を欠損するマウスでは瘤形成が抑制される一方，B細胞欠損による瘤形成の抑制は免疫グロブリン投与で回復する．T細胞サブセットのCD4$^+$ヘルパー細胞，CD8$^+$キラー細胞はいずれも大動脈瘤促進的にはたらく．また，自然免疫系から獲得免疫への橋渡しをする制御性T細胞（Treg）とTh17細胞も瘤病態を制御する．マスト細胞はヒスタミン遊離を介して炎症病態を制御し瘤形成を促進することが報告されたが，マスト細胞安定化薬ペミロラストを用いたランダム化比較試験では有効性は示されなかった．

　大動脈中膜にはおもに平滑筋細胞が存在し，細胞外マトリックスの合成・維持機能を担う．細胞外マトリックス合成酵素であるリジン酸化酵素は抗炎症作用を示すことが報告されている．そのリジン酸化酵素は，瘤病態では分解されることがわかっており，その分解を介してマトリックス合成機能や抗炎症作用が低下する可能性がある．さらに，炎症環境では細胞死により平滑筋細胞そのものが消失するため，細胞外マトリックス維持機能は著しく低下すると思われる．平滑筋細胞傷害を反映して大動脈瘤組織から平滑筋特異的ミオシン重鎖が分泌されることが報告されており，この分子の大動脈壁破壊活性をモニタするバイオマーカーとしての有用性が期待される．

　瘤壁外膜側では，炎症応答に伴い血管内皮細胞の増殖・遊走を伴う血管新生が起こる．血管新生は炎症細胞の組織浸潤を促進し，組織リモデリングを助長することから，瘤を進行させる可能性がある．事実，血管新生を阻害すると大動脈瘤形成が抑制される．外膜に存在する線維芽細胞も炎症細胞との相互作用により炎症の維持・増幅にかかわることが示されている．また，大動脈瘤内膜側の内皮細胞は失われ，壁在血栓に覆われている．壁在血栓内に多量に含まれる炎症細胞は炎症性サイトカインやタンパク質分解酵素の供給源となり瘤壁の菲薄化に関与する．

D 細胞間メディエーター

　炎症性サイトカインTNF-α，IL-1βは大動脈瘤促進的にはたらき，Th1サイトカインであるインターフェロンγ，Th2サイトカインであるIL-5も瘤促進的にはたらくことが報告されている．TGF-βは，平滑筋細胞や線維芽細胞の分化を調節するとともに細胞外マトリックスの合成を促進する多機能サイトカインである．その多機能性を反映して，大動脈瘤における役割は促進的・抑制的の双方の報告がある．血圧や体液量など循環制御系であるレニン・アンジオテンシン系（RAS）についても瘤病態における役割が注目されており，高脂血症モデルマウス（*ApoE*あるいは*Ldlr*ノックアウト）にアンジオテンシンIIを持続投与する大動脈瘤モデルは，最もよく使われる動物モデルのひとつである．動物モデルではレニン，アンジオテンシンII，1型アンジオテンシンII受容体（AT$_1$受容体）のいずれもが促進的に作用することが示されているが，これらを標的とした薬物による臨床試験では有効性は示されなかった．また，アラキドン酸経路のロイコトリエンやプロスタグランジン受容体であるEP$_4$受容体が瘤病態に関与することが報告されている．シクロフィリンA，S100A12，HMGB1などDAMPs（damage-associated molecular patterns）も瘤病態にかかわることが示されている．

ビッグデータによる知識の統合

　ここまで述べた研究により，大動脈瘤の病態では，炎症応答，免疫応答，細胞外マトリックス代謝の異常が重要な役割を果たすことが明らかにされてきた．しかし，大動脈瘤病態に関する知見が急速に増えたこととは逆説的に，わからないこともまた増えてきた．それは，多数の要素が相互にどのように結びついていると理解すればよいか，また動物モデルで得られた知見をどのようにヒト病態に当てはめればよいかという問題である．分子や細胞の機能解明という

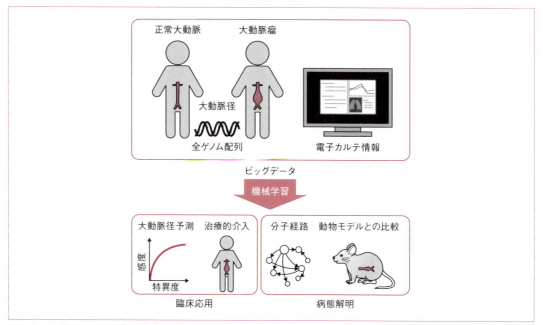

図 28-2　大動脈瘤のビッグデータ解析
全ゲノム配列と電子カルテ情報を機械学習により解析し，大動脈瘤径に関与する要因を抽出した研究成果が報告された．このような知識は従来の臨床研究および基礎研究を統合し，大動脈瘤の病態を理解するための基盤となるであろう．

要素還元的な研究とともに，今後はこれら要素の相互の関連を解き明かす統合的研究も必要になると思われる．

近年の情報取得技術と情報解析技術の急速な進歩により，いわゆるビッグデータが，科学，産業，社会のさまざまな側面で注目を集めている．医学・生物学研究では，トランスクリプトーム，プロテオーム，ゲノムなどの大規模データを用いた「オミクス研究」(特定の種類の物質などを網羅的に解析する研究) が盛んになり，臨床医学分野では診療情報の電子化が進んだことから大規模な EHR (electronic health record，電子カルテなどの健康医療情報) を用いた研究が盛んになってきた．このようなビッグデータを用いた研究は，研究対象に関する無数のデータから包括的な理解を得ようとする統合的研究である．ごく最近，大動脈瘤研究の分野でもゲノムデータと EHR を用いた研究論文が発表された[10]．大動脈瘤研究分野のエポックメイキングな論文と考えられるため，ここでは多少くわしく紹介する (図 28-2)．

A 大動脈瘤研究におけるビッグデータ解析

従来からの研究で，大動脈瘤の強いリスク因子として，家族歴 (血縁者の大動脈瘤罹患)，年齢，性別 (男性)，喫煙がある．比較的弱いリスク因子として脂質異常症と高血圧があり，負のリスク因子として糖尿病が知られている．家族歴がリスク因子であることから遺伝要因の関与が推測されるが，単一遺伝子の変異による腹部大動脈瘤は知られていない．遺伝要因の同定については，ゲノムワイド関連解析 (GWAS) により病原遺伝子座が報告されたこともあるが，再現性が得られていない[11]．このことから大動脈瘤は，比較的寄与度が低い複数の遺伝子配列バリエーションが関与し，環境因子が加わることで発症すると考えられている．

これらの知見および大動脈瘤分子病態の知見を背景としたこの研究では，ゴールとして ① 大動脈瘤に関連したヒトゲノムデータと EHR の統合的解釈と臨床応用可能性の検討，および，② 大動脈瘤のヒト病態と動物モデルの関連づけを含む分子病態の統合的理解が設定された．

手法としては大動脈瘤（腹部大動脈径が3cm以上）268人，非大動脈瘤（腹部大動脈径が3cm未満）133人，合計401人の末梢血からの全ゲノム配列（WGS）情報，および臨床所見のEHRを用いている．対象者401人からは合計48テラバイトに及ぶ全ゲノム配列情報が得られ，2,000万カ所以上の単一塩基配列変異が同定されたが，GWASからは影響力が強い遺伝子座は同定されなかった．このことは，影響力の弱い複数の変異が大動脈瘤の形成に関与し，かつ，患者によってその変異の組み合わせが異なることを示唆する．大動脈瘤病態に関与する変異遺伝子群を抽出するために大動脈瘤の有無でラベルづけした配列情報による機械学習を用いた結果，60遺伝子の変異が病態に関与するとの結果が得られた．

この60遺伝子を既知のタンパク質相互作用に基づくネットワークに当てはめたところ，特定の生物学的経路に集積することはなく，さまざまなアノテーション（特徴や機能）をもつ40の経路に分散していた．このことは，大動脈瘤病態にはさまざまな要因がかかわるとの従来の知見を裏づける．この40経路を構成するタンパク質をコードする遺伝子の発現を大動脈組織で検討したところ，血管発生，免疫応答，細胞外マトリックス，血液循環と血圧異常，細胞間情報伝達など7つの経路で大動脈瘤組織における発現変化が認められた．

これらビッグデータ解析から得られた知見から大動脈瘤病態の本質に迫るために，筆者らは2つの方向性を示している．1つは従来の分子病態研究をビッグデータ解析から得られた病態コンテキストに位置づけるアプローチであり，もう1つは解析結果の直接的な臨床応用である．

B 大動脈瘤発生の分子病態研究とビッグデータ解析

分子病態研究で広く用いられている大動脈瘤動物モデルは，エラスターゼあるいは塩化カルシウム処理により大動脈壁の慢性炎症を引き起こすモデルと，高脂血症マウス（ApoEまたはLDL受容体ノックアウトマウス）にアンジオテンシンⅡを持続投与するモデルの2つに大別される[12]．慢性炎症モデルは細胞外マトリックスの分解をよく再現するが，刺激が一過性であるため瘤径の拡大も一過性であり，破裂することはまれである．アンジオテンシンⅡモデルでは投与を継続することで瘤径の拡大が継続し破裂するが，細胞外マトリックスの分解は限定的である．

筆者らは，先述のとおりヒト病態と動物モデルの類似性を検討するためにビッグデータ解析で得られた7つの経路についての遺伝子発現を2つのマウス大動脈瘤モデル（大動脈のエラスターゼ潅流モデル，およびApoEノックアウト個体にアンジオテンシンⅡを投与するモデル）で検討した．いずれのモデルでも有意な発現変化を示す経路が同定されたが，その発現変化のパターンはモデルにより異なっていた．

C ビッグデータ解析に基づく大動脈瘤予測モデル

臨床応用として，筆者らは大動脈瘤の予測スコアによるスクリーニングの可能性を示している．まず，今回同定された60遺伝子変異を組み合わせたモデルを作製し，こうして得られた大動脈瘤予測モデルについて，臨床統計解析法の1つであるROC（receiver operating characteristic）解析を行ったところ，AUC（area under the curve）＝0.690と，比較的良好な予測性能が得られた．一方，EHRのみによるROC解析ではAUC＝0.775という良好な予測性能をもつモデルが得られ，非遺伝要因の寄与がより大きいことが示唆された．興味深いことに，60遺伝子の情報とEHR情報のあいだには有意な関連がみられなかったにもかかわらず，それらを統合するとAUC＝0.803という高性能な大動脈瘤予測モデルが得られた．さらに筆者らは，遺伝子変異の集積がEHRに記載されている環

境因子への感受性を左右することで大動脈径を決定するとの病態モデルを提唱している．

特異性と感受性で評価したこの予測モデルの性能は，臨床で使われている多くのスクリーニング試験（たとえば空腹時血糖値による妊娠糖尿病予測）に匹敵することが指摘されている．大動脈瘤のスクリーニングとしては腹部超音波検査（腹部エコー）が有効である．しかし，世界的にみれば腹部超音波検査を容易に実施できる地域は限られている．もし60遺伝子の変異を安価に検出できるのであれば，遺伝子変異と臨床所見を組み合わせた大動脈瘤予測スコアは初期スクリーニング法として有効かもしれない．

D 大動脈瘤予測モデルの臨床応用

つぎに筆者らは大動脈瘤予防への治療的介入の可能性を検討した．EHRと60遺伝子の変異を組み合わせた大動脈瘤予測モデル（予測スコア）のパラメーターにはHDLコレステロール値（HDL値）が入っており，大動脈瘤予測スコアはHDL値のわずかな変動に鋭敏に反応する．つまりHDL値を上げる介入により大動脈瘤予測スコアを下げることが可能である．今回研究対象とした大動脈瘤患者群を予測スコアが高い群と比較的低い群に分けた場合，低スコア群ではHDL値を上げればスコアが安全域に入るのに対して，高スコア群ではHDL値を上げてもスコアを安全域まで下げることは困難であった．また，大動脈瘤に罹患していないコントロール群は大動脈患者群よりスコアは低いが，そのなかでも比較的スコアが高い群ではHDL値が下がるとスコアが危険域に入ってしまうのに対して，スコアが非常に低い群ではHDL値が多少下がっても危険域には入らない．

ただし，今回の研究は横断研究（疾患頻度と発病要因に対する疫学調査）であるため，HDL値に応じて大動脈瘤予測スコアが変化した場合，真に大動脈径の変化をきたすか否かについては今後の検証が必要である．もし実際にHDL値と大動脈径のあいだにスコアで示唆された因果関係が成立する場合は，比較的低スコアな大動脈瘤患者であればHDL値を上げる治療的介入により大動脈瘤の進展を抑制できる可能性がある一方，高スコア群ではそのような介入は無効かもしれない．同様に，大動脈径が正常域でもスコアが比較的高い群ではHDL値を上げる積極的介入が望ましい一方，低スコア群ではそのような介入は不要かもしれない．この推測から筆者らは，大動脈瘤予測スコアが患者背景に応じたプレシジョン・メディシン（precision medicine）に有用かもしれないと論じている．

大動脈瘤研究のこれから

大動脈瘤病態研究は，各時代の科学技術を反映して，まず病理研究や臨床薬理的研究が行われ，つぎに動物モデルと遺伝子改変動物を用いた研究により分子特異的および組織特異的な病態メカニズムの解明が進んできた．現在はさらに，大規模データを取得する技術や情報科学の発展により，ビッグデータ研究も進められている．今後，分子機能や細胞機能などの要素還元的な研究と，ビッグデータによる知識統合的な研究という相補的なアプローチにより，大動脈瘤の病態解明がいっそう進むと期待される．

〈文献〉

1) EVAR trial participants:Lancet, 365:2179-2186, 2005.
2) 日本循環器学会ほか 編:循環器病の診断と治療に関するガイドライン(2004-2005年度合同研究班報告)「大動脈瘤・大動脈解離診療ガイドライン(2006年改訂版)」. Circulation Journal, 70:1569-1646, 2006.
3) Hellenthal FA, Buurman WA, et al:Nat. Rev. Cardiol, 6:543-552, 2009.
4) Golledge J, Norman PE:Arterioscler. Thromb. Vasc. Biol, 30:1075-1077, 2010.
5) Emeto TI, Seto SW, et al:Curr. Drug. Targets, 15:860-873, 2014.
6) Raffort J, Lareyre F, et al:Nat. Rev. Cardiol, 14:457-471, 2017.
7) Aoki H, Yoshimura K, et al:J. Mol. Med, 85:1077-1088, 2007.
8) Dunne JA, Bailey MA, et al:Curr. Vasc. Pharmacol, 12:168-172, 2014.
9) Wanhainen A, Mani K, et al:Atherosclerosis, 256:82-88, 2017.
10) Li J, Pan C, et al:Cell, 174:1361-1372. e10, 2018.
11) Golledge J, Kuivaniemi H:Curr. Opin. Cardiol, 28:290-296, 2013.
12) Sénémaud J, Caligiuri G, et al:Arterioscler Thromb Vasc Biol. 37:401-410, 2017.

29 Marfan症候群における大動脈瘤形成機序

八木宏樹, 武田憲文

要旨

Marfan症候群（MFS）とその類縁疾患は, 20〜30歳代で致死的な大動脈瘤や大動脈解離症を発症する遺伝性難治疾患である. 弾性線維フィブリリン1やトランスフォーミング増殖因子β（TGF-β）受容体をコードする*FBN1*, *TGFBR1/2*遺伝子などの病的変異が原因となり, 動脈瘤病変ではTGF-β受容体シグナルが活性化している. 原因となる遺伝子変異がどのように動脈壁の性状やシグナル伝達に影響を与えるかについての検討は十分ではないが, *FBN1*遺伝子型が大動脈瘤の進展度に影響を及ぼすこと, TGF-β受容体シグナルのうちnon-canonical（SMAD非依存的）経路が治療標的となりうること, 動脈壁での内皮機能障害や酸化ストレス亢進も増悪因子となることなどが報告されている. さらに, 本章では, 機能低下型と考えられる*TGFBR1/2*遺伝子異常が, どのように動脈壁でのTGF-β受容体シグナルの活性化を導くのか（TGF-βパラドックス）に関する分子機序についても考察する.

Clinical Question

Marfan症候群とその類縁疾患では, 幼少時から大動脈基部が拡大（大動脈瘤）し, 無治療であれば20〜30歳代で致死的な大動脈解離を発症する[1,2]. 多系統にわたって症状・徴候が存在し, 遺伝子解析技術も飛躍的に進歩したことで, その診断そのものは比較的容易となった一方で, 幼少時から大動脈瘤が進展する分子メカニズムや, その増悪因子は何か, 臨床的にこれらを予測し予防することは可能なのかなどの本症を取り巻く課題は山積している. 治療薬であるアンジオテンシンⅡ受容体拮抗薬（ARB）のロサルタンは忍容性に優れ頻用されるが, 従来のβ遮断薬を上回る有効性は得られておらず, 分子メカニズムに即した疾患修飾薬の開発が待望されている[3].

これまでの研究の歴史

Marfan症候群（MFS）は, 先天的な結合組織の脆弱性を特徴とする常染色体優性疾患であり, 特徴的な体型（高身長で手足が長い）や, 側彎症, 漏斗胸, 気胸, 水晶体亜脱臼, 若年性大動脈瘤・解離など, 多系統にさまざまな症状・徴候をもつことが特徴とされる. 1991年に, 大部分（90％以上）のMFS患者における原因遺伝子としてフィブリリン1（*FBN1*）が報告され, この遺伝子が主要な弾性線維をコードすることから, 結合組織の脆弱性によって引き起こされる疾患と考えられるようになった.

一方で, フィブリリン1が組織間質でトランスフォーミング増殖因子β（TGF-β）の活性度を調節していることが判明した（図29-1）. また, 2004〜2005年には1型, 2型TGF-β受容体をコードする遺伝子（*TGFBR1*, *TGFBR2*）もMFSの原因として報告され, MFSとその類縁疾患がTGF-βシグナル伝達の異常に起因する疾患として広く認知されるようになった. その後, TGF-βシグナル伝達因子をコードする*SMAD2*, *SMAD3*, *TGFB2*, *TGFB3*などの遺伝子異常も原因として報告され, これらはロイス・ディーツ症候群 Loeys-Dietz syndrome（LDS）と呼称されるに至っている.

現在, 本症で生じる大動脈瘤・解離症では, 組織脆弱性とTGF-βシグナル伝達異常などが

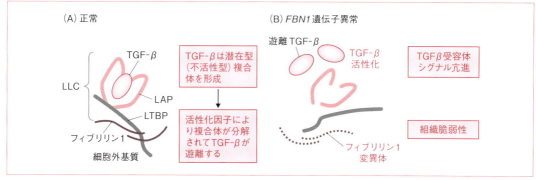

図29-1　*FBN1*遺伝子変異に伴うTGF-βシグナルの活性化
TGF-βは潜在型（不活化型）複合体として，フィブリリン1を含む細胞外マトリックス内で蓄えられている．*FBN1*遺伝子の病的変化によって，組織脆弱性が引き起こされるとともに，TGF-βの活性化も誘導される．LLC：large latent complex，LAP：latency associated peptide，LTBP：latent TGF-β binding protein.

複雑にかかわりあっていると予想されている．血管組織ではその恒常性の破綻から，内皮機能障害，レニン・アンジオテンシン系（RAS）や酸化ストレスの亢進，炎症やアポトーシスなども病態進展に深く関与していると考えられる．

最新の研究成果

A *FBN1*遺伝子型と動脈瘤進展度との関係

TGF-βは不活性型（潜在型）複合体として分泌され，フィブリリン1を含む細胞外マトリックス内で蓄えられており，病態生理学的な刺激を受けると活性化される．一方，*FBN1*遺伝子異常に伴うMFSでは，フィブリリン1の構造および機能的破綻により恒常的にTGF-βシグナルが活性化していると考えられる（図29-1）．現在までに4,000種類以上の病的変異が報告されており，その遺伝子型と大動脈瘤・解離症進展との関連性についての報告が増えている．

*FBN1*遺伝子型は，ミスセンス変異，イン・フレーム変異などに伴い機能が低下・喪失するドミナントネガティブ型変異（DN型変異）と，ナンセンス変異，アウト・オブ・フレーム変異などで，早期に終止コドンが出現し発現が低下するハプロ不全型変異（HI型変異）に大別される．HI型変異がある場合は大動脈瘤・解離への進展度が早いが，DN型にも早期発症型が混在することが知られている[4]（図29-2）．また，男性の方が大動脈の拡大率は大きい（原因不明）．一方で，これらの病的変異に伴う機能変化の実態（機能解析）に関する報告は乏しく，組織脆弱性とTGF-βシグナル異常の両側面からの解析が必要となるが，血行力学的および生化学的な要素をともに含んだ解析系の構築は難しく，限られた疾患モデル動物を用いた検証に留まっている．

B non-canonical TGF-βシグナル経路とアンジオテンシンⅡ受容体シグナル経路

TGF-βは，TGF-β受容体キナーゼの活性化を介して転写因子SMAD2/3をリン酸化し，その核内移行を促進する．これにより，細胞外マトリックスや炎症性サイトカインの産生・分泌が誘導される（canonical経路，図29-3）．実際に，MFSの動脈壁ではリン酸化SMAD2の発現が亢進しており，MFSマウスへのTGF-β中和抗体の投与によりSMAD2のリン酸化やマトリックスメタロプロテアーゼ2, 9（MMP-2,9）活性などが抑制され，動脈瘤進展も軽減される．

一方，SMAD活性化を介さないnon-canonical経路の関与も示唆されており，ERK1/2のほか，TRAF6，TAK1，p38 MAPK/JNKなどのシグナル伝達分子が担う役割の解明が期待されている．ERK1/2については，動脈壁でそのリ

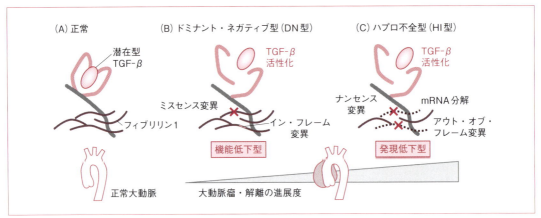

図29-2　*FBN1*変異型と大動脈瘤・解離の発症との関係
*FBN1*遺伝子変異について，機能低下をもたらすドミナントネガティブ型(DN型)変異と，発現低下をもたらすハプロ不全型(HI型)変異に大別すると，HI型で大動脈瘤・解離への進展が早いことが知られている．

［Takeda N, Hara H, et al：Int. J. Mol. Sci, 19：E2125, 2018 より一部改変］

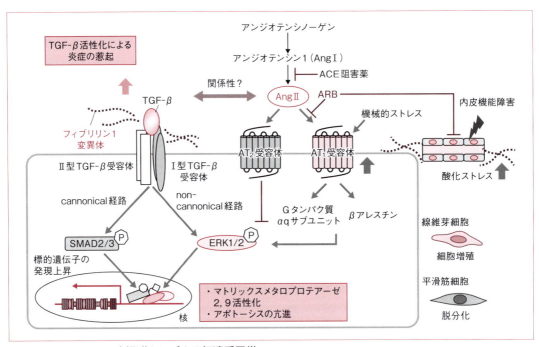

図29-3　マルファン症候群とシグナル伝達系異常
平滑筋細胞や線維芽細胞でのTGF-βシグナル伝達の異常のみならず，内皮機能障害，動脈壁でのレニン・アンジオテンシン系(RAS)や酸化ストレスの亢進，慢性炎症などが，マルファン症候群の病態進展に強く関与している．ERK1/2の活性化が治療標的として注目されており，1型アンジオテンシンⅡ受容体(AT_1受容体)に作用するアンジオテンシンⅡ受容体拮抗薬(ARB)であるロサルタンの投与では，2型受容体(AT_2受容体)へのアンジオテンシンⅡ刺激が増強されることで，ERK1/2の活性化が抑制される．

ン酸化が亢進しており，その上流因子MEK1/2の阻害薬(RDEA119)によって動脈瘤の進展が抑制されることから，治療標的または薬剤評価の指標としての取り組みが進行中である．

RASは，血圧と体液恒常性を調整するのみならず，炎症惹起性シグナルとして，細胞増殖や炎症，線維化などを促進させる作用がある．MFSの動脈壁でもアンジオテンシン受容体シ

グナルが亢進しており，TGF-βシグナルとの関連性の詳細は明らかでないが，アンジオテンシンII受容体拮抗薬（ARB）であるロサルタンは，MFSマウスの血管壁で亢進したTGF-βシグナルと大動脈瘤の伸展をともに抑制する[5]（図29-3）．その際，ロサルタンは1型アンジオテンシンII受容体（AT_1受容体）に親和性が高いため，2型受容体（AT_2受容体）へのアンジオテンシンII刺激が保持・増強されることが，ERK1/2の活性化の抑制に有効であったと報告されている．しかしながら，MFSマウスへのAT_2受容体刺激薬であるcompound 21 (C21) の単独投与実験では，動脈瘤の進展抑制効果は認められず，ロサルタンの多面的効能の関与が示唆される．

C 内皮機能障害と酸化ストレス

MFS患者では，大動脈瘤進展と関連して，内皮機能障害や動脈スティフネス（硬化）の亢進が認められるが，ロサルタンは患者およびMFSマウスの内皮機能障害を改善する．また，ロサルタンは，AT_1a受容体を欠損し低血圧となったMFSマウスに対しても依然として効果があり，その作用機序として，血管拡張作用などがある一酸化窒素（NO）の合成を促進することが報告されている．

MFSの動脈壁では，活性酸素種（ROS）が過剰に発生し蓄積しており，機械的刺激（メカニカルストレス）やAT_1受容体シグナル，TGF-βシグナル，内皮機能障害などがこの酸化ストレスの増大に関与している．ROS産生酵素であるNADPHオキシダーゼ4（NOX4）や誘導型NO合成酵素（NOS2．過剰発現が遷延すると酸化ストレスが亢進する）を欠損させたMFSマウスでは，その動脈径が縮小することが報告されている．

MFSでは，上行大動脈基部の拡大のみならず，一生涯にわたってすべての胸腹部大動脈の瘤形成や解離が問題となり，側彎症とともに生活の質（QOL）を低下させるおもな要因となっ

ている．内皮機能障害や酸化ストレスが増悪因子であれば，高血圧や脂質異常症，糖尿病などの生活習慣病への対策も今後重要となってくる可能性がある．実際に，MFSマウスを高コレステロール血症マウス（$ApoE$欠損マウス）と交配して粥状硬化症を併発させると，粥腫（プラーク）の破綻が強まり，心筋梗塞や脳梗塞を発症しやすくなり，突然死しやすいことも報告されている[6]．MFSモデル動物の動脈瘤形成を抑制した，HMG-CoA還元酵素阻害薬（スタチン）や抗酸化物質レスベラトロール（赤ワインの成分），ロサルタンなどは，その多面的作用を介してイベント抑制効果を発揮した可能性がある．

ロイス・ディーツ症候群とTGF-βパラドックス

LDSでは，TGF-β受容体をコードする遺伝子（$TGFBR1/2$遺伝子）のほか，TGF-βシグナル伝達因子をコードする遺伝子（$SMAD2/3$，$TGFB2/3$遺伝子）に病的変異があり，$FBN1$遺伝子変異をもつMFSと類似の症状・徴候を呈する．しかし，発生過程での遺伝子の発現時期や発現場所などの違いを反映し，二分口蓋垂や眼間開離，中小動脈瘤・解離症（頭頸部動脈など）を高頻度に有し，水晶体亜脱臼を発症しないなどのMFSとは異なる特徴ももつ．MFSの約1/10程度の頻度であるが，大動脈瘤・解離の進展がきわめて早い重症群である．

LDSはMFS同様に「TGF-βシグナル伝達異常」を発症機転とする疾患であるが，その発症・進展過程における分子病態は大きく異なる．MFSでは，フィブリリン1の構造・機能異常に伴い，病初期から組織脆弱性と潜在型TGF-β複合体の活性化が動脈病変の進行に関与していると考えられる．一方，LDSで検出される遺伝子異常では，TGF-β関連タンパク質の機能は低下していると予測（または実証）されているが，実際の動脈瘤病変でのTGF-β

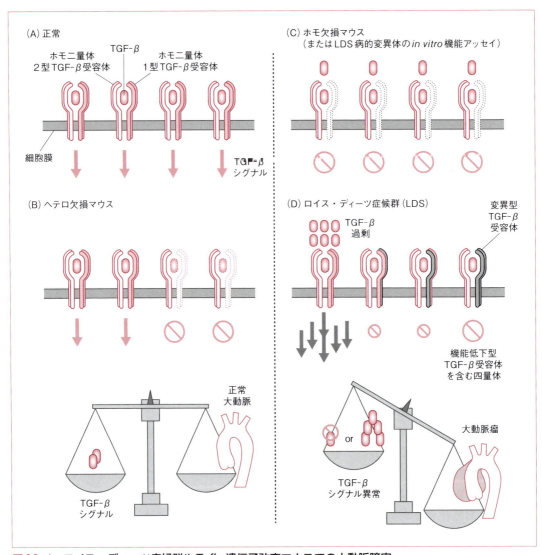

図 29-4　ロイス・ディーツ症候群や *Tgfbr* 遺伝子改変マウスでの大動脈障害
半数程度の機能的 TGF-β 受容体 (四量体) が残存している場合には大動脈瘤は発生しない (A, B). 一方で，機能的 TGF-β 受容体の発現量が消失または低値 (1/4 程度) となるホモ欠損マウスやロイス・ディーツ症候群 (LDS) の場合，大動脈瘤の形成が促進される (C, D). ホモ欠損マウスおよび LDS の表現型 (動脈瘤) は同一であるが，動脈壁での TGF-β 受容体シグナルは，ホモ欠損マウスで不活化，LDS で活性化されており，動脈瘤発症・進展に至る分子機序は異なる可能性がある.

[Takeda N, Hara H, et al：Int. J. Mol. Sci, 19：E2125, 2018 より一部改変]

シグナルはむしろ活性化しており，その進展機序の詳細は明らかでない．この現象を「TGF-β パラドックス」とよぶ．

この「TGF-β パラドックス」が生じる原因は，1 型，2 型 TGF-β 受容体の各々が 2 分子ずつ結合し，さらにヘテロ四量体を形成することでキナーゼ作用を発揮することに関連している可能性がある[2]（図 29-4）．すなわち，変異アレル（ヒトのような二倍体の生物種の場合，2 つの染色体にそれぞれ存在する同一遺伝子座の遺伝子のうち変異が生じた側のもの）に由来するタンパク質のみの *in vitro* 機能解析によって機能低下型 TGF-β 受容体と証明されても，動脈壁内では正常型のヘテロ四量体化した受容体も（理論的には 1/4 の割合で）存在するため，TGF-β が過剰に産生または遊離された場合に

は，これを細胞内シグナルとして伝達することが可能である．*Tgfbr1*と*Tgfbr2*ヘテロ欠損マウスはともに動脈瘤を発症しないが，LDS患者の遺伝子異常をノックインしたLDSマウス（ヘテロ接合体）は動脈瘤を発症する．このときLDS動脈壁ではTGF-β発現量が増加していることから，病初期にTGF-βシグナルが過度に低下した場合，何らかの要因で正常血管機能が障害され（恒常性の破綻），最終的にTGF-βの産生過剰とTGF-βシグナルの活性化が引き起こされているのではないかと考えられている．

一方で，*Tgfbr2*ホモ欠損マウス（誘導型）や*Smad3*欠損マウスは，TGF-βシグナルが不活化されているにもかかわらず大動脈瘤を早期に発症する．これらは，LDSと同様に動脈瘤を発症するが，TGF-βシグナルが活性化していないという点でLDSの病態と大きく異なる．適度のTGF-βシグナルは血管恒常生の維持（大動脈拡大の抑止）に重要とも考えられ，シグナルが過剰であっても過少であっても動脈瘤という同一の表現型を発症するが，動脈瘤形成までの分子機序の詳細は大きく異なる可能性がある．

残された課題と将来展望

遺伝性大動脈瘤に対する外科的治療法の発展で，MFSと類縁疾患の予後は著明に改善したが，一生涯にわたって多発する大動脈病変やその合併症，後側彎症の進行に伴う背部痛などのために，QOLの改善については十分とはいえない．

MFSと類縁疾患においては，遺伝子型と表現型の関係や，一部のリスク因子，およびその病態が判明しつつあり，ARB・ロサルタンがβ遮断薬と同程度に有効で忍容性に優れることなど，内科的治療や遺伝カウンセリングに適した病態理解の進歩もある．しかし，発症初期から有効かつ病態特異的な病勢マーカーや治療法はないのが現状である．さらには，周産期大動脈解離や心機能障害の分子病態の解明も喫緊の課題であろう．

MFSは，浸透率（原因となる遺伝子変異をもつ人が，その病気を実際に発症する確率）がきわめて高い疾患であるが，同じ遺伝子変異をもつ患者・家族間でも，各表現型の発症時期や重症度が大きく異なる場合もある．ゲノム情報やライフスタイルなどの個々人の違いを考慮して予防や治療を行う「precision medicine」の実現のために，他の交絡因子の解明を含めた統合的な研究の進展を期待したい．

〈文献〉

1) Takeda N, Yagi H, et al：Int. Heart. J, 57：271-277, 2016.
2) Takeda N, Hara H, et al：Int. J. Mol. Sci, 19：E2125, 2018.
3) Lacro RV, Dietz HC, et al：N. Engl. J. Med, 371：2061-2071, 2014.
4) Takeda N, Inuzuka R, et al：Circ. Genom. Precis. Med, 11：e002058, 2018.
5) Habashi JP, Doyle JJ, et al：Science, 332：361-365, 2011.
6) Van der Donckt C, Van Herck JL, et al：Eur. Heart. J, 36：1049-1058, 2015.

30 肺動脈性肺高血圧症における炎症性シグナルの役割

中岡良和

要旨

肺動脈性肺高血圧症（PAH）は，原因不明の機序によって肺小動脈や肺細小動脈の肥厚・狭窄から肺動脈圧が上昇し，右心不全を起こす難治性疾患である[1]．PAHの発症機序の詳細は不明な点が多いが，遺伝性肺動脈性肺高血圧症（HPAH）の原因としてBMP受容体であるBMPRIIとその下流シグナルの遺伝子異常がこれまで同定されており，BMPRIIシグナルの異常に基づく肺血管内皮細胞と肺血管平滑筋細胞の過増殖・機能異常が重要であることが知られる[2]．しかし，HPAHの遺伝子異常を有する人でも約20％にしかPAHは発症せず，疾患浸透率（特定の疾患遺伝子型をもつ人のうち疾患表現型が現れる人の割合）は低いことが知られる[2]．これは，PAH発症には遺伝子異常に加えて何らかのセカンドヒットが必要なことを示唆し，そのセカンドヒットの候補には，炎症，感染，薬物（毒物）などが考えられている．本章は，PAH病態形成における炎症性シグナルの役割を中心に概説する[1,2]．

Clinical Question

- PAHの遺伝的素因で最も重要なのはBMPRIIシグナルであるが，BMPRIIシグナルはどのように肺動脈の恒常性を維持し，PAH予防に機能するのだろうか？
- BMPRIIシグナルを構成する遺伝子群に変異を有する患者でも，PAHを発症するのは約20％と，疾患浸透率は低いが，PAH発症を促進する因子として何が重要だろうか？
- インターロイキン6（IL-6）は炎症性サイトカインのなかで，PAHのバイオマーカーとしても病態促進因子としても重要であるが，IL-6はどのような分子機構でPAH病態を促進するのだろうか？
- IL-6シグナルを標的とする薬剤は，PAH治療に応用できる可能性はあるのだろうか？

これまでの研究の歴史

A PAHの遺伝的素因とBMPシグナル

肺動脈性肺高血圧症 pulmonary arterial hypertension（PAH）は，血管攣縮，血管平滑筋細胞，内皮細胞の増殖とアポトーシス減少，炎症細胞の浸潤，内皮間葉転換などによる遠位肺動脈（肺小動脈や肺細小動脈）のリモデリングから肺動脈圧の上昇をきたして，右心不全，死亡に至る予後不良の疾患である[1,2]（図30-1）．1950年ごろより肺高血圧症には6～10％に家族性発症があることが知られていたが，原因遺伝子は長らく不明であった．2000年に家族性肺高血圧症の家系分析から，骨形成タンパク質 bone morphogenetic protein（BMP）の2型受容体をコードする*BMPRII*（bone morphogenetic protein receptor typeII）の遺伝子変異が同定された[2~4]．遺伝性PAH（HPAH）患者の70％以上，そして特発性PAH（IPAH）患者の20％に，*BMPRII*遺伝子の変異が見られる[2]．

1）BMPシグナルの関与

BMPRIIは膜貫通型のセリン/スレオニンキナーゼ受容体で，BMPシグナルを受容することによって，胚発生や成体の組織恒常性維持などで生体に必須の役割を担う．肺動脈内皮細胞で，BMP9やBMP10などのBMPがBMPRIIに結合すると，1型BMP受容体（BMPRI）であるALK1，さらに共役受容体のエンドグリン

(ENG) と会合して，ヘテロ多量体を形成し，ALK1をリン酸化して活性化する（図30-2）．その結果，ALK1の作用により転写因子SMAD（SMAD1/5/8）がリン酸化され，さらに，リン酸化SMAD1/5/8はSMAD4と会合して核内へと移行し，標的遺伝子の*ID1*や*ID3*の発現を誘導する（図30-2）．先に述べたBMPシグナルに関連する遺伝子のなかでは，*BMPRⅡ*，*ALK1*，*Smad8*，*ENG*などでPAH患者における遺伝子変異がこれまでに同定されている[2]．一方でBMPシグナル関連遺伝子の疾患浸透率（特定の疾患に関連する遺伝子型をもつ人のうち疾患表現型が現れる人の割合）は高くなく，変異保持者でもおよそ20％にしかPAHを発症しないと報告されている[2]．よって，PAH発症には遺伝的素因に加えて何らかの外的刺激，すなわちセカンドヒットが必要と考えられている（図30-1）．

*BMPRⅡ*遺伝子変異とPAH発症との関連については，種々の*BMPRⅡ*遺伝子改変マウスで検討がなされている．BMPRⅡシグナルを抑制した，BMPRⅡヘテロ欠損マウスあるいは機能阻害型（ドミナントネガティブ）BMPRⅡトランスジェニックマウスで，低酸素誘発性肺高血圧症モデルを作製すると，肺高血圧症の表現型が増悪する[2]．また，肺動脈内皮細胞や肺動脈平滑筋細胞でBMPRⅡをヘテロ欠損するマウスでも同様の結果が報告されている．

これらのマウスモデルの結果と一致して，非遺伝性のIPAH患者でもBMPRⅡの発現低下が報告されており，BMPRⅡタンパク質の発現低下がPAH病態の促進にかかわると考えられている[5]．最近，PAH病態ではBMPシグナルは肺動脈内皮でのBMPRⅡを介した内皮機能の維持に最も重要である可能性が示されて，さらに種々のPAHモデル動物でBMP9投与は治療として有効である可能性も報告されて期待がもたれている[6]（図30-2）．

2）BMPシグナル以外の関与

近年のエクソーム解析などの技術的進歩によ

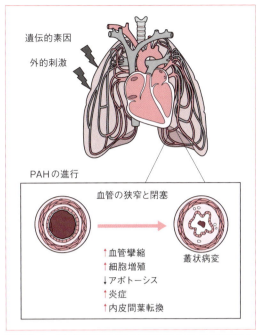

図30-1 肺動脈性肺高血圧症（PAH）の進行にかかわる病態生理機構

[Orriols M, Gomez-Puerto MC, et al : Cell. Mol. Life. Sci, 74 : 2979-2995, 2017 より一部改変]

り，BMPシグナルと直接関係しないカベオラ構成タンパク質をコードする*Cav1*（*Caveolin-1*）遺伝子や，カリウムチャネルをコードする*KCNK3*遺伝子の変異がPAH患者で同定され，肺静脈閉塞症患者でも真核細胞翻訳開始因子2キナーゼ4（*EIF2AK4*）の変異が同定されている[2]（図30-2）．

B IL-6シグナルの解明と自己免疫疾患に対するIL-6阻害療法の開発

インターロイキン6（IL-6）は結核患者の胸水中からB細胞株に作用して抗体産生を誘導する分子として，大阪大学の岸本，平野らにより1986年に遺伝子が単離された炎症性サイトカインである[7]．IL-6がIL-6受容体に結合したのち，IL-6/IL-6受容体複合体はさらにgp130と会合して二量体化を誘導する．gp130の二量体により，gp130と構成的に会合するチロシンキナーゼのJAK（Janus kinase）も相互に接近

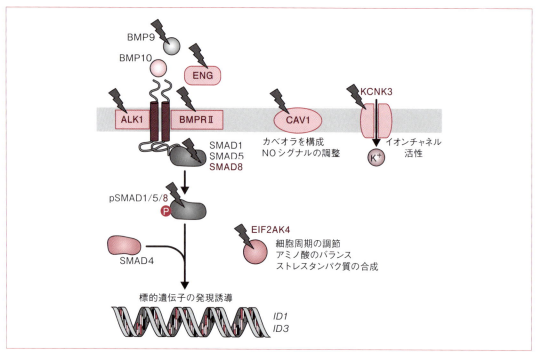

図30-2 肺動脈内皮におけるBMPシグナル
太字で記されたタンパク質はPAHおよび肺静脈閉塞症で遺伝子変異が同定されているものを示す．
[Orriols M, Gomez-Puerto MC, et al：Cell. Mol. Life. Sci, 74：2979-2995, 2017 より一部改変]

して，JAKがお互いにチロシンリン酸化して活性化する（図30-3 A）．活性化JAKは，JAKのほかにgp130細胞内領域に存在するチロシン残基とさまざまなシグナル伝達分子をチロシンリン酸化して活性化する．転写因子のSTAT3（signal tranducer and activator of transcription 3）は分子内に特異的リン酸化チロシン構造を認識するSH2ドメインをもち，gp130細胞内領域のリン酸化チロシンを特異的に認識してgp130分子上に運ばれ，JAKからチロシンリン酸化を受ける．チロシンリン酸化されたSTAT3は自身のSH2ドメインを介してSTAT3二量体を形成して，核内に移行して特異的DNA配列に結合し，遺伝子の転写制御を介して炎症反応を誘導する[7]（図30-3 A）．

IL-6は関節リウマチをはじめとするさまざまな自己免疫疾患の発症に深くかかわる[7]．IL-6シグナルを阻害するヒト化抗IL-6受容体モノクローナル抗体トシリズマブ（tocilizumab）は中外製薬と大阪大学の共同で開発された国産初の生物学的製剤である（図30-3 B）．トシリズマブはわが国では関節リウマチ，キャッスルマン病，若年性特発性関節炎の3疾患に対して長らく保険適応を有していたが，大動脈とその1次分枝を中心に狭窄・拡張などをきたす難病指定疾患である高安動脈炎に対してわが国で臨床試験と治験が行われた結果，2017年に高安動脈炎への使用も追加承認された[8,9]．

C 炎症性サイトカインとPAH

PAHの重症化に炎症が重要な役割を担うと近年考えられている[1]．その傍証のひとつとして，IPAH患者の叢状病変（plexiform lesion）にTリンパ球，Bリンパ球，マクロファージなどの免疫細胞の浸潤する病理像がみられることがあげられる[10]．また，PAH患者の循環血液中で，単球走化性タンパク質1（MCP-1），腫瘍壊死因子α（TNF-α），インターロイキン1β

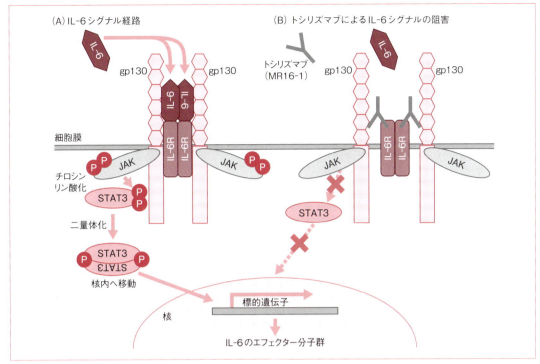

図30-3 IL-6のシグナル伝達と肺高血圧症の病態形成機構
(A) IL-6はIL-6受容体（IL-6R）に結合すると，gp130のホモ二量体化を誘導してチロシンキナーゼJAKを活性化する．活性化されたJAKにより，転写因子STAT3はチロシンリン酸化されて二量体化して核内移行して，標的遺伝子の発現を誘導して炎症を誘導する．(B) トシリズマブ（MR16-1）はIL-6と膜型および可溶型IL-6受容体（IL-6R）との結合に対して拮抗的に阻害して，IL-6シグナルを抑制する．

（IL-1β），IL-6などの炎症性サイトカインが増加することも，炎症の重要性を支持する[11,12]．

2010年にはIPAHとHPAHからなる患者60人で，ELISA法（酵素結合免疫測定法）によりTNF-α，インターフェロンγ（IFN-γ），IL-1β，IL-2，IL-4，IL-5，IL-6，IL-8，IL-10，IL-12p70，IL-13などの炎症性サイトカインを網羅的に検討した結果が，英国のグループから報告された[13]．IL-1β，IL-2，IL-4，IL-6，IL-8，IL-10，IL-12p70とTNF-αが，PAH患者群では健常対象群に比して有意に高値で，とくにIL-6，IL-8，IL-10とIL-12p70のレベルが患者予後の予測因子として有用であった．興味深いことに，IL-6血清濃度が9 pg/mLより高い群の5年生存率は30％であったのに対して，9 pg/mL以下の群では63％と有意な予後の差がみられた（$P=0.008$，表30-1）．このコホート研究では，従来の6分間歩行や血行動態の指標と比べて，IL-6をはじめとするサイトカイン血清濃度の方が予後の予測因子として優れていることが初めて示された[13]．

最新の研究成果

A IL-6によるPAH病態形成の促進機構

慢性低酸素誘発性肺高血圧症モデルやモノクロタリン誘発性肺高血圧症モデルなどのPAHモデル動物でも，IL-6が肺組織で有意に増加することが報告されている[14]．また，米国のSteinerらは肺胞上皮細胞特異的にIL-6を過剰発現するトランスジェニックマウス（IL-6 Tgマウス）を作製した．このマウスでは，通常の酸素濃度下で野生型マウスに比べて，右室収縮期圧，Fulton index〔右室/（左室＋中隔）の重量

表30-1 血中サイトカインレベルと古典的パラメーターのPAH患者累積生存率に与える影響

サイトカイン		1年生存率	3年生存率	5年生存率	log-rank P
IL-1β	≤0.50 pg/mL	83.8	61.9	51.3	0.675
IL-1β	>0.50 pg/mL	90.0	58.3	43.7	
IL-6	≤9.00 pg/mL	93.9	75.8	62.8	0.008[†]
IL-6	>9.00 pg/mL	75.0	41.7	29.6	
IL-8	≤30.0 pg/mL	94.6	72.5	57.6	0.005[†]
IL-8	>30.0 pg/mL	70.0	40.0	32.0	
IL-10	≤5.0 pg/mL	92.3	79.5	63.0	0.001[†]
IL-10	>5.0 pg/mL	72.2	25.9	17.3	
IL-12	≤7.0 pg/mL	92.3	71.4	61.3	0.014[*]
IL-12	>7.0 pg/mL	72.2	38.9	20.7	
TNF-α	≤12.0 pg/mL	86.8	59.5	51.0	0.879
TNF-α	>12.0 pg/mL	84.2	63.2	47.4	
mPAP	≤65 mmHg	87.2	59.0	50.3	0.887
mPAP	>65 mmHg	90.0	68.6	34.3	
CI	<2 L・min^{-1}・m^{-2}	87.9	47.0	35.3	0.042[*]
CI	≥2 L・min^{-1}・m^{-2}	87.5	79.2	66.8	
6分間歩行テスト≤332 m		81.5	55.3	46.1	0.125
6分間歩行テスト>332 m		96.2	72.3	54.7	

[*]$P<0.05$, [†]$P<0.01$
出典：Soon E, Holmes AM, et al：Circulation, 122：920-927, 2010.

比〕の有意な上昇と，肺細小動脈の中膜肥厚（筋性動脈化）の亢進が観察され，3週間の低酸素（10%酸素）負荷により病態がさらに増悪することを報告した[15]．興味深いことに，IL-6Tgマウスでは遠位側肺動脈での内膜（内皮）過剰増殖とT細胞の集積を背景とした閉塞性動脈病変が観察された[15]．IL-6Tgマウスは，重症PAHに特徴的な閉塞性病変をきたす唯一の遺伝子改変マウスモデルとされる[14]．これらの結果から，IL-6などの炎症性サイトカインによる炎症性シグナルはPAH発症を促進するセカンドヒットのひとつである可能性が示唆されていた．

筆者らはヒトのトシリズマブと同様の構造を有する抗マウスIL-6受容体抗体MR16-1を用いて，低酸素負荷誘発性肺高血圧症 hypoxia-induced pulmonary hypertension（HPH）マウスで治療実験を行った．その結果，MR16-1前投与により，低酸素負荷による右室収縮期圧の上昇，右室肥大，肺細小動脈の中膜肥厚（筋性動脈化）がいずれも抑制された．つまり，抗IL-6受容体抗体MR16-1によるIL-6シグナル遮断はHPHの発症を抑制することが明らかとなった[16]（図30-4）．HPHにおけるIL-6の下流シグナルを詳細に解析した結果，低酸素負荷により肺動脈内皮細胞で誘導されたIL-6は，肺組織でヘルパーT細胞の1亜型であるTh17細胞を誘導して，おもにTh17細胞から分泌されるIL-21が肺内のマクロファージをM2マクロファージへ極性化することが明らかとなり，HPH病態形成を促進する分子機構が明らかになった[16]．HPHモデルでM2マクロファージ極性化の重要性は報告されていたが，その上流の制御系が初めて同定された[17]．また，M2マクロファージはおもにケモカインのCXCL12の分泌を介して，パラクラインに肺動脈平滑筋細胞に増殖を引き起こすことも明らかとなった[16]（図30-5）．ヒトでも，肺移植を受けた重症

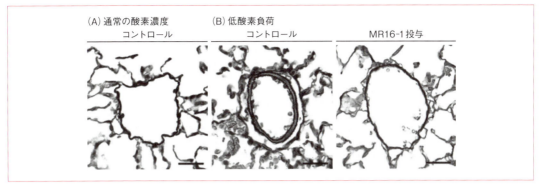

図30-4　MR16-1による肺動脈中膜肥厚の抑制効果
低酸素誘発性肺高血圧 (HPH) マウスに対して抗IL-6受容体抗体 (MR16-1) を投与すると，コントロール抗体 (ラットIgG) 投与群に比して有意に肺動脈中膜肥厚が抑制された．

[Hashimoto-Kataoka T, Hosen N, et al：Proc. Natl. Acad. Sci. U S A, 112：E2677-E2686, 2015 より一部改変]

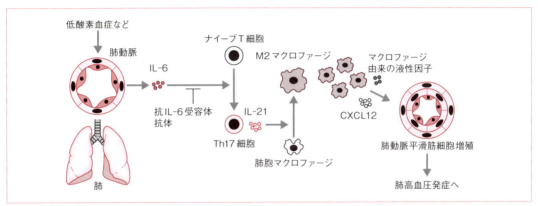

図30-5　IL-6による低酸素誘発性肺高血圧症の病態形成機構
低酸素により肺動脈内皮細胞，肺動脈平滑筋細胞などでIL-6が産生された結果，肺にTh17細胞が動員される．IL-6依存的におもにTh17細胞からIL-21が産生されて，IL-21は肺胞マクロファージをM2マクロファージに誘導する．肺に集積したM2マクロファージは液性因子を介して肺動脈平滑筋細胞の増殖を促進することで，肺細小動脈の中膜肥厚が進んで，最終的に肺高血圧症の発症に至る．

[Hashimoto-Kataoka T, Hosen N, et al：Proc. Natl. Acad. Sci. U S A, 112：E2677-E2686, 2015 より一部改変]

IPAH患者肺においてIL-21とM2マクロファージマーカー (Fizz1) の発現亢進が認められた[16]．したがって，IL-6とIL-21からなる炎症性サイトカインのシグナル軸は，M2マクロファージ極性化を介して肺動脈平滑筋細胞の増殖を促進することで肺高血圧症の発症を促進している可能性が示された．

B BMPシグナルとIL-6シグナルのクロストーク

IL-6シグナルとBMPRIIタンパク質の発現にはクロストークが存在する可能性が近年報告されている[2]．ドミナントネガティブBMPRIIを平滑筋細胞で過剰発現するトランスジェニックマウスでは，肺でIL-6発現が増加するのに加えて，肺動脈平滑筋細胞を使用して in vitro でsiRNAによりBMPRIIをノックダウンするとIL-6の発現が増加することが報告されている[2]．一方，IL-6はSTAT3活性化を介してmicroRNAクラスター17/92 (miR-17/92) の発現を誘導してBMPRIIタンパク質の発現を抑制することが報告されている[2]．よって，PAH病態ではIL-6シグナルがBMPRIIタンパク質の発現低下の誘導に関与すると予想され，IL-6シ

グナル阻害はBMPRIIシグナル伝達異常を伴うPAH治療にも有用である可能性が示唆される．

残された課題と将来展望

現在，肺高血圧症の治療には，①プロスタサイクリン，②エンドセリン受容体拮抗薬，③ホスホジエステラーゼ5阻害薬（PDE5阻害薬）および可溶性グアニル酸シクラーゼ刺激薬といったNO/cGMPに影響する薬剤の，3系統の薬剤を使用することができる．これらの薬剤の開発により，肺高血圧症患者の予後は著明に改善したが，この3系統の薬剤いずれもが肺動脈平滑筋細胞の収縮・弛緩と細胞増殖異常に対する作用をおもな薬理作用として，作用機序が重複することは治療の限界を示唆する．国立病院機構岡山医療センターからの報告では，患者の平均肺動脈圧（mPAP）をできるだけ低下させる（42.5 mmHg以下を目指す）ことはIPAH/HPAH患者の予後改善につながると報告されている[18]．一方，mPAPを42.5 mmHg以下に低下できない症例は予後不良となることが報告されており[18]，現在の血管拡張療法に反応しない症例をいかに治療するかは，今後の大きな課題である．

炎症性サイトカインのなかでIL-6はPAHの病態形成に深く関与する可能性が，最近の研究から明らかになっている．IL-6シグナルによるPAH病態形成とその重症化の分子機構を詳細に解明することは，今後ヒトの重症PAH患者への治療応用を考えるうえで重要である．現在の重症PAHモデル動物作製のゴールドスタンダードは，VEGFR2阻害薬Su5416（Su）で前処置したのち，3週間の低酸素（10%酸素，Hx）を負荷し，その後，通常酸素（21%酸素）に5〜10週間暴露するSu/Hxモデルラットである[19]．Su/Hxモデルは血行動態的に右室収縮期圧が100 mmHgを超えるような重症PAHを呈し，病理的にも叢状病変などの重症閉塞性病変もきたすため，このモデル系でIL-6やIL-21などの炎症性シグナルを阻害してPAH重症化を抑制できるかを明らかにすることが必要である．

ヒトPAHでとくに予後の不良な強皮症性PAH，そして現在の治療法に抵抗性の難治性PAHに対して，炎症性シグナルを標的とする新しい分子機序の治療法が開発されて，患者の福音となることが期待される．

〈文献〉

1) Rabinovitch M：J. Clin. Invest, 122：4306-4313, 2012.
2) Orriols M, Gomez-Puerto MC, et al：Cell. Mol. Life. Sci, 74：2979-2995, 2017.
3) Lane KB, Machado RD, et al：Nat. Genet, 26：81-84, 2000.
4) Deng Z, Morse JH, et al：Am. J. Hum. Genet, 67：737-744, 2000.
5) Atkinson C, Stewart S, et al：Circulation, 105：1672-1678, 2002.
6) Long L, Ormiston ML, et al：Nat. Med, 21：777-785, 2015.
7) Kishimoto T：Annu. Rev. Immunol, 23：1-21, 2005.
8) Nakaoka Y, Higuchi K, et al：Int. Heart. J, 54：405-411, 2013.
9) Nakaoka Y, Isobe M, et al：Ann. Rheum. Dis, 77：348-354, 2018.
10) Tuder RM, Voelkel NF：J. Lab. Clin. Med, 132：16-24, 1998.
11) Humbert M, Monti G, et al：Am. J. Respir. Crit. Care. Med, 151：1628-1631, 1995.
12) Itoh T, Nagaya N, et al：Respirology, 11：158-163, 2006.
13) Soon E, Holmes AM, et al：Circulation, 122：920-927, 2010.
14) Gomez-Arroyo J, Saleem SJ, et al：Am. J. Physiol. Lung. Cell. Mol. Physiol, 302：L977-L991, 2012.
15) Steiner MK, Syrkina OL et al：Circ. Res, 104：236-244, 28p following 244, 2009.
16) Hashimoto-Kataoka T, Hosen N, et al：Proc. Natl. Acad. Sci. U S A, 112：E2677-E2686, 2015.
17) Vergadi E, Chang MS et al：Circulation, 123：1986-1995, 2011.
18) Ogawa A, Ejiri K et al：Life. Sci, 118：414-419, 2014.
19) Abe K, Toba M, et al：Circulation, 121：2747-2754, 2010.

Index

日本語索引

▶あ

悪性高熱症	55
圧受容器反射	49
圧負荷心不全モデルマウス	37
アップストリーム治療	151
アディポサイトカイン	113
アディポネクチン	113
アデノシン	99
アポトーシス	83, 144
アルドステロン拮抗薬	63
アンジオテンシンⅡ	61
アンジオテンシンⅡ受容体拮抗薬（ARB）	51, 98, 193
アンジオテンシン変換酵素阻害薬（ACE阻害薬）	63
アンチセンスオリゴ	173
アントラサイクリン系薬剤	143
アンフィレグリン（AREG）	119

▶い

イオンチャネル病	157
イキサゾミブ	146
1塩基多型（SNP）	152
一次心臓領域	19
1分子RNA *in situ* hybridization	40
一酸化窒素（NO）	50
遺伝子解析	130
遺伝子発現	31
遺伝性QT延長症候群	164
遺伝性疾患	163
遺伝性肺動脈性肺高血圧症	196
遺伝性不整脈	156
遺伝リスクスコア	3
イピリムマブ	146
イマチニブ	13, 91
インスリン抵抗性	113
インタラクトーム解析	7
インターロイキン	
——10	108
——6	196

▶う〜お

ウイルスベクター	28
植込み型除細動器（ICD）	161
エキソソーム	170
エピゲノム	1, 43, 154
エピジェネティクス	26
エリスロポエチン	99
遠隔虚血プレコンディショニング（RIPC）	97
炎症	105, 174, 183, 198
炎症性拡張型心筋症（DCMI）	109
円錐動脈幹	18
エンドグリン（ENG）	196
エンドセリン1（ET-1）	61, 124, 166
オートファジー	77, 100
オミックス	1, 5
オメンチン	114
オレイン酸	70

▶か〜く

化学受容器反射	50
化学療法	142
核磁気共鳴法	9
拡張型心筋症（DCM）	42, 109, 130, 137
——，炎症性	109
カスパーゼ12	87
活性酸素	65, 76, 82
カテコラミン誘発多形性心室頻拍（CPVT）	55, 157
カナキヌマブ	107
可溶型Flt-1（sFlt-1）	126
顆粒球・マクロファージコロニー刺激因子（GM-CSF）	108
カルシウム拮抗薬	51
カルシウムハンドリング	53, 76
カルシニューリン	31
カルフィルゾミブ	146
カルベジロール	104
カルモジュリン（CaM）	55, 161
ガレクチン3	126
がんサバイバー	142

完全大血管転位症 ················· 17, 19
がん治療 ···························· 142

機械学習 ··························· 1, 5
キネシン ···························· 10
急性冠症候群（ACS）············ 105, 171
急性心筋梗塞 ························ 93
急性心不全 ····················· 122, 171
虚血 ································ 93
　── 性心疾患 ······················ 88
　── プレコンディショニング（IPC）····· 93, 95
　── ポストコンディショニング（IPost）···· 97
筋小胞体 ··························· 53

空間的不均一性 ······················ 43
クライオ電子顕微鏡 ·················· 9
グルタチオン ······················ 123

▶け

経皮的冠動脈インターベンション（PCI）······ 98
系譜追跡解析 ························ 39
血管新生 ··························· 185
　── 阻害薬 ······················· 145
血管内治療 ························ 181
血管内皮細胞 ······················ 185
　── 増殖因子 ················ 139, 145
ゲノム ······························ 1
　── 創薬 ·························· 2
ゲノムワイド関連解析（GWAS）······ 2, 147, 150, 186
ケミカル小胞体シャペロン ············ 88
原子分解能 ························· 10

▶こ

抗炎症作用 ························ 179
抗がん剤治療 ························ 91
交感神経 ······················· 47, 117
高感度CRP（hsCRP）················ 105
高血圧 ······················· 47, 89, 113
抗酸化薬 ··························· 79
高脂肪食 ··························· 72
恒常性維持システム ·················· 47
構造的リモデリング ················· 151
拘束型心筋症 ······················ 130
梗塞部伸展 ························ 107
抗プロラクチン療法 ················· 139
国際HapMapプロジェクト ············· 1
個体全細胞解析 ····················· 44

コロニー刺激因子2（CSF2）··········· 118
コンピュータ解析 ···················· 44

▶さ

再灌流 ····························· 94
サイクリンD2 ······················ 125
再生医療 ··························· 23
サイトカイン ······················ 185
催不整脈性右室心筋症（→ARVCもみよ）···· 130
細胞外マトリックス（ECM）········ 106, 183
　── 分解酵素 ····················· 183
細胞間相互作用 ···················· 117
細胞内シグナル ·················· 31, 63
左室補助人工心臓（LVAD）············ 42
左室リモデリング ·················· 105
サルコメア ················ 65, 130, 166
酸化ストレス ········ 50, 65, 79, 81, 143, 151, 193

▶し

シグナル伝達 ················· 27, 184
次世代シークエンサー ········· 133, 161
疾患浸透率 ························ 196
疾患モデル ························ 163
脂肪酸 ····························· 70
　──，多価不飽和 ·················· 72
　──，単価不飽和 ·················· 70
脂肪毒性 ··························· 71
集合管上皮細胞 ···················· 118
周産期心筋症 ······················ 137
重症心不全 ························· 23
樹状細胞 ·························· 108
腫瘍壊死因子（TNF）················ 118
腫瘍循環器学 ······················ 142
循環動態 ··························· 47
小胞体シャペロン ··················· 86
小胞体ストレス ················· 70, 86
シルデナフィル ····················· 67
心機能障害 ························· 91
心筋炎 ···························· 146
心筋型リアノジン受容体（RyR2）······ 53
心筋梗塞 ··················· 88, 105, 113
　──，急性 ······················· 93
心筋細胞 ·························· 164
　──，代償性 ······················ 39
　──，不全 ························ 39
心筋症 ····················· 130, 165, 173
　──，炎症性拡張型 ··············· 109

――，拡張型 42, 109, 130, 137
――，拘束型 130
――，催不整脈性右室 130
――，周産期 137
――，尿毒症性 127
――，肥大型 130, 166
心筋シングルセルRNA-seq解析 37
心筋マスター因子 25
心筋リモデリング 41, 81
シングルセル解析 37
心血管疾患（CVD） 122
心血管リモデリング 105
人工血管 181
人工多能性幹細胞（iPS細胞） 24, 163
人工知能 1, 6, 16
心腎症候群 122
腎臓 118
心臓神経堤細胞 19
心臓前駆細胞 19
心臓組織マクロファージ 118
心臓大血管 17
心臓発生 17
心臓流出路 17
心毒性 143
心拍出量 48
心破裂 105
心肥大 31, 173
心不全 31, 36, 47, 53, 61, 70, 75, 81, 88, 100, 102, 118
――，急性 122, 171
――，慢性 49, 122
――モデルマウス 37
心房細動 149
心房性ナトリウム利尿ペプチド（ANP） 65, 123

▶す～そ

スクリーニング 163
スタチン 51, 184, 193
ステントグラフト 181
スペルミジン 104
制御性T細胞 176, 185
成人先天性心疾患 18
セマフォリン3C 21
線維芽細胞 185
全ゲノムシークエンス 4
センダイウイルスベクター 29
先天性QT延長症候群 156
先天性心疾患 17

先天性二尖弁 110
臓器間連携 117
叢状病変 198
総動脈幹遺残症 17, 19
創薬 13

▶た

胎児遺伝子発現 76
代償性心筋細胞 39
タイチン 65, 132, 140
大動脈弁狭窄症 110, 173
大動脈瘤 181, 190
――スクリーニング 188
――動物モデル 187
ダイレクトリプログラミング 23
多価不飽和脂肪酸 72
高安動脈炎 198
多臓器連関 47, 117
多能性幹細胞 24, 163
単価不飽和脂肪酸 70
単球走化活性因子（MCP-1） 108
ダントロレン 56
単粒子解析法 13

▶ち～て

腸管 176
長鎖ノンコーディングRNA（lncRNA） 128, 170
――アトラス 171
腸内細菌叢 177
チロシンキナーゼ阻害薬 145
低酸素誘発性肺高血圧症モデル 197
低分子化合物 29
鉄 143
テネイシンC（TNC） 110
デバイス 120
――治療 51
電気的リモデリング 151
電子線トモグラフィー法 13
転写因子 25, 31
転写ネットワーク 37

▶と

動脈硬化 89, 113, 171, 174, 183

ドキソルビシン……………………………… 91, 143
特発性肺動脈高血圧 ……………………………… 196
トシリズマブ ……………………………………… 198
トポイソメラーゼⅡ ……………………………… 143
ドメインスイッチ仮説 …………………………… 55
トヨカマイシン …………………………………… 92
トラスツズマブ …………………………………… 145
トランスオミックス解析 ………………………… 5
トランスクリプトーム …………………………… 1
トロポニンⅠ(TnI) ……………………………… 63

▶な 行

内皮機能障害 ……………………………………… 193

ニコランジル ……………………………………… 99
二次心臓領域 ……………………………………… 19
ニボルマブ ………………………………………… 146
尿毒症性心筋症 …………………………………… 127
妊娠高血圧症候群 ………………………………… 138

ネプリライシン阻害薬 …………………………… 67

ノンコーディングRNA(ncRNA) …………… 169

▶は

肺静脈心筋スリーブ ……………………………… 149
肺動脈性肺高血圧症(PAH) …………………… 196
──，遺伝性 …………………………………… 196
バクテロイデス …………………………………… 178
バリアント ………………………………………… 132

▶ひ

微小管 ……………………………………………… 10
肥大型心筋症 ……………………………… 130, 166
ビッグデータ ……………………………………… 186
ヒトlncRNAアトラス …………………………… 171
肥満 ………………………………………………… 113
ヒューマンノックアウトプロジェクト ……… 3
病態解明 …………………………………………… 163

▶ふ～ほ

ファーマコゲノミクス …………………………… 148
ファロー四徴症 ……………………………… 17, 19

フィブリリン1(*FBN1*) ………………………… 190
フィブロネクチン ………………………………… 123
不整脈 ……………………………………… 53, 164
──，遺伝性 …………………………………… 156
不整脈源性右室心筋症(ARVC) ………… 55, 130
不全心筋細胞 ……………………………………… 39
双子研究 …………………………………………… 154
ブラウン・ラチェット機構 ……………………… 12
フラミンガム研究 ………………………………… 149
不良タンパク質 …………………………………… 86
ブルガダ症候群 …………………………… 157, 164
フレカイニド ……………………………………… 161
プレキシンA2 …………………………………… 21
プレシジョンメディシン(precision medicine) …… 188
プロテアソーム阻害薬 …………………………… 146
プロテインキナーゼA …………………………… 64
プロテインキナーゼG …………………………… 64
ブロモクリプチン ………………………………… 139
プロラクチン ……………………………………… 138
分子構造解析 ……………………………………… 9
分子標的薬 ………………………………… 13, 142
分子モーター ……………………………………… 10

平滑筋細胞 ………………………………………… 185
ベータ酸化(β酸化) …………………………… 71
ベータ遮断薬(β遮断薬) ……………… 63, 156
変異 ………………………………………………… 132

放射線治療 ………………………………………… 142
飽和脂肪酸 ………………………………………… 70
ホスホランバン …………………………… 54, 65
ポリジェニックスコア …………………………… 3
ボルテゾミブ ……………………………… 91, 146

▶ま

マイクロRNA(miRNA) ……………… 149, 169, 184
マイトファジー …………………………… 77, 102
マクロファージ …………………… 108, 109, 184, 200
マシンラーニング ………………………………… 1, 5
マスト細胞 ………………………………………… 185
マトリックスメタロプロテアーゼ
　(MMP) ………………………………… 106, 184
マルチオミックス ………………………………… 4
マルファン症候群(Marfan症候群) …………… 190
慢性炎症 …………………………… 75, 171, 174, 182
慢性腎臓病(CKD) ………………… 106, 118, 122
慢性心不全 ………………………………… 49, 122
慢性閉塞性肺疾患(COPD) …………………… 106

▶ み～も

ミオカルディン ································ 34
ミトコンドリア ············· 75, 93, 100, 102, 143
　　── DNA（mtDNA） ····················· 84
　　── ダイナミクス ···················· 72, 77
　　── 膜透過性遷移孔 ······················ 93
ミネラルコルチコイド受容体遮断薬 ············ 51

メタボリックシンドローム ··················· 106
免疫関連有害事象 ···························· 146
免疫チェックポイント阻害薬 ················· 146

▶ や 行

薬剤スクリーニング ························· 163
山中因子 ···································· 24
誘導心筋細胞 ································ 25

▶ ら～わ

リソソーム ································· 100

リバースリモデリング ························ 43
リプログラミング ···························· 23
リモデリング ······················ 36, 70, 151
　　──，構造的 ···························· 151
　　──，左室 ······························ 105
　　──，心筋 ··························· 41, 81
　　──，電気的 ···························· 151
　　──，リバース ·························· 43
両大血管右室起始症 ······················ 17, 19
臨床試験 ··························· 30, 58, 68
臨床重要度不明変異 ·························· 5
臨床心臓発生学 ······························ 17

レスベラトロール ························ 79, 193
レドックス制御 ······························ 81
レナラーゼ ································· 125
レニン・アンジオテンシン系 ······ 50, 117, 185, 191
レプチン ··································· 113
連鎖解析 ···································· 1

ロイス・ディーツ症候群 ····················· 190
ロサルタン ································· 193

外国語索引

▶A

ACE阻害薬（angiotensin converting enzyme inhibitor） ……… 63
ACS（acute coronary syndrome） ……… 105, 171
ADMA（asymmetric dimethylarginine） ……… 125
AF begets AF ……… 151
AI（Artificial Intelligence） ……… 1, 6, 16
AKT ……… 32
ALK1 ……… 196
ANGPTL3 ……… 2
ANP（atrial natriuretic peptide） ……… 65, 123
――/BNP-pGC-cGMP ……… 65
ARB（angiotensin Ⅱ receptor blocker） ……… 51, 63, 98, 193
AREG（amphiregulin） ……… 119
ARVC（arrhythmogenic right ventricular cardiomyopathy） ……… 55, 130
AS（aortic valve stenosis） ……… 110
ATF6（activating transcription factor 6） ……… 87
Atg5（autophagy-related 5） ……… 102

▶B

β酸化 ……… 71
β遮断薬 ……… 63, 156
B細胞 ……… 184
Bcr-Ablタンパク質 ……… 13
BMP（bone morphogenetic protein） ……… 196
――9 ……… 196
――10 ……… 196
BMPRⅡ ……… 196
BNP（brain natriuretic peptide） ……… 65
Brugada症候群 ……… 157, 164

▶C

C反応性タンパク質 ……… 105
Ca拮抗薬 ……… 51
CaM（calmodulin） ……… 55
CaMK（CaM kinase） ……… 33
CANTOS試験 ……… 107
Cardio-Oncology ……… 142
Cav1（caveolin-1） ……… 197
CD3 ……… 64
CD11a ……… 64
CD45 ……… 65
cGMP（cyclic GMP） ……… 65
CHOP（C/EBP homologous protein） ……… 87
CKD（chronic kidney disease） ……… 106, 118, 122
c-Myc ……… 24
COPD（chronic obstructive pulmonary disease） ……… 106
CPVT（catecholamine-induced polymorphic ventricular tachycardia） ……… 55, 157
CRP（C-reactive protein） ……… 105
CSF2（colony-stimulating factor 2） ……… 118
CTLA-4（cytotoxic T lymphocyte antigen 4） ……… 146
CTRP9（C1q/TNF-related protein 9） ……… 114
CVD（cardiovascular disease） ……… 122
CXCL12 ……… 200

▶D

DCM（dilated cardiomyopathy） ……… 42, 109, 130, 137
――I（inflammatory DCM） ……… 109
direct reprogramming ……… 23
DNA系譜追跡 ……… 44
DNA損傷 ……… 39
DNA二本鎖切断 ……… 143
DORV（double outlet right ventricle） ……… 19
DSB（double-strand breaks） ……… 143

▶E

Eセレクチン ……… 65
ECM（extracellular matrix） ……… 106, 183
――分解酵素 ……… 183
EHR（electronic health record） ……… 186
EIF2AK4（eIF2 alpha kinase 4） ……… 197
ELK1（ETS domain-containing protein Elk-1） ……… 38
ENG（endoglin） ……… 196
ERK1/2（extracellular signal-regulated kinase 1/2） ……… 32, 191
ET-1（endothelin 1） ……… 61, 124, 166
EVAR（endovascular aneurysm repair） ……… 181

▶F

Fallot四徴症 ……… 17, 19
FANTOM5プロジェクト ……… 171
FBN1（fibrillin-1） ……… 190

FFV (FGF-2, FGF-10, VEGF) ································ 28
FGF-23 ·· 125
Framingham Heart Study ······································ 149

▶G

gallein ··· 124
GATA ·· 34
　——*4* ··· 25, 61
　——*6* ·· 22
GLP-1アナログ (glucagon-like peptide 1 analog) ··· 99
GM-CSF (granulocyte-macrophage colony-stimulating factor) ··································· 108
GMT (*Gata4, Mef2c, Tbx5*) ································· 25
GMTMM (*Gata4, Mef2c, Tbx5, Mesp1, Myocd*) ············· 26
gp130 ·· 32, 197
GPCR-Gβγシグナル ··· 124
GSK2606414 ··· 92
GWAS (genome-wide association study) ······································ 2, 147, 150, 186

▶H

HCM (hypertrophic cardiomyopathy) ········· 130, 166
HDAC (histone deacetylase) ····························· 33
HER2阻害薬 ··· 144
HFpEF (heart failure with preserved EF) ······· 49, 61
HFrEF (heart failure with reduced EF) ············· 61
HMGB1 (high mobility group box-1) ············· 108
HPAH (heritable PAH) ··· 196
hsCRP (high-sensitivity CRP) ··························· 105

▶I

ICD (implantable cardioverter defibrillator) ········ 161
iCM (induced cardiomyocyte) ···························· 25
IL-1 (interleukin-1) ·· 123
IL-6 (interleukin-6) ··· 122, 196
IL-10 (interleukin-10) ······································· 108, 124
IL-21 (interleukin-21) ··· 200
IPAH (idiopathic PAH) ··· 196
IPC (ischemic preconditioning) ····················· 93, 95
IPost (ischemic postconditioning) ·················· 97
iPS細胞 (induced pluripotent stem cell) ····· 24, 163
　——由来心筋細胞 (iPS-CM) ························ 147
irAEs (immune-related adverse events) ······· 146
IRE1 (inositol-requiring enzyme 1) ················· 87

▶J〜L

JAK (Janus kinase) ·· 197
　——-STAT3経路 ··· 32
JNK (c-Jun N-terminal kinase) ····························· 87
KCNH2 ··· 157
KCNK3 ··· 197
KCNQ1 ··· 156
Klf4 ··· 24
KLF5 ··· 118
Klotho ·· 125
lncRNA (long non-coding RNA) ·············· 128, 170
LQTS (long QT syndrome) ··························· 156, 164
LTCC (L-type calcium channel) ························· 53
LVAD (left ventricular assist device) ················ 42

▶M〜O

M1マクロファージ ·· 109
M2マクロファージ ··· 109, 200
MAPK (mitogen-activated protein kinase) ············ 32
Marfan症候群 ··· 190
MCP-1 ·· 108, 127
MEF2 ··· 33
　——A ·· 61
Mef2c ·· 25
MH (malignant hyperthermia) ····························· 55
miR-17/92 ··· 201
MMP (matrix metalloproteinase) ············ 106, 184
mPTP (mitochondrial permeability transition pore) ·· 93
　——阻害薬 ·· 99
MRTF-A/B ··· 33
mtDNA (mitochondrial DNA) ······················ 84, 103

NAC (N-acetylcysteine) ·· 124
NADPHオキシダーゼ2 ··· 65
ncRNA (non-coding RNA) ··································· 169
NFAT (nuclear factor of activated T-cells) ········· 31
Nkx2-5 ·· 34, 150
NMR法 ·· 9
NO (nitric oxide) ·· 65
　——-sGC-cGMP ··· 65
NOX2 ·· 65
NRF1/2 (nuclear respiratory factor 1/2) ········· 38
NRSF (neuron-restrictive silencer factor) ········· 35

Oct4 ·· 24

Onco-Cardiology ·· 142

▶P

p27 ·· 125
p53 ·· 39
PAH (pulmonary arterial hypertension) ······ 196
Parkin ·· 78
passive tension ·· 63
4-PBA (4-phenylbutyric acid) ····························· 88
PCI (percutaneous coronary intervention) ······ 98
PCSK9阻害薬 ··· 2
PD-1 (programmed death 1) ································ 146
PDE5 (phosphodiesterase 5) ································· 65
PDE9 (phosphodiesterase 9) ································· 65
PD-L1 (PD ligand 1) ·· 146
PERK (PKR-like ER kinase) ·································· 87
pGC (particulate guanylate cyclase) ················ 65
PGC-1α (PPARγ coactivator 1-α) ···················· 77
PI3K (phosphoinositide 3-kinase) ····················· 32
PINK1 ·· 78
PKA (protein kinase A) ·· 64
PKC阻害薬 ·· 99
PKG (protein kinase G) ································· 64, 65
plexiform lesion ··· 198
PlGF (placental growth factor) ························ 126
Plxna2 ·· 21
PPARα ··· 126
PTA (persistent truncus arteriosus) ·················· 19

▶Q〜S

22 q11.2欠失症候群 ·· 20

RAS (renin-angiotensin system) ······ 50, 117, 185, 191
RCM (restrictive cardiomyopathy) ················· 130
Rho ·· 33
RIPC (remote IPC) ··· 97
RISK経路 (reperfusion injury salvage kinase pathway) ·· 95
ROS (reactive oxygen species) ··························· 65
RyR2 (ryanodine receptor 2) ····················· 53, 157
S100A8 ·· 118
S100A9 ·· 118
SAFE経路 (survivor activating factor enhancement pathway) ····································· 95
Schwartz Score ·· 158
SCN5A ·· 157, 164

Sema3c (semaphorin 3c) ·· 21
SERCA2a (Ca^{2+}-ATPase) ····················· 53, 65
sFlt-1 (soluble Flt-1) ·· 126
sGC (soluble guanylate cyclase) ······················· 65
 ——刺激薬 ··· 67
siRNA ·· 173
Sirt1 ·· 73
SMAD ··· 197
Smart-seq2法 ··· 37
SNP (single nucleotide polymorphism) ······· 152
Sox2 ·· 24
SRF (serum response factor) ······························ 33
STAT3 ··· 198
Su5416 ·· 202

▶T

T細胞 ·· 184
 ——, 制御性 ··· 176, 185
T波 ·· 160
TBX1 ·· 20
Tbx5 ·· 25
TEF-1 (transcription enhancer factor-1) ······ 34
TGA (transposition of the great arteries) ····· 19
TGF-β ··· 123, 191
 ——パラドックス ··· 193
TGFBR1 ··· 190
TGFBR2 ··· 190
Th17細胞 ·· 185, 200
TNC (tenascin-C) ·· 110
TNF (tumor necrosis factor) ······························ 118
 ——-α ·· 113, 123
TnI (troponin I) ··· 63
tocilizumab ··· 198
TOF (tetralogy of Fallot) ······························· 17, 19
toyocamycin ··· 92
Treg (regulatory T cell) ·· 176
tSNE ·· 37

▶U〜Z

VUS (variant of unknown significance) ··········· 5
VCAM-1 ··· 65
VEGF (vascular endothelial growth factor) ·· 139, 145
WGCNA (weighted gene co-expression network analysis) ··· 37
X線結晶構造解析法 ·· 9

Cutting Edge of Molecular Cardiology
新しい臨床を開拓するための分子循環器病学

2019 年 4 月 5 日　1 版 1 刷　　　　　　　　　©2019

編　者
　小室一成
　こむろいっせい

発行者
　株式会社　南山堂　代表者　鈴木幹太
　〒113-0034　東京都文京区湯島 4-1-11
　TEL 代表 03-5689-7850　www.nanzando.com

ISBN 978-4-525-24941-0　　定価（本体 6,000 円＋税）

JCOPY　〈出版者著作権管理機構 委託出版物〉
複製を行う場合はそのつど事前に（一社）出版者著作権管理機構（電話03-5244-5088, FAX 03-5244-5089, e-mail: info@jcopy.or.jp）の許諾を得るようお願いいたします．

本書の内容を無断で複製することは，著作権法上での例外を除き禁じられています．また，代行業者等の第三者に依頼してスキャニング，デジタルデータ化を行うことは認められておりません．